足部科学

基于功能解剖学的评估与强化训练指南

[英] 詹姆斯·厄尔斯（James Earls）著

王昊 译

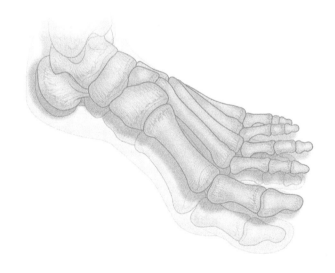

人民邮电出版社

北京

图书在版编目（CIP）数据

足部科学 ：基于功能解剖学的评估与强化训练指南 /
（英）詹姆斯·厄尔斯（James Earls）著 ；王昊译. --
北京 ：人民邮电出版社，2023.8
ISBN 978-7-115-60647-1

Ⅰ．①足… Ⅱ．①詹… ②王… Ⅲ．①足－运动功能
－评估－指南②足－运动训练－指南 Ⅳ．①R323.7-62

中国国家版本馆CIP数据核字（2023）第027487号

版权声明

免责声明

本书内容旨在为大众提供有用的信息。所有材料（包括文本、图形和图像）仅供参考，不能用于对特定疾病或症状的医疗诊断、建议或治疗。所有读者在针对任何一般性或特定的健康问题开始某项锻炼之前，均应向专业的医疗保健机构或医生进行咨询。作者和出版商都已尽可能确保本书技术上的准确性以及合理性，且并不特别推崇任何治疗方法、方案、建议或本书中的其他信息，并特别声明，不会承担由于使用本出版物中的材料而遭受的任何损伤所直接或间接产生的与个人或团体相关的一切责任、损失或风险。

内 容 提 要

本书首先介绍了足部的整体形态特征和运动功能，接着详细讲解了构成足部的不同骨骼、肌肉和关节的位置、结构和活动特点，并着重解析了肌筋膜系统的走向和运动机制，然后借助真人示范图对足部运动功能的评估方法进行了展示，最后提供了足部运动功能强化训练指导。不论是运动康复师、体能教练等专业人士，还是运动及健身爱好者，均能通过本书对足部这一人体的重要运动单元进行深入了解。

◆ 著　　　　[英] 詹姆斯·厄尔斯（James Earls）
　　译　　　　王　昊
　　责任编辑　刘　蕊
　　责任印制　马振武
◆ 人民邮电出版社出版发行　　北京市丰台区成寿寺路 11 号
　　邮编　100164　　电子邮件　315@ptpress.com.cn
　　网址　https://www.ptpress.com.cn
　　北京天宇星印刷厂印刷
◆ 开本：700×1000　1/16
　　印张：15.25　　　　　　　　2023 年 8 月第 1 版
　　字数：344 千字　　　　　　 2024 年 10 月北京第 5 次印刷
　　著作权合同登记号　图字：01-2021-6475 号

定价：128.00 元

读者服务热线：(010)81055296　印装质量热线：(010)81055316
反盗版热线：(010)81055315
广告经营许可证：京东市监广登字 20170147 号

《与心更近》(*Closer to the heart*)

哲学家与耕田者，
都要各尽其职，
去播种新的心态，
创造一个与心更近的世界。

尼尔·皮尔特（Neil Peart），1952—2020

致谢

这本书就像一个伙伴，陪我度过了2020年。这漫长的一年见证了世上太多变故，留下了诸多难以磨灭的片段，其中既有静思与哀悼已逝者的时刻，也有很多满怀希望与无限可能的瞬间。无数故事发生在这一年里，向我们展示了当人们团结、交流和彼此联结时是多么强大。我希望当有一天我们能重归原来的生活时，这些宝贵经验能够得以留存。

正如"养育一个孩子要举全村之力"，写成一本书也同样需要凝心聚力。

满怀着爱与感激，我在此感谢以下各位给予我的支持：欧文·刘易斯（Owen Lewis）（阅读初稿是需要勇气的）、劳里·内梅茨（Lauri Nemetz）以及霍利·克莱蒙斯（Holly Clemons）。谢谢你们打开心扉、真诚地给出反馈。

感谢莲花出版社（Lotus Publishing）的梦幻团队，尤其是乔恩（Jon）和阿曼达（Amanda）。感谢你们无比耐心地接受了我无数次的修改。

在此，还要特别感谢露西·温特乐（Lucy Wintle）。她是第9章的作者，在中途才开始写作工作。在我几乎没有给出指导和建议的情况下，她依然创作出了一系列非凡的内容。

当然了，莉萨（Lisa），我温柔、耐心且永远给予我支持的妻子。在我山重水复疑无路时，你总能陪伴和引导我，直至峰回路转、柳暗花明。感谢命运让我们相遇。

最后，对本书的读者，我有一个小小的请求。在面临世上诸多选择时，让我们做出好的选择，一起创造一个更美好的世界、一个与心更近的世界。

詹姆斯·厄尔斯（James Earls）

伦敦，英国

2021年5月

译者注：歌曲《与心更近》（*Closer to the heart*）表达的情怀大致是，希望所有人都能尽自己所能来塑造更美好的世界，创造一个与心更近的世界。

目录

作者　234　●　贡献者　234　●　译者　234

序

亲爱的詹姆斯，能给这一卓越的新作作序，我倍感荣幸，感谢你的邀请。这也让我遇到了一个极具挑战性的境况——我平时接到作序邀请时通常能在几小时内便完成写作，但这一次计划却落了空。因为我已经被书中许多精彩的内容深深吸引，并想要阅读这本书的每一页，这既出于个人兴趣，也是为了获得新知识。

我们都在从功能视角探索人体的领域努力耕耘着，出于个人对你在此领域所做贡献的崇高敬意，即使没有接到作序邀请，我也会把阅读这本书放到自己的"必做清单"里。当然，我强烈建议对研究人体感兴趣的人们阅读本书。在人的一生中，足部出现问题的概率非常大，无论是我们自己还是对我们十分重要的人们，例如家庭成员或患者。

如果让我选择在未来几年去研究人体的哪个部分，那么直至前不久，我可能都会徘徊于各种想法之间而难以抉择。但是在开启本书的"奇妙旅程"之后，答案不言而喻：人体中再没有哪个部位比足部更有趣了，尤其是能在詹姆斯·厄尔斯的引导下来探索时。

亲爱的读者，当你拿起这本优秀的著作时，请做好准备，因为你也会面临我曾遇到的境况。在拿到一本书时，我们可能都会先快速从头到尾翻一遍，看看散落在书中的精美插图和说明，读一读各章结尾处的总结和注释。即便是用这种方式浏览这本书，也会让你有所收获。但我敢说，一旦开始阅读这本书，你会被它深深吸引，并跟随作者一起，从人体最重要的部分开始，踏上探索理解人体的"奇妙旅程"。

这本书的亮点之一是进化的视角，这种引人入胜的方式在其他著作中十分少见。为了采集与狩猎，我们祖先的身体发生特殊适应，而足部则与此密切相关。这本书的作者是国际上享有盛誉的人体运动研究者，也是著名的动作训练导师，而这些广阔且深厚的背景使得这本书会从骨骼肌肉系统的功能的视角来探讨足部，将其视作连结人体各部分的数条肌筋膜链中的环节之一，而非孤立、割裂地进行分析。

2020年再版的《行走的天性》（Born to Walk）这本里程碑式的著作，也是詹姆斯的作品。当如此杰出的作者引领我们共同探索人体行走与跑步的艺术时，这种感觉就像鱼儿重新学习游泳、鸟儿重新学习飞行之后动作将更加优雅、精细且轻快，实在是令人振奋。另外，在这本书的主体内容之后，还给出了改善足部功能的实用建议，包括有针对性的治疗手法以及动作训练，并且这些内容都会以非常通俗易懂的方式呈现给大家。

　　现在,我再次陷入了两难的境地,我既想要继续阅读这本书的精彩内容,不跳过任何一页,又恨不得马上到我的花园里,脱掉鞋子来体验书中最后几章中所介绍的新颖练习。亲爱的詹姆斯,太谢谢你了,这本书对我的求知欲和感官而言实属一场盛宴。

罗伯特·施莱普(Robert Schleip)
慕尼黑,德国
2021年6月

　　詹姆斯·厄尔斯既是一位学者,也是一位绅士。由于具有较高的学术质量,这本书值得被每一个认真的治疗师收藏到自己的书库中。对所有想要全面理解人体究竟如何运动的读者来讲,这本书再适合不过了。

　　从解剖上来讲,足部是什么? 我们的足部与祖先的足部有什么不同? 为什么人类的足部在动物界如此独特? 我们足部的形状发生进化,是为了作为狩猎采集者在迁徙到下一食物地带的过程中消耗更少的能量吗? 行走只是被控制的摔倒,还是更优雅的过程? 足部的形状是否是基因决定的,能否在一些力学作用下发生改变? 我的跑步方式能让足部变得更好或更坏吗? 我应该采用前足触地还是脚跟触地的跑法? 还有,我的天啊,鞋! 为什么选择鞋如此困难?

　　詹姆斯会回答这些问题,并且更注重独特的普适精神。因此,他提供了能帮我们找到解决这些问题的立足点的所有信息。

　　他将比较与进化解剖学、功能解剖学、筋膜解剖学、"解剖"解剖学、肌肉力学、形态学和分子动力学融合到一起,并展示了这些元素组合起来时如何影响人体中被设计来承受最多冲击的部位,以及如何被其影响。

　　尽管研究耗费了他无尽心力,他却从未使读者精疲力竭,所以詹姆斯的确是位了不起的作者。必要且难度刚好的科学细节,配上他天然的幽默感、明晰的例子以及发人深省的阐述,让阅读这本书的过程无比愉悦。

　　初读时我带着愉悦,重读时我也一样满心欢喜,因为书中满是真实生活中的重要动作和解剖学的"宝藏",这些都是我想彻底掌握的知识,既为了改善我自己的运动力线,也为了改善我的患者们的运动力线。

　　那么现在就翻过此页,来和这位绅士、学者,也是我的朋友——詹姆斯·厄尔斯,一同交流吧。很快你就会变得思维敏捷。

大卫·莱森达克(David Lesondak)
匹兹堡大学医学中心
匹兹堡,宾夕法尼亚州,美国
2021年6月

引言

本书的导引之光来自达德利·J. 莫顿（Dudley J. Morton）说过的一句话："人类演化为双足动物的故事是用生物力学的语言写成的。"这么讲可能是因为，与进化有关的研究都聚焦于所发现的化石以及对其上各种肌腱管道和骨性标志的分析。莫顿相信，正是足部的演变，才让我们向自己的命运——进化为"智人"（Homo sapiens），迈出了第一步。

能定义人类这一物种的解剖要素有很多——头颅的形状和大小、脊柱的曲线、骨盆的排列，但只有一个特征十分独特，那就是下巴。为什么本来资源就有限，人体还要拿出其中一部分来形成这一没有任何特殊功能或好处的结构呢？尽管已经有不少理论讨论了相关内容，但还是没有人确切知道为什么只有智人长了下巴。

不过本书可不是关于下巴的，而是聚焦于身体的另一端——足部。足部作为腿部远端的延伸，有时会被忽视，毕竟我们的足部可不像下巴那么独特，而是和很多动物的足部类似，有着相似数目和形状的骨骼、韧带与肌肉。在人类的进化史中，足部所包含的各组织改变了其聚集方式，以进一步实现更高效的动作。也许正是发展出直立行走和更大步幅所节省下来的能量让人类拥有的能量过剩了，人类才会长出下巴这样一个奢侈的骨性特征。除了在我们

沉思时能用来抚摸，恐怕下巴就没有其他的特别用处了。

阅读一本枯燥的解剖或生物力学教材时，难免会因为感到无趣和烦躁而抓挠下巴，如果你看本书时也有这个担心，那么请深呼吸并放松自己下颌的肌肉吧。我的目标，或者说我的责任就是让阅读本书变成一段尽可能轻松、愉快的旅程。学解剖时经历的那种沮丧我也深有体会——名词不仅晦涩而且很长；明明是同一个结构，在不同的参考资料中叫法却不一样；为了描述一块骨骼所处的位置、存在的目的或功能时所用的词往往又长又复杂。

我的目标就是让大家在阅读整本书的过程中都不会感到沮丧、气馁。解剖的语言其实很美（我承认，虽然它也有恼人之处，但现在不妨先关注其积极的方面），本书将会探索解剖名词背后的含义以及它们的原理。如果某一结构拥有多个术语名称，那么我会把它们都列出来，并尽可能解释各个名词为何被使用以及好处是什么。但最重要的是，我希望本书能够把解剖学讲清楚并把它融入关联情境中，而非仅仅是不断重复那些惯常且枯燥的术语。

我以前上解剖课和读教材时经历过那种沮丧的感觉，我相信你们当中很多人也有过。很多时候，课程和教材就是被设计来让人刻苦

钻研那些细枝末节，以通过考试的。然后，经过不断钻研和无数次重复，你才有可能在现实生活中把零散的知识整合到一起。

本书所尝试的解剖教学方式正是我自己30年前上学时希望得到的。本书会先进行整体讲解：足部是什么？它有什么用处？它是如何工作的？在它的诸多功能中，那些名字很长的小部件又分别发挥了什么作用？

接着，本书会从整体切换到局部，然后重回整体。我发现，如果能够先对整个系统有一些了解，再去理解各部分的特征就会更容易。这就像玩拼图游戏一样，假如我知道最后要拼成的图画是什么样子，之后就容易多了，我能把各块拼图直接摆到它们应该在的地方，而不必一直苦苦研究每一块拼图的凹槽、轮廓或颜色来判断它们该被拼到哪里。

当讨论足部时，许多细节会被反复探讨——毕竟两足包含了52块骨头（人体中的四分之一的骨骼为足骨），66个被诸多肌肉、肌腱与韧带控制的关节。

但我并不在意。

好吧，其实还是会有一点在意，否则也不会写作本书了。能够列出数字甚至给一个结构命名，并不等同于理解了该结构中各个解剖特征的含义。真正的知识和它蕴含的力量源于理解。

本书在内容上并不会无所不包，否则就超出了大多数读者的购买力或专注力能及的范围。在我的脑海中，本书有一个特别的读者——25年前的自己。那时我还在身体治疗执业之路上挣扎着前进并且绞尽脑汁地想要透彻理解客户的身体。我也曾尝试钻研更高阶的解剖书籍，也参加过诸多训练课程，但是能帮助我理解那些高深著作和语言的参考资料实在太少。

解剖学的语言成了一个巨大的障碍，我甚至找不到任何一本能帮上忙的书。搜搜看吧——不管能找到什么，于是我买了很多书、DVD和在线视频（那个年代互联网还没有像如今这样发达）。但是我找到的资料不是太难了，就是过于简单。最终，当我收集了差不多一个图书馆那么多的著作时，才发现其中缺失了些东西。我找到的资料中既有给初学者的入门读物，也有难以理解的高阶读物，可就是没有能衔接二者的书。我希望本书能成为一本起到过渡作用的著作，它会比基础的解剖学读物更进一步，能引导和帮助读者更清晰、更自信地获得对解剖学的全方位认识。

在描述足部的复杂性时，莫顿并没有照本宣科地一一列出足部所包含的组织，而是以他动人的口才做了如下表达："各个可动部分结构多样，诸多关节同步运动，各环节的力持续改变其大小与方向，附加因素（力学与其他因素）发挥作用的规律也各有不同。当这一切堆叠起来，便赋予了足部拥有无限细节的复杂性，要对其直接进行力学分析简直是天方夜谭。"

莫顿对足部复杂性的描述既是一种赞美，也是一种警告，意味着我们要学的太多。足部的很多动作、功能与相互作用都是同时发生的，这使得用线性的规律来描述它们非常困难。在探索的过程中，我们不得不"绕过去"再"绕回来"，尽管有时这样会让人气馁，但为了最终能够全面理解，这些付出都是值得的。

我希望本书能提供很多工具来帮你了解神奇的足部，并且通过生动、易懂的语言来帮你理解足部的功能。

第1章

人类的足部

◾ 引言

在人类进化至直立行走的历史中存在着两位英雄：人类的足部，以及达德利·J. 莫顿博士（1884—1960）。莫顿博士生于马里兰州巴尔的摩，在宾夕法尼亚州的 Hahnemann 学院接受了医学教育，后来成为美国二十一世纪上半叶最著名的医学权威之一。他成名主要是因其在人体足部领域的渊博知识，而这则基于他对比较解剖学的深刻理解。莫顿博士出生时，达尔文所著的《物种起源》（1859）才出版了25年，进化论还是一门发展中的学科，而他却很快吸收和利用了其中的见解。

尽管在文献中并不常被如此提及，但足部确实属于定义人体解剖特征的关键因素之一。据莫顿博士所言，我们的足部"为了适应在重力场中直立行走的受力模式而发生了相当有针对性的改变，其细节特征值得我们高度关注和深入探索，就像全面研究视觉时对待眼球的特化组织那般重视"。[1]

本书遵循莫顿博士在引用伍德·琼斯（Wood Jones）的话时所传达的理念："在追踪类人猿与人类之间过渡的假想动物时若想成功，就应当用足部而非头颅、牙齿或胫骨来做标记，因为足部才是区分人类与其他猿猴最明显的特征。通过观察足部的进化程度，古生物学家将会更清晰地看到过渡物种所在的阶段。"[2]

人类从树上栖息转换为陆地栖息时最早发生的适应之一便是直立行走，足部的进化刚好同时发生，而这使得人体与重力场之间的关系不再和从前一样了。在抗重力的竖直体位下运动能使动作效能显著提升——消耗更少的能量。在那个时期，能量关乎人类的生存。这里的数学原理很简单：只有在找寻更多食物的过程中消耗更少的能量，才有可能重新调配节省下来的能量。节省下来的能量为我们祖先的多次迁徙奠定了基础，使他们从非洲大陆向更广阔的远方探索。

当然，直立行走也给我们带来了其他好处——后背不再直接对着天空，从而减少了被晒面积；双手被解放并用来制造和使用工具；视线越过了高耸的草丛从而获得了看世界的新

1 Morton D. J., *Human Locomotion and Body Form*, 1963, page viii.

2 Morton D.J., *The Human Foot*, 1935, page 52.

视角。这些好处中的每一个都曾被认为是人类进化至双足动物背后的驱动力，然而我相信，驱使我们向现今解剖形态进化的动力是各种相互关联的因素交织而成的网络，而每一个好处只是构成这张网络的一根线。每个列出来的好处都对节约能量有一定帮助——更好的热量管控减少了代谢损耗，使用工具能更有效率地获取和加工食物，更好的视角能辅助狩猎，而且同样重要的是，当天敌靠近时能更早地预警（应该说，防止自己变成别人或别的东西摄入的能量是衡量一个物种成功的重要标准）。然后，节省下来的能量才能被更好地利用——形成更高级、更有用的组织，例如我们祖先最终进化出来的更大的脑部。

然而，进化其实是个复杂的故事。这个故事似乎随着古生物与基因学上不断涌现的新发现，差不多每周都在被改写。这些新进展当然值得花费更多笔墨，而不只是用几个段落概述，但是很可惜，由于篇幅有限，本书不能一一展开探讨。而且，本周所写的进化故事可能在下周就会过时。此外，针对足部的研究必须得放到整个情景中，才能让人真正理解足部复杂性在行走时每一步中的体现，如"可动部分的结构多样性"以及应对"大小与方向持续改变的力"产生的无数相互影响。[3]

对莫顿和本书而言，人类的足部无论从身体还是从隐喻的角度都能有力地表明人类究竟从何而来、能到哪里去，以及我们该如何指引当下。足部早已作为多种象征进入了我们的词典——当一个人开始旅途时，我们可以说："千里之行，始于足下"；当前路漫漫、需要加快进程时，我们得"加快脚步"；在婚礼

上，当"长了两只左脚"（形容笨手笨脚）的叔叔邀请你去跳一支舞时，你会"脚底发冷"（形容紧张、害怕）；如果被外界施压和百般挑剔，又希望自己没有"站不住脚的地方"，那可得"走运"才行。

不过，在死亡之前，恐怕人体中最常被不当使用和忽视的部位就是足部了。利用足部来跳舞、运动或长途行走时，人们为足部发明了五花八门的裹套，也就是所谓的鞋。人们就像童话中的灰姑娘一样把脚硬挤到鞋（水晶鞋或其他形式的鞋）中，有时甚至用脚尖行走。虽然足部在整个历史中以各种方式被限制、束缚和不当使用，但它也被崇拜过。

从德加笔下的舞者、波提切利笔下的女神维纳斯，再到米开朗琪罗的雕像作品，足部的优美曲线都得到了展示，为人们所欣赏。

足部的自然曲线十分优雅且富有吸引力。扁平足往往被认为是不优雅、危险、薄弱，甚至是畸形的象征。

悲哀的是，很多此类偏见仍然存在于我们的语言和文化中。甚至在医学领域里，人们也仍然倾向于把扁平足视为弱点，而不是一种正常情况。但是，你拥有什么并不是最重要的，怎样利用它才更为关键。无论是外观扁平的足部，还是有高足弓的足部，都能够行使足部应当具备的功能。我们只需知道，这些功能究竟是什么。

要想真正弄清足部的复杂性，我们必须得理解它所处的环境。一个人穿的鞋属于环境的一方面，此外，足部也在人体重心、地面反作用力和动量持续改变的情境中行使其功能。大多数解剖教科书里所描述的情境并未结合实际且重复考虑各种力，这种做法我们不应效仿。本书将和大家一起审视足部，思考其形态、功能

---

[3] 见引言中莫顿对足部复杂性的描述。

与所处环境。当然，"旅途"中偶尔也会有莫顿的指引。

理解，而非只记名称

物理学家理查德·费曼（Richard Feynman）解释过真正懂得一件事物与只知道它的名称之间的区别："你可以知道某一种鸟的名字，并且不再深究，但如果这样你便不会了解关于这种鸟的任何事……那么，让我们来看看这种鸟并观察它在做什么吧——这才是更重要的。"

你可曾思考为什么一块骨头要长成某种形状、为什么肌纤维会按不同的方式排列，或是为何肌腱的长度与粗细各有不同？其实很多情况下，看似简单问题的答案往往很复杂，正如本书在接下来的章节里要探索的那些问题。想要知道或者了解一个系统是怎么回事，需要从宏观与微观两方面来分析。如果不了解某一部分位于哪里、有何功能，那么我们知道的也仅仅是它的名字而已。如果只笼统地去看整体，又会遗漏掉各个组成部分之中的复杂细节。

要想理解人体的足部这一系统，就得在每一章里先着眼细节，再在更宏观的情境中去看足部是如何行使其功能的。本章以及下一章的目标是让读者从整体上了解足部。

足部、重力与身体排列

很久以来，我一直认为解剖的教学方向是错误的，从小的细节至大的形式都存在问题。那时候，学生是在学完了所有琐碎细节之后，才开始尝试去理解功能。而我的经验是，要想更好地理解任何一个复杂系统，应先对它的整体脉络有大致了解。所以我们先从足部的总体功能入手——它能做什么、为什么它要做这些，以及它涉及的力有哪些。

我们的学习过程不会是完全线性的，为了理解足部的功能就得探讨相关的力，而要理解足部如何应对这些力又需要掌握一些相关的解剖基础知识。学习功能解剖不能像学字母表一样死记硬背。一些内容，尤其是讲骨骼、组织的内容（第3章～第5章），可能第一眼看上去像是在讲足部之外的人体部位。但是请放心，安排这些内容是为了帮助大家理解足部的整体形态以及复杂性。花些时间去学诸如组织发育学等相对陌生的背景知识，有利于构建足部与人体其他部位解剖的整体观，也有利于培养对人体奇妙结构的鉴赏力。

对任何生物力学研究来说，足部都属于最具挑战性的部位，因为它包含了很多不同种类的组织，其密度与硬度又各不相同。不过这些组织的排布并非无章可循，描述其解剖结构与功能的语言背后是有逻辑的。然而，这些语言却会让我们中的很多人感到陌生、困惑和沮丧——但我希望，在我们了解结构与功能如何交织在一起，并且深入理解其相互影响之后，刚才提到的糟糕情绪能有所缓解。当我们不再以割裂的眼光去孤立看待人体功能与解剖结构，那么理解整个构造会更加容易。

第一个要回答的问题就是："人为什么要大费周章去直立行走？"想得到答案的话，不妨弯曲膝关节、前倾躯干来模仿一下大猩猩走路——这会让你马上体验到身体各块骨骼纵向堆叠的好处。再多笨拙地走几步，便能感受到弯曲肢体行走比直立行走明显更费力。随着肌肉负荷增加，你的腿部和腰部会很快感到疲劳。为了评估弯曲肢体行走的影响，阿维特沃尔（Abitbol）在1988年做了一项实验，他比较了狗、儿童与成年人在仰卧、双足站立、双足行走、四肢站立与四肢行走这几种不同状态下代谢率的改变。他发现，从仰卧切换到站立状态，狗的能量消耗会显著增加，但人类并不会。人类的身体排列已经适应在重力条件下保持直立姿势，因而跟躺着相比并不会额外增加很多能量消耗。可是当人类弯曲四肢并把重心前移、采用四肢支撑身体时，代谢率会显著提高。

阿维特沃尔的实验以及大量其他研究都表明，非四肢站立与行走的方式能让身体利用能量的效率提高。直立站姿中人的膝关节和髋关节是伸直的，这才使呈双S形的脊柱能够位于头颅的重心之下，也使人的整体重心位于双脚之间。相反地，四足动物支撑身体的关节处于弯曲状态，承重的头与下颌也向前方伸出，这些特点在结构上就注定了会消耗更多的能量（见图1.1）。

转换到直立行走需要足部发生进化。尽管弯曲四肢的行走方式在能量消耗上效率相对更高，但是四肢支撑却让身体抗震的能力更强。

自然界中的万物都在不同的条件下不断寻求支出与收益间的平衡（在我们所谈及的情况中，指的是缓冲与能量消耗之间的平衡）。我们的肢体不仅要支撑和推进自身，也要应对每一步产生的冲击力。而四足动物的髋关节与肩部至地面之间的各个关节的角度能够让软组织更好地吸收和应对这些力（见图1.1和图1.2），这在某种程度上有利于缓冲（第5章会探讨），但同时会消耗更多能量。智人直立行走的方式使膝关节和踝关节的自然弯曲程度大大降低，并让跟骨得以接触地面，但是这也让足部不得不发挥更多的缓冲作用。

我们伸直腿部走路的方式减少了地面与重心之间（译者注：即下肢）弯曲的关节数量。当关节弯曲角度增加，或者重心与接触面间弯曲的关节数量增加时，控制这些关节的肌肉会承受更大的负荷。在脚跟先着地的行走过程中，骨骼纵向堆叠的排列方式使一些力得以重新分配——软组织受力更少了，骨骼系统则

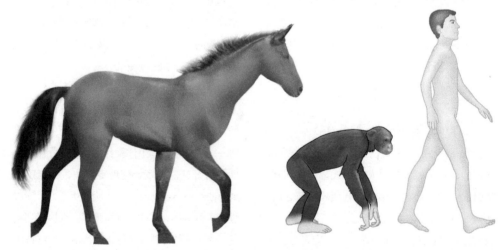

图1.1　双足直立行走依赖诸多解剖特征上的改变，包括足部、骨盆、脊柱与头部的改变。足部所发挥的作用符合每个物种自身的运动策略以及身体其他部位具备的能力。人类的足部具有一些独特的能力，但同时失去了一些能力——这其中大部分能力都被身体其他部位沿袭，尤其是髋关节

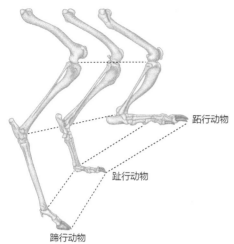

跖行动物

趾行动物

蹄行动物

图1.2　所有的四足动物都会用前足的某部分行走。蹄行动物的脚趾伸展程度更大并且长出了蹄子。趾行动物会利用它们的脚趾行走。跖行动物，包括智人，整个脚掌着地，走路时通常脚跟先落地

受力更多。在消耗同等能量的条件下，人类的步速是黑猩猩的两倍，帮助我们达成这一目标的因素之一就是让更加致密和坚固的骨骼吸收更多的地面反作用力。然而，当人开始跑起来时，这种效能上的差异就会减少，因为奔跑是

更趋向于弯曲关节的动作，这导致能量消耗上升到了和黑猩猩屈膝走路差不多的水平（Foster et al., 2013; Pontzer, 2017）。

缓冲、发力与支撑

　　四足动物在行走时使用四肢的方式很相似，但是在跳跃和落地时却明显不同。当需要额外发力时会用到后腿，而前腿则会在落地缓冲时用到（见图1.3）。这么做是有一些原因的，其中很明显的一个原因便是，从后面推会比从前面拉更容易。当然，这也是四足动物自身解剖结构决定的。后腿通过关节窝深、稳固的髋关节连结到中轴骨。而前肢则是通过肌肉链连结到中轴骨，这种方式使软组织如同汽车悬挂系统一般能够应对落地时的反作用力。

　　虽然马体解剖似乎并不是研究人体的最佳起点，但是它却从侧面衬托出了人类足部天才般的设计。人类足部能够发挥四足动物前腿与后腿的功能——既要为推进提供稳固的支撑，也要在落地时缓冲震荡。本书主要目标就是分

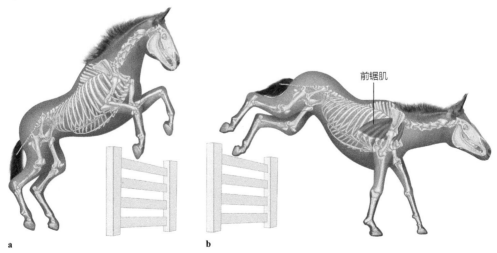

前锯肌

a　　　　b

图1.3　（a）四足动物的后腿与中轴骨连结得很牢固，因而能高效地把力从后肢传导至躯干。（b）马身上相应的前锯肌为前腿提供了软组织的支持，使肌筋膜系统能在落地时吸收大部分的冲击力

析足部的各类组织怎样聚合在一起，使足部能在适当的时机发挥上述两种不同的作用。

我们的足部就像瑞士军刀一样——设计美观、紧凑且功能多。人类的足部已经发展出了既能缓冲又能稳定的解剖特点。无论是功能还是结构上，我们的足部与其他灵长类动物都有所不同。区别最为明显的便是体积更大的跟骨、更向中间靠拢的蹑趾以及呈拱形的整个足部。足部的每个特点都有其用途，这也是后文将逐一探讨的。但也要记住，要把足部放到整个人体中去分析才能看到全貌，这一点尤为关键。

没有哪一个解剖结构会孤立运作。不管是组织、器官还是肢体，与身体其他部位、器官、系统以及外部环境的相互影响都会一直存在。这一点用来描述足部尤为贴切，足部可能算得上是我们的身体与外界最常发生交互的部位了，这也使得足部成为发挥协调、平衡、支撑功能以及运动中重要的本体感觉信息来源。

如果某一结构要满足多重要求，那么它自然需要复杂的工程学设计。因此，足部拥有非常多的感觉神经末梢、骨骼、关节与韧带，也就并不奇怪了。各个功能在力学上的要求有时并不是相互补充的，但好在生物体能找到各种办法让各部分在工作中相互配合。举例来说，足部更宽并且蹑趾更为灵活会有利于支撑和平衡，但是如果想让直线行走更高效，髋、膝、踝与脚趾关节同向朝前的排列方式会更好。

站立时用双脚来保持平衡以及行走时能够靠单脚保持平衡都得益于足部灵活适应的特点，但是要应对脚跟着地和脚趾蹬离地面时的各种力时，更需要足部结构具备坚固、一体的特性。对足部灵活性方面的要求与对支撑、平衡和整体稳定的需求相互关联。人类必须在足部构成的狭小支撑面上去平衡自己相对更高且直立的身体。与很多动物一样，我们能通过足部的前部来获取支撑，但不同的是我们没有尾巴来反向平衡自己的体重。为了弥补没有尾巴这一点，我们进化出了稍长一些且向后突出的脚跟（见图1.4）。有着更大体积的跟骨能在脚跟着地时辅助缓冲，它呈圆形的特点也能帮助我们在走路时更好地通过踝关节与脚趾向前"滚动"，直至脚趾离地（后面会探讨动量）。

大多数动物在支撑自身时会让足部直接位于髋与肩关节下方来辅助维持平衡。其他灵长类动物表亲的足部，跟我们的相比也整体更宽，

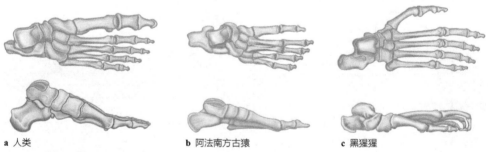

a 人类   b 阿法南方古猿   c 黑猩猩

图1.4 人类的足部已经发生了很多适应性变化来帮助更好地直立行走，其中包括更向足部中间靠拢的蹑趾——这使得脚趾、踝、膝与髋在迈步时排列方向更接近一致。此外，跟骨更向后方突出也对走路时的支撑、稳定以及缓冲有帮助。阿法南方古猿和黑猩猩的足部也展示在此处作为对比，后续章节还会继续探讨

所以我们不得不利用其他方式来代偿站立时足部间距不够宽以及足部相对窄小这两方面。例如，在行走中身体重量更多压在前足时，足部的各块骨骼能够轻微分散重量（这也是减震功能中的一部分），而且能使关节更自由地活动。通过调整骨骼以适应地面并且将力分散给软组织，我们的足部发挥了一部分"灵活的缓冲器"的功能。

其他物种足部的一些功能在人体中并非由足部行使，而是由人体其他部位行使。黑猩猩有着宽大的足部且拥有更加强壮和外展的踇趾，这相比于人类窄小的足部而言能提供更好的支撑和控制。由于足部不擅长侧方稳定，在我们行走时这个任务便交给了髋关节（见图1.5）。我们的髂骨在进化过程中逐渐转向外侧，这也使得臀肌更偏向外侧了（译者注：由此具有了更强的髋外展功能，有利于维持侧方稳定）。行走中髋关节能内收更多，这能将重心移向足部在地面的支撑点（译者注：减小了阻力臂）。此外，股骨从髋关节向下直至与胫骨平台相接的这一段是向内倾斜的，这也能让人体重心更贴近足部支撑点。在步态周期中的站立早期，人体的足部，尤其是前足区域的各块骨骼能轻微分散，以此来增大支撑面。

■ 骨骼与软组织的缓冲作用

要理解人体在重力场中所形成的排列有什么含义，首先要弄清不同组织的功能和特性。就如之前所讲，弯曲的关节会让肌肉出更多的力。所以身体各部位纵向的排列是合理的，堆叠在一起的各块骨骼能在某种程度上形成天然的支撑结构。然而，和我们小时候玩的积木不同，骨骼堆在一起时并不是完全稳定的。人体骨骼的表面被厚厚的软骨覆盖，十分光滑，而

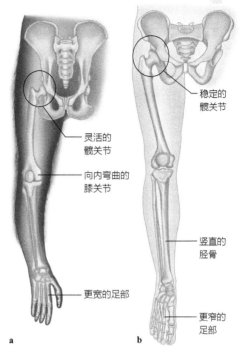

图1.5 黑猩猩的足部更宽，这使其支撑面更大，但是位置更靠内的髋关节从结构上提供的支撑就少了。人类的情况刚好相反，足部更加窄小，但髋关节的侧向稳定性更高

且在很多方向上都有弧度，不同的骨骼被充满关节液的关节间隙所分隔。肌肉能收缩并提升张力，以此来支持骨骼系统，因此人体在负重时如果各块骨骼更加贴近垂线，那么肌肉出的力会更少，因而也更节省能量。

就如同身体中大多数组织，骨骼也一直处在动态中，在受力的条件下会持续重塑自身——根据1892年提出的沃尔夫定律（见第3章）。驱使骨骼重塑的机制很复杂，至今我们尚未完全弄清。但是第3章会探讨骨骼如何平衡自身无机物与有机物的含量比例，在让自身重量尽可能轻的前提下既能提供支撑稳定性，又能在承压时轻微弯曲。

骨骼经常被认为是十分坚固的，但实际

上它也具有部分缓冲功能，在受力时能够发生轻微弯曲（Lieberman, 1997; van Wingerden et al., 1993）。在功能解剖的范畴内，骨骼扮演着很多角色，支撑、稳定身体和承力只是其中的一部分。具有不同形状、位于不同位置的骨骼，其功能也不同，所以我们不能孤立地去分析某一块骨头。

通过对比跑步时足部着地的不同模式，我们得以初步理解骨骼在人体缓冲过程中发挥的重要作用。在开始兴起赤脚跑步之后的几十年间，跑步时足部如何接触地面一直被人们关注。很多人提倡前足或中足着地的策略，并声称能提升动作效率和减少跑步相关的损伤。然而，对此种方法持批评意见的人认为，这样跑只是把脚跟先着地时骨骼吸收的震荡转移给了软组织而已。如果让脚跟前方的部分先着地，就需要有软组织控制踝关节背屈，因而软组织会承受更大的负荷——赤脚跑步时，从本质上来看我们就像趾行动物（见图1.2）一样。

相对而言，纵向堆叠在一起的骨骼能减少施加在软组织上的力。有关前足与脚跟先触地的跑法的优缺点，科研界众说纷纭。很多综述文献对哪种策略更好并未给出最终结论；也有很多观点认为，应让跑者根据自身对舒适与动作效率的感受来选择跑步的方式。切记一点，改变跑法会影响身体受力和应对外力的方式，而且我们每个人的适应能力是不同的。骨骼形态、软组织的力量与强韧度等因素都可能限制身体的适应能力——毕竟每个人从解剖结构的角度看都会有轻微差异。

和跑步方式类似的是，前足先着地的行走方式也在一些领域中被反复提及。这种走路方法似乎常常每隔一段时间就再度流行起来，一些网站上也有很多指导视频。然而，这其实并

非近期才发生的现象。莫顿在《人体运动与身体形态》（*Human Locomotion and Body Form*）一书中对前足先着地的行走方式在总体上表达了摒弃态度："和跑步不同，前足先着地的行走方式在灵长类生物身上没有被观察到。"走路时脚跟先着地的方式早就存在，而不是由现代的鞋"发明创造"的。长期穿有缓冲垫的时髦鞋子可能会让产生的茧子减少，进而削弱了其天然的保护作用。

我提到前足先着地的行走方式和赤足跑步这两种策略，目的是向读者保证，本书内容并非出于对任何一个体系的崇拜。我相信，只有通过复杂而系统的方式才能理解功能和解剖结构，放之四海皆准的建议并不存在。希望通过学习各个组织的解剖结构与功能，我们能研究出新的评估与治疗策略，而现有的手段也能找到更广阔的应用场景。

■ 动作效率与耐力

运动策略包含两个关键的方面——效率（移动所消耗的能量）与耐力（能够行进的距离）。莫顿与很多研究者认为，效率的提升有助于驱使进化发生。直到近几年，丹尼尔·利伯曼教授（Daniel Lieberman）和同事才提出了耐力的相关作用，尤其是它在跑步方面的意义和它所创造出的能够获取更多食物来源的全新狩猎方式。

耐力与效率是相关的——一个人的动作效率越高，相应地，就能行进更远的距离。耐力也和一些代谢指标相关，例如氧气的消耗、乳酸阈、温度等。从解剖学观点来看，会有特定的标志来表明足部在不同动作策略中所扮演的角色。利伯曼认为，足部在走路时主要作为稳定的支点，但是在跑步时却更多起到类似弹

簧的作用。不过，直到离我们很近的进化阶段人们才观察到足部发生了改变——能像弹簧一样能利用自身的弹性特质。

在走路时，虽然我们不会用到足部所有的弹性能力，但是足部能做旋前（Pronation）运动（译者注：足外翻、背屈与外旋的复合运动，其中足外翻指足部的外侧上提、内侧下降）是有利于行走的。足部在旋前位时处于灵活状态，能够适应并抓紧地面，而且骨骼间轻微分离能一并拉紧软组织和位于其中的力学感受器。在接收有关环境外力的本体感觉信息这一过程中，改变组织张力是非常重要的一环。尽管利伯曼强调，在走路时足部的弹性并不起到重要作用，足旋前仍然是我们行走动作中很关键的功能组成部分，并以此提升了行走的耐力。

图1.6展示了解剖上的每一个改变如何促进了直立行走和更长的步长。下肢长度增加能使步子迈得更大，也意味着走过相同的距离时所需的步数会减少。但是让步长变长的重要前提是，向前迈出的脚的脚跟先着地，而且下肢各关节弯曲的角度要减小。

步长也与在后方起推进作用的腿有关。要让步长更长，推进的腿的脚跟就得抬起，而这迫使脚趾、膝关节、髋关节与脊柱都要伸展。其他物种虽然也能双足行走，但上述各关节中的一个或多个在解剖结构上限制了其活动度，因而它们的步长都更短。人体各关节的排列方式以及更大的活动度，则使我们拥有了更长的步长。

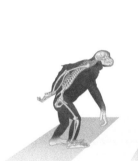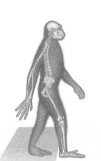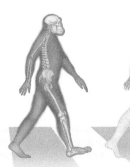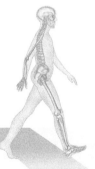

黑猩猩	地猿	南方古猿	人类
1000万—600万年前至今	577万—440万年前	450万—190万年前	约25万年前至今

图1.6　斑马线（人行横道）上的黑白条各代表1米长，以此来呈现各个物种的相对步长。图片向我们展现了各物种形态上的改变及其与步长之间的关联。这些变化如下：

①发展出S形曲线的脊柱且从头颅底部的中央进入；

②上肢长度减小，下肢长度增加；

③髂骨面向侧方，使得臀肌从单纯的伸髋肌群转变为具有髋关节外展功能的肌群；

④留意在阿法南方古猿和人类身上坐骨结节的位置更加靠后了，这使得腘绳肌在直立姿势下具有更大的伸髋力臂（想象黑猩猩在四足站立时，坐骨结节向后伸出而躯干前倾抵抗重力时的角度）。

为适应双足行走而发生的解剖改变在文献中已有许多描述，但很少有研究把焦点放在足部的改变上，而这正是莫顿认为最为关键的一方面。要想达到直立、伸直腿部行走和长距离追逐猎物的要求，智人需要发展出能满足多种功能的足部（改编自Pontzer, 2017）

地面反作用力与动量

要想有更长的步长，走路时就需要脚跟先着地。为了支持脚跟触地这一正常且自然、也是人类独有的行走策略，局部的骨骼、皮肤和脂肪需要发生相应的适应改变。走路时，跟骨不仅要承受身体的重量，也要应对来自地面的反作用力以及身体重心从足部上方通过时的动量。要想理解足部对力的反应，我们面临的挑战之一是需要视觉化各个力（重力、地面反作用力、身体产生的动量）之间的相互作用。此外，如何在有限的二维空间里去呈现这些相互作用同样是个很大的挑战。

脚跟具有多个缓冲机制来辅助提升动作效率。冲击力在传导至骨骼之前，其中一部分首先会被厚且结实的脂肪垫吸收。而脂肪垫又会被皮肤的角质层所保护——在受力增加时它们会很快增厚。在温带气候的生活中，从冬天过渡到夏天时，人会将保暖、包裹和保护效果都更好的鞋换成更轻便的凉鞋，甚至赤脚走在花园里或沙滩上。所以，在夏天最初的日子里足部可能会痛，但随后皮肤便会很快适应，长出茧子来提供保护，以应对重力、地面反作用力与身体产生的动量。

这三者之中重力应该算是最明确的了，因为它在大小和方向上都是恒定的，而地面反作用力和动量的大小和方向则是一直在变化的。虽然应该分析足部对人体侧方和后方产生的动量会如何反应，但为了简化叙事，本书将主要从向前行进的角度来分析动量（理解了向前行进对分析侧向和后向动量应该也有帮助）。

分析地面反作用力的时候可能是最具挑战的，因为它会随着人体接触地面的角度和力的不同而相应发生改变。当你的足部接触任何

支撑面时，是地面反作用力给了你反馈感——脚跟着地时，你能感觉到来自地面的力把身体推回来——而地面的特性会影响你所感受到的力的大小。地面反作用力引发的振动对于足部内部和身体其他部分的本体感受器而言，是非常重要的信息来源，它能帮助协调人体并使人体做出反应。

地面反作用力和身体与地面接触时的方向相反，所以在足部经由脚跟向脚趾"滚动"的过程中，地面反作用力也在持续变化（见图1.7a）。向下的重力、身体产生的动量以及朝上的地面反作用力经由并非垂直排列的骨骼调和在一起，不同骨骼的受力相互抵消后的合力便产生了让骨骼朝某一特定方向运动的趋势（见图1.7b）。力、骨骼和软组织之间会产生关联，这就是为什么莫顿把行走描述为一种"互动的过程"。从骨骼形态、接触地面的角度、动作方向再到肌肉收缩，存在着太多要考虑的变量。

足底压力分析（见图1.7c）常被用来展示足部与地面间的相互作用。虽然压力板是分析步态时很有用的工具，但是除非你能理解在行走的每一步中足部发生了什么以及其上的读数和足底压力间的关系，否则在解读压力读数时有可能会出差错。足底压力分布视图看起来就像足底印记，但其实它是在足部走完一步后足底压力的累积，包括了脚跟触地、站立中期直至脚趾离地的全过程[4]。我们能看到两个位置的压力较高，也能看出在站立中期时负荷会分散开来。脚跟触地时会受到地面的冲击，所以脚跟压力读数高并不难理解，其中一部分冲击会

---

4 这些阶段还能被继续分解，但是能看到足从旋后转换到旋前再到旋后这个过程，用这3个阶段表示已经足够。

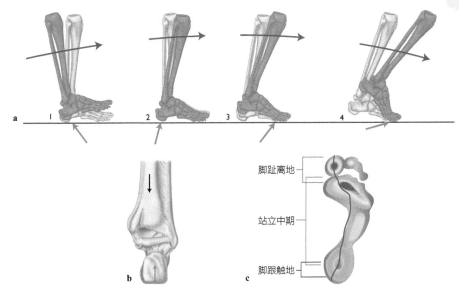

脚趾离地

站立中期

脚跟触地

图1.7 （a）地面反作用力，以绿色箭头标注，会随足部的行进而改变。（b）跟骨与距骨轻微的偏距使得重力、地面反作用力和动量间也产生了偏距，从而让足部与踝关节复合体的其余部分所做的反应在一定程度上能被预测。（c）足底压力分布视图（标记有3点：脚跟触地，站立中期，脚趾离地）

被之前讨论过的多种组织所吸收。在脚趾离地阶段之前，前足部分的压力读数高则是因为脚跟抬起和脚趾背屈时，足部与地面的接触面积减小了。

足旋前运动作为一个具备多功能的缓冲机制，刚好在我们要适应地面和躯干通过足部的上方使其负重的时候发挥作用。虽然旋前运动能使足部解锁并获得更高的灵活性，但必须有能力反转这一过程（译者注：旋后运动）并成为一个稳固的支点，来应对在脚趾离地阶段和足部在地面蹬伸推进时涉及的诸多力。

站立中期的压力读数也能体现出行走时足部稳定性的改变。就像刚才提到的，足部在旋后（Supination）位能成为一个稳固的杠杆，也能在旋前位时变得灵活并适应不同地面。当足部处于旋后位且为身体提供稳定的支撑面和坚固的杠杆时，就能更好地应对脚跟触地和脚趾离地这两个出现力的峰值的阶段中相关的各

种力。行走过程中，当支撑身体的一只脚开始承重时，另一只脚正在向前摆动，所以此时人体与地面只有一个接触点。一条腿前摆时，让支撑腿一侧的足旋前以更好地适应地面，而且这也能让足部在一定程度上变宽，从而增大支撑面并提升稳定性。

前摆的腿能为人体向前行进提供动量。我们那为了直立行走发生特殊适应的足部拥有一系列近似圆形的表面，从脚跟触地到脚趾离地的各个阶段分别经由足部不同的位置滚动，使整个动作更为轻松、流畅。滚动经过的位置包括脚跟的背面、踝关节、前足以及脚趾各关节，它们形成了所谓的摇杆（见图1.9和第2章），以辅助身体向前运动。平滑的关节表面和它们的排列方式则使软组织能合理地反应，这样肌肉参与的程度就能降到最低。在理想环境中，如果有理想的动量，足部几乎能成为一个自我运转的机制。

■ 软组织与骨性摇杆

有一个常见的误区，即认为脚趾离地阶段中足底压力之所以出现峰值，是因为踝关节的跖屈肌和脚趾屈肌会用力蹬地来推进身体。当然，这也不能说是完全错误的，只不过压力的增加同样会由其他因素引起，包括足部与地面的接触面积减小（体重分布在更小的支撑面上）以及与此同时被拉紧的很多弹性组件，例如足背屈时会牵拉足底的组织。在本书中，我更倾向于使用"脚趾离地"而不是更常用的"蹬离地面"来称呼这一阶段，因为"蹬离地面"是个主动行为。而事实上，刻意让肌肉收缩来蹬地推进并非人在走路时惯常采用的方式，只有当我们想走得更快或者上坡行走时，才会采用这种方式。想要理解足部的复杂性就必须把它放到各种组织所在的生态系统中去看待，并分析它对各种力是如何反应的。

任何一个生态系统都得应对自身受到的各种干扰力，并力争达到平衡。在植物世界中，例如岩石的类型、土壤的特性、海拔、地貌、经度与纬度等因素都能影响生物系统。对足部而言，它得在其周边的骨骼、软组织和外界的作用力之中运转。就如同在一个活跃的生态系统中一样，足部以重塑软组织（也包括皮肤）与骨骼的方式，来适应短期和长期的环境改变。

后续的章节会更深入地分析这些复杂的相互作用，但首先我们必须要看到全貌，才能理解诸多不同部分各自发挥的作用。在本书的最后，我们会再度从整体的角度去欣赏所有不同因素相互作用和影响时展现出来的丰盛之美。

解剖著作给我们带来的印象通常是这样的：人体从脚跟着地到脚趾离地的向前推进过程中全都是靠肌肉向心收缩来实现的。然而，莫顿却使用了全新的比喻来帮助我们扩展对肌肉工作方式的理解。他把肌肉工作的过程比喻成一个人控制轮椅：有时确实得主动向前推，但是如果推得太用力或者前方是下坡路，那么又不得不往回拉住轮椅。有些时候，当路面的坡度刚好合适到能让轮椅自然前进，那么推轮椅的人就能放松一下，仅用手轻轻辅助引导轮椅即可。莫顿的比喻中，主动推轮椅就相当于解剖书中所说的肌肉向心收缩。但是有时，肌肉必须退让性地工作，来减少动量并离心收缩。而当一切都在顺利运行时，肌肉则无须费力，就如同轻轻引导轮椅的手一般。

在控制轮椅时人会靠直觉在推、拉和引导之间切换，当我们运动时肌肉也会以同样的方式工作。在运动中有意识地控制每一块肌肉的情形几乎不会出现，而且人也不太可能做到。当我们在走上坡路时会更多发力以推进身体，而下坡行走时又会让自己减速，这些转换都是自然发生的。肌肉产生正动量（向心收缩）和负动量（离心收缩）的过程都需要主动收缩来对抗重力与坡度的作用。

当我们以平均速度在平坦的地面上行走时，要拥有高效的行进必须要获得动量，人体一系列几近排列于矢状面的关节正好有利于产生向前的动量。通过让跗趾更加内收以靠近其余的脚趾，它相关的关节也会更加贴近矢状面的排列。当我们对比人类和其他灵长类动物的身体重量在足部上方通过时的轨迹，就能发现人类足部上方的行进轨迹更为平滑均衡（见图1.8）。人在行走时下肢关节处于相对伸直的位置，这能减少肌肉的负荷。其他灵长类动物在足部落地和抬起时髋关节和膝关节屈曲的程度都更高，而且步长更短，因而在行进时能量消耗更高。

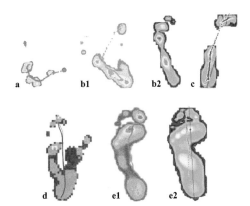

图1.8　足底压力峰值视图（高压力：红色，低压力：蓝色）：（a）长臂猿，（b）倭黑猩猩，（c）红猩猩，（d）黑猩猩，（e1）人类，（e2）有扁平足的人类。长臂猿走路时重量转移的路径（用红线标注）说明其外展的蹞趾先接触地面，而非脚跟。倭黑猩猩更趋向于拥有旋前程度较高的足部（b1），但是也有一部分会拥有旋后的足部（b2）。红猩猩（c）和黑猩猩（d）的路径表明其行进方向相对更接近朝前的直线，但在脚趾触地和脚趾离地阶段并未出现压力峰值增加的现象。有正常足弓的人类（e1）的压力图表现出从内至外再至内侧的移动路径，而有扁平足的人（e2）却更接近向前的直线。注意：压力读数是足部和测力板发生接触的结果，因而从图中能看出足部的内侧是较高的（改编自Crompton，Vereecke, and Thorpe 2008。）

通过让蹞趾更加内收，足部的流线性相应提高。而这种新的身体排列能让我们的足部、骨盆和躯干在所谓的足部"摇杆"上沿直线向前行进（见图1.9）。这些近似圆形的表面中的每一个都能帮助身体维持动量以及朝前行进的方向。在脚跟着地之后，沿脚跟的"滚动"便开始了，我们会快速地从仅有脚跟接触地面这一阶段，过渡到几乎整个脚掌着地。当前足也放平到地面上时，动量便从脚跟转移到了踝关节，然后身体便会从距骨上"滚过"，接着进行到前足，此时脚跟开始抬起并带动足部变成背屈位。

多年以来，步速对行走效率的影响已经被研究了很多次。科研结果告诉我们，人的感觉是正确的——走得更快或者更慢都比我们自己选择舒适的步速时更累（见图1.10，想更进一步了解请参考Pontzer, 2017）。如果步速太慢，我们就得让肌肉工作得更卖力以使身体移动。相应地，要想提高步速，肌肉就需要出更多的力。再回到莫顿关于轮椅的形象比喻，当速度刚刚好时，我们就能很轻松地在足踝各个摇杆上"滚动"，肌肉需要做的不过是轻轻引导身体向前。对我们每个人来说，似乎都存在一个"甜蜜点"，在那里我们能充分利用关节平滑的表面并且通过身体众多有弹性的组织回收动能——更详细的分析我们留到后面。

走路时产生的动量并不仅仅是向前的，身体在脚跟摇杆上通过时出现的重心起伏同样会

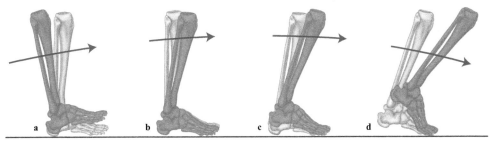

图1.9　足部的骨骼与关节结构特点可以促进身体朝前方行进。在步态周期中从脚跟着地到脚趾离地的过程中，足部的四个部位形成了所谓的"摇杆"——脚跟、踝关节、前足与脚趾

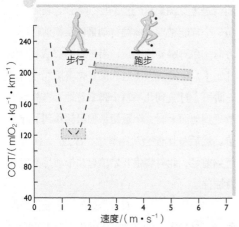

图1.10　移动产生的消耗是根据每公斤体重移动每公里所消耗的氧气量来计算的。行走的效率对步速改变非常敏感，走得较快或较慢会消耗更多氧气。然而，就每公里消耗的能量而言，跑步的效率对跑速就没那么敏感，就如同图中直线所展示的那样

产生一些向上和向下的力，这一点很重要。有人可能会认为纵向的震荡——在每一步中重心上下的移动——可能会浪费能量。但研究发现，如果向前行进时刻意减少或者避免身体纵向的起伏反而会让能量消耗增加。然而，就如同步速一样，重心的上下运动也存在一个适合的程

度。如果我们让重心纵向的运动完全消失，运动的能耗会更高；如果身体上下运动幅度太大，同样会消耗更多能量。

之前提到过，足部的功能之一是在脚趾离地阶段给身体提供坚固的支点，以应对各种力。但是足部不仅要在向前的推进中发挥作用，也要承担身体的重量来对抗重力。这便是我们在足底压力读数中所看到的动力学中的另外一部分内容（见图1.8）。在脚趾离地阶段，如果足部是稳定的，便能储存一部分在身体上下起伏中产生的能量，让软组织得以再利用这一动能并使运动效率提升。

当另一条腿向前摆动时，它所产生的动量能带动身体通过后两个足部摇杆。观察图1.11中步态周期各阶段发生的时机，当左腿向前摆动时，右脚对此的反应是抬起脚跟和背屈脚趾。从外部视角来看，此运动可能会被当成右侧踝关节的跖屈肌群收缩所产生的，但事实却并不一定如此。当对侧的下肢前摆时，支撑侧的足部必须要有所反应，而此反应的作用则是让足旋后并且变得稳固，来提供稳定的支撑面以应

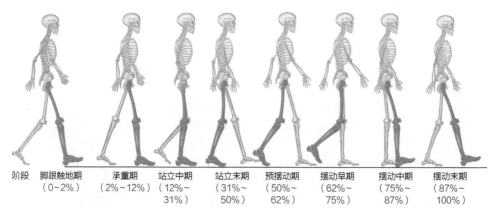

阶段	脚跟触地期（0~2%）	承重期（2%~12%）	站立中期（12%~31%）	站立末期（31%~50%）	预摆动期（50%~62%）	摆动早期（62%~75%）	摆动中期（75%~87%）	摆动末期（87%~100%）

图1.11　步态周期通常被划分为站立期和摆动期两个主要部分。站立期里我们依次经历足部的4个摇杆，从脚跟触地（0%）至脚趾离地（62%），在脚趾离地后，腿部继续向前摆动，为脚下一次着地做准备（62%~100%）。整个周期不断重复

对脚趾离地时出现的各种力。

我们的骨骼排列已经为更好地适应重力场而改变，而且人体也已经有能力高效直立行走，这些优势在之前已经简单提及。但是，骨骼与骨骼堆叠在一起时其光滑的表面之间摩擦力极小，因而并不具备内在的稳定性。所以垂直方向的各种力需要被稳定，以防止各个关节彼此之间移动过多。而在此过程中，力该被抵消多少才算恰到好处又是难以衡量的。我们既需要各个关节产生一定的运动来弱化外部的冲击力，又不想抵消得太多以至于过多负荷转移到软组织上。如同我们在前面看到的，四足行走和用指背行走的其他灵长类动物的关节弯曲程度更高，这使得其行进消耗的能量更多，因为关节运动过多会增加肌肉的工作量。但是，关节运动过少又会降低软组织的利用效率。

合适的关节角度可以使骨骼承担一部分力，而另一部分力则传导至软组织。软组织可被拉长以响应关节角度的改变，并起到缓冲的作用。脚跟落地时，腿部轻微弯曲的关节能让相关的肌肉和结缔组织承担更多负荷。这些组织包括肌腱和不同层级的筋膜（肌内膜、肌束膜和肌外膜，见图1.13）。有弹性的胶原纤维组织被拉长和肌肉被牵张时能够强化缓冲作用，也能储存弹性势能来辅助后续动作中的反弹，这样可以提升运动效能，从而进一步减少能量消耗（相关的动力学会在第5章探讨）。

尝试一下快速行走，你就能感觉到，在脚跟着地时如果髋与膝关节处于轻微屈曲位，那么在承受地面冲击时这两个关节的屈曲程度会进一步增加（见图1.12）。在图1.11中我们也能看到相同的反应——当前方的足部承重时，下肢关节会屈曲得更多。下肢轻微屈曲的角度影响关节受力时的初始反应，而这必须由软组织

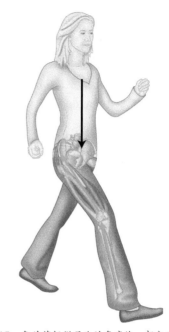

图1.12　各关节轻微屈曲的角度使一部分动量、地面反作用力和重力得以被软组织分担。肌肉产生的张力能防止关节进一步弯曲，同时胶原组织也变得紧张，以辅助提升整体效率。如果关节都是伸直的，那么大部分的力就会由骨骼承担；如果关节弯曲太多，则软组织受力会增加。关节屈曲需要达到适宜的程度，才能让各类组织的受力均衡

来进一步控制。髋关节和膝关节的解锁机制和足部的很相似——跟骨与距骨之间运动产生足旋前能够解锁足部在旋后位被锁定时的稳固状态，让其变得灵活且能发生形变，来满足承重时的需求。解锁足部也使得其能够适应不同的地面并且吸收来自地面的冲击，但在此之后我们又需要足部重新变得稳固，为脚趾离地阶段提供稳定的支撑。

■ 截至目前所讲的内容

我们的行走模式高效，离不开足部的结构与功能。接下来，本书会回到对步态的分析，因为它能帮助我们结合实际情境理解解剖结构。

到目前为止，本书已经探讨了一些较大的主题，例如人体与重力的关系——这种关系通过诸多骨骼关节上的改变而形成，包括脚跟落地时下肢关节近乎伸直以及身体在足部的上方向前"滚动"来产生和维持动量。另外，本书也探讨了人体如何利用行走中的动量来减少肌肉主动发力。

有一系列不同层级的组织会参与对动作中势能的利用。骨骼拥有相对稳定的结构，其关键功能是从内部给予身体支撑，且在受力时能发生很轻微的弯曲，这一点我们从解剖学基础便可获知。韧带则将身体内部的各块骨骼连结、稳固在一起，以此维持骨骼与骨骼之间的位置关系，否则骨骼与骨骼之间便会在光滑的关节表面上产生过度的移动。和骨骼类似，韧带的结构特点使其能在提供支撑时为身体节约能量，而这与依靠肌肉收缩是不同的。

关于人体如何回收能量，在后续章节里我们会补充说明。运动中消耗的能量主要来自肌肉收缩（就像跑步和步行产生的不同效果所展示的那样，见图1.10），但是其他层级的组织如骨骼和韧带却能减少能量消耗，包裹和支持肌肉的胶原纤维组织也具有同样的作用（见图1.13）。不同的肌膜就像袋子一样套在肌肉组织外面，它们既能包裹肌肉并赋予其形状，也能引导和传递肌肉收缩时产生的力，还可以从身体与重力、地面反作用力和动量间的相互作用中获取部分势能，以及重新利用这些势能来协助人体运动。

组织能提供多少支撑在一定程度上是由其刚性决定的，也就是它抵抗弯曲力的能力。在提到的各类组织里面，骨骼的刚性最强，因此能为身体提供的内在稳定性最高，并且能吸收相当一部分冲击力。冲击力穿过身体的位置和多个因素有关——地面反作用力的角度、关节角度、重心位置以及关节具备的天然特性（对此更完整的描述见Born to Walk, 2020）。

就如之前所讲，我们既不想在脚跟触地时

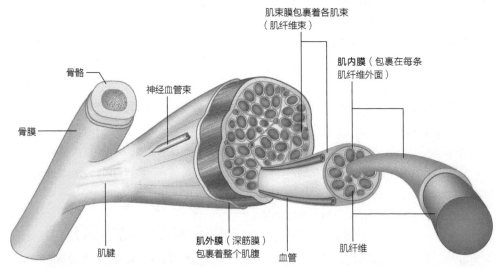

图1.13　骨骼肌肉系统由一系列拥有不同密度和刚性的组织构成。致密且坚固的骨骼形成了相对稳定的框架，并作为锚点让其他组织附着于其上，以此应对各种力

让各个关节都处于锁定状态，也不想让它们因支撑力不足而垮塌。基于上述因素，人体各个关节会自然形成一定程度的"折叠"模式。这个模式是由多种因素决定的，包括关节构造、骨骼形状和骨性凹沟的排列以及关节表面特性等。关节表面互相接触且被韧带所稳固。上述因素共同决定了每块骨骼相对其邻近骨骼能移动多少角度。此外，骨骼产生的运动被肌肉收缩所控制，在这个过程里能量消耗会增加。

走得过快或过慢都会让行走效率降低，加速或减速、骨骼和软组织偏离正位也会引起额外的能量消耗。如果从前方观察脚趾离地阶段，就能发现我们的脚趾、踝关节、膝关节与髋关节是如何排列以更好地维持向前的动量的（见图1.14）。关节之间的排列相互关联，如果其

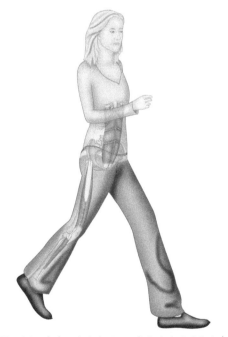

图1.14　在脚趾离地阶段，足部成为稳固的支点有利于其他关节和相关组织保持良好排列。脚趾、踝关节、髋关节和脊柱都处于伸展位，相关的软组织也被拉紧并为腿的前摆做好准备

中某一个偏离正位，便会影响传导到其他关节的动能。

足部作为一个完整的综合结构

解剖学会引领我们去了解各个结构的细节和各自的动力学，但是现实给我们带来的直观印象却远比这复杂得多。大多数人学到的是，足部拥有3或4条足弓[5]——内侧和外侧足纵弓，近端与远端足横弓。虽然用这些来描述足部有其作用，但是它们中的任何一个都不能帮助我们理解足部的综合性。就如莫顿所说，足部是一个能单独运转的器官。

在进化的过程中，首先发生适应的是足部的肌筋膜系统，因为这些软组织会响应不同本体感受器。就如同莫顿关于轮椅的比喻，肌肉会调节自身的张力并改变组织的刚性，以此来微调运动。通过拉长和缩短（离心或向心收缩），肌肉通过软组织交织形成的网络来控制身体的张力。下一步发生的适应是肌肉长度的改变，而这能根据自身承受的负荷来增加或减少。接下来的适应改变发生在胶原纤维组织，之后骨骼也会根据受到的外力而重塑自身。

莫顿倾向认为足部拥有自己特殊的性质，并能改善其作为"完整生物复合体"所具备的功能。莫顿将足部视为一个为了让人体在重力场中运动而特殊设计的器官，而这一事实能通过X光片中骨小梁的排列模式完美地体现出来（见图1.15）。

骨小梁属于骨骼的内部架构，它们能减轻骨骼重量并提升骨骼整体的强韧度，这些具体

5 在文献中仍存在相当程度的争论。有些认为有3条足弓，忽视了远端足横弓；而另外一些则把远端足横弓也算在内了。不过，当把足部放到整体情境中去看时，到底是3条还是4条足弓似乎就只是纯学术讨论了。

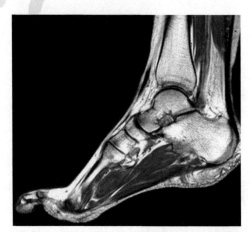

图1.15　足部所具有的"完整生物复合体"特性能通过骨小梁排列方向的连续性体现出来。尽管各块骨骼被视为独立的结构，但它们在运动中应对各种力时却会整体协作

内容会在第3章进一步探讨。骨小梁形成于骨骼系统受力增大的位置。骨骼内部的骨小梁排列模式能为骨骼自身受力的方向和分布提供可靠证据。在X光片中便能观察到骨骼之间的骨小梁排列方向是连续的这一有趣现象。

　　把足部视为功能整体确实令人惊叹，而且也是很难得的。有时候当我们深入钻研解剖学时，反而会忽略对现实的整体观。

　　莫顿把足部看作一个器官的观点得到了一位同时代专家的支持，即英国阿伯丁大学解剖系的麦肯基（Mckenzie）。麦肯基在其1955年发表的一篇论文中引用了埃利斯（Ellis, 1889）和琼斯（Jones, 1944）的著作，来作为论据支持足部为半穹顶形而非多个拱形之集合这一观点。在《英国医学杂志》（British Medical Journal）的文章中，麦肯基惋惜道："很不幸的是，大多数学生接受了人体只使用内侧足纵弓这一荒唐的观点。"

　　近年来，足部是半穹顶形的这一理念再度在《英国运动医学杂志》中被提及（McKeon et al., 2014），只不过文章稍微少了些感情色彩。这篇论文做了进一步研究并向我们展示了足部的软组织是如何与骨性结构融合在一起的。麦肯（McKeon）与同事提出，足部核心系统是由一系列子系统组成的。这个观点提供了一个更为综合的方式来理解足部，而且此划分方式也会作为后续内容表述时的统一格式。他们把足部这一器官划分成了3个子系统。

- **被动子系统**——足弓的骨骼（半穹顶形）、足底筋膜和韧带。
- **主动子系统**——足内部肌群（局部稳定肌）和足外部肌群（整体稳定肌）。
- **神经子系统**——局部与整体稳定肌的肌肉与肌腱中包含的感受器；韧带（包括足底筋膜）中的感受器；足底皮肤中的感受器。

　　本书已经讨论了很多类别的组织所具有的能耗效率和它们各自的不同作用。在提供支撑时，被动子系统比主动子系统会消耗更少的能量，而主动子系统则需要接收由感受器传入的实时信号并以此获知有关身体位置和反应的本体感觉信息。这些感受器位于关节内部或周边，穿过各种胶原纤维组织——这些区域都是承受负荷的位置。本体感受器会把身体的反应反馈给神经系统，并通过肌肉这一主动子系统来调节进一步的反应。

　　这3个子系统相当于坚实的身体框架、起连接与支持作用的带子以及起到微调作用的肌肉。当力作用于身体时，肌肉会根据本体感受器传入的感觉信息做出反应，来让骨骼相互靠近或远离。虽然上文是分开描述这些子系统的，但事实上它们会以不同的分层结构同步协作，没有哪一个子系统比其他子系统更重要或者自己能够独立运转。每个子系统都有自身的作用，虽然我们得单独研究它们各自的特征，但是要真正理解它们，还是要看到它们如何相互作用才行。

■ 总结

足部形态发生的适应改变为我们带来了诸多好处，尤其是让运动时的能量消耗降低这一点。为能耗降低做出主要贡献的是步长的增加，而这又要归功于脚跟着地的行走方式以及脚趾离地时各关节贴近矢状面的排列。进化的驱动力改变了人体的形态，因此也影响了其他骨骼、关节的功能，尤其是骨盆和脊柱，使得垂直的身体排列和稳定得以实现，而足部则承担起了很大一部分的缓冲功能。

让足旋后（锁定并成为坚固的支点）和旋前（解锁并能够灵活适应）的特点是人类独有的。在关于地面反作用力的图1.7c和图1.8中已经展示了我们的足部如何在两种状态间切换。力的峰值出现在脚跟触地和脚趾离地前这两个阶段，刚好对应了足部成为稳固支点的时刻。

功能解剖所研究的是形态、力与组织特性之间的相互作用。首先，组织如何对力做出反应取决于其自身的特质。其次，要分析理解某一结构的形态，我们就得看它是如何承受重力、地面反作用力和动量的。最后，理解各种力有助于我们弄清形态和组织构成所产生的影响；了解形态有助于我们视觉化力的传导；而力的传导也取决于组织特性及其形态。

后续的章节会以螺旋进阶的方式一一介绍和重述这些特征，以此为你展现足部的复杂性。

第 2 章

进化和进化中的足部

很显然，人类选择直立行走的
潜在原因是这能消耗更少的能量。
人类进化为双足行走动物的故事
是用生物力学的语言写成的。

莫顿，《人体形态与功能》
（*Human Form and Function*）

■ 引言

进化论对我们的帮助极大，同时它也是极
为复杂的。这一章会让读者对进化论有一个大
致的初步了解，并且会介绍一些古人类学中用
到的术语和相关工具[1]。在不断深入理解本书
主题的同时，了解一些进化中的力学的基本内
容能帮我们更好地领悟不同物种间在功能上有
何异同。观察人体足部的发展历程能让我们看
出不同骨骼之间在形态上的区别——每种形态
都会以独特的方式和其邻近部分相互作用，借
此我们也能更清楚它们能做的和不能做的。

要理解足部并不一定要把进化论学得很精

深，不过了解一些进化论会有帮助。此外，我
的目标并非传播、推广进化论，而是想向大家
展示一种基于科学的叙事方式，并以此帮助我
们理解解剖形态以及改变是如何发生的。通过
我的叙述，大家会看到足部的发展过程，以及
有哪些来自环境和基因的影响因素让足部最终
进化到现在的样子。

讲述进化论的文献资料也许既引人入胜，
又令人沮丧。其中往往充斥着晦涩难懂的语言，
各种列表因为新的物种被添加进来或者重新分
配而每周都在持续更新，各种观点也泾渭分明、
彼此冲突。如果可能，在适当的地方我会指出
这些令人困惑和存在冲突的点，但是总体目标
还是去探索形态背后的含义，并带大家初步了
解比较解剖学和生态学。

这一章的内容可能会给我们原有的看法带
来冲突，尤其是在人类例外论以及我们总体看
待自然的方式这些方面。

很多解剖上的变异都由 Hox 基因所控制，
我们能看到一块骨骼是如何在不同物种身上改
变用途的，但是脊椎动物的总体构造方式还是
能在不同科的生物身上被识别出来。人们希望

---

1 古人类学研究现代人类的进化起源并且收集来自
多方面的证据，包括化石遗迹和文化产物。

通过审视自己和动物界其他成员在解剖上的关系来使自己与周围的自然世界连结得更深。

　　本章的主要目的是回答以下问题：我们的足部从何而来？为何它与其他物种的足部是相似的？人类的足部有何独特之处？

生命中有了细小的变化，

才算是真正地活着。

——列夫·托尔斯泰

■ 随时间发生的改变

　　尽管我们通常讲到"进化"这个词时，是在表达更好、更高级或者高度发达的意思，但其实"进化或演化"原本的含义仅指随着时间改变，而并非指代更高阶层。进化一直以来被人理解为变得更好或发展出更完备的生命形式，在"存在之梯"（Ladder of being，见图2.1）上，生命形式被划分为不同层的思想早已潜移默化地进入我们的思维之中。为了更好地和当今思想相融，我们倾向于把许多"生命之树"描绘在同一个圆圈之内的做法，以此来代替原有的梯子比喻。

　　关于物种发生改变和适应的速度也存在着诸多误解。一般认为适应可以缓慢到如同冰川形成一般，也可以迅猛到忽然发生某个变异，之后便是一段时间的固定不变。然而，事实上适应改变可以按不同的速度发生，具体要看诸多变量会如何变化和波动。例如，有关鸟类的一个研究（Grant and Grant, 2008）表明，种群数量的规模、鸟群间的互动、气候以及生态相关的多种因素都可能影响哪一个特性会被突显和选择，而其他的竞争特性在鸟群中所占比例则会降低。

　　在物种内部变异会自然发生，但是某个具有积极影响的特质在种群中会以多快的速度占据上风，取决于很多因素。达尔文认为进化的压力作用缓慢，但也存在与之相反的观点。有研究表明，气候变化驱使物种在一代之内产生性状的变异也是完全正常的（Grant and Grant, 1993）。

　　格兰特（Grant）等的杰出工作是在加拉

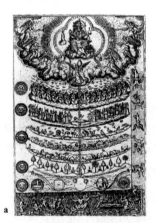
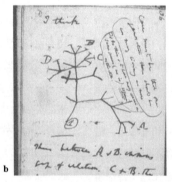
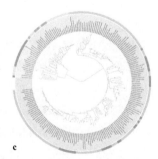

图2.1　几千年来，自然界被以多种不同的方式描绘出来。最早自然界被亚里士多德归纳在"存在之梯"上（a），达尔文则以"生命之树"的形式描绘（b），两种方式都给我们带来了自然界存在着秩序且一直在前行的印象。距当今更近的描绘方式则倾向于使用圆圈图形（c），这既能展现出进化的关系，也强调了物种间的平等

帕戈斯群岛（后更名为科隆群岛）中的大达夫尼岛上进行的。自从1973年来，他们每年会驻扎在岛上6个月并记录大量数据，也做了对加拉帕戈斯地雀的长期研究。他们发现，加拉帕戈斯地雀鸟喙的形状和大小会随着每年的降雨量改变而持续变化。降雨量会影响植被生长，从而会对地雀的食物来源造成影响。不同种类的地雀能够进食不同类型的种子（大且坚硬或小而柔软），其中一部分地雀拥有的喙能吃各种类型的种子，喙比较小的地雀在较小的种子匮乏时，就没法进食大且坚硬的种子了。而当经历了连续多年较多降雨之后，种子种类也变得更丰富，此时喙部较小的地雀相比其近亲就有了优势，由于能更快速地摄入更多能量，因而也能繁殖得更好。

和加拉帕戈斯地雀有能力发生代际的形状变异不同，鲨鱼在总体构造的改变上可就保守多了，自4亿2000万年来几乎没有变化。人们一般对地质年代上的时间没有概念，因此下面把其他物种也都放到同一时间尺度上来衡量。哺乳动物出现于大约2亿5000万年前，而从哺乳动物出现后又经过了2亿2000万年才从猴子中分裂出猿这个物种来，而猩猩与人类在大概700万—600万年前有着共同的始祖。而人类从跟猩猩类似的生物进化到现在拥有解剖特点的形态所用的时间，还不到鲨鱼存在于世界上总时间的2%。鲨鱼能恒久保持不变的秘诀并不在于它定期自我护理措施做得到位，而是因为其所在的生态一直极为稳定。

一个物种所处的生态对其性状会有极大的影响。气候的变化、获取食物的途径以及与其他物种的竞争等因素都影响一个物种在其生态位中的行动范围（见图2.2）。更强大的掠食者入侵可能会使某个物种不得不爬到树上，而树

的枝干大小又会影响那些能够在枝干间攀爬移动的生物活动——体重较轻的物种能爬到树的更高处，而体重较重的则要在枝干更为粗大的较低位置活动。生物自身的体重在一定程度上决定了其需要多少食物才能生存，这会影响其繁殖率和新生幼崽的体型，而这些又会影响一个物种进化的速率。

人类足部的进化历史就如同对汽车发展史中不同阶段的回顾。二者都是在原始模型上不断改进，每一次改进后在功能上都更具备优势。当我们真正了解它所能达到的新状态后，便能更理解其杰出之处。

——莫顿，《人类的足部》
（*The Human Foot*），1935年

促使进化发生的因素很多，气候的改变属于其中最常见的之一，特征恒久不变的鲨鱼和变异十分迅速的加拉帕戈斯地雀都可作为证据。很有可能正是气候的剧变迫使人类祖先不得不开始朝着直立行走努力进化。标准教科书认为，人类家族谱系开始出现是在中新世的中期到晚期（1600万—530万年前），而类人猿生存区域的气候在那个时期发生了显著改变。

树木覆盖率降低和草地面积增大使树栖生物面临更大的生存压力。树木不仅能提供食物，也能给予环境上的保护，让树栖生物远离掠食者的威胁。所以也有观点认为，人类发展成直立走是为了免受树木覆盖率降低带来的损害。

直立行走解放了双手，使我们的祖先能够携带和使用各自的工具与武器，直立站姿也能让我们只有头顶部分更易被正午的太阳晒到，这有利于减少体温调控过程中的能量消耗（使

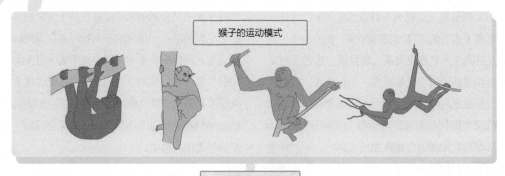

猴子的运动模式

祖先的形态未知

祖先的形态未知

| 长臂猿 | 红猩猩 | 大猩猩 | 黑猩猩 | 人族 |

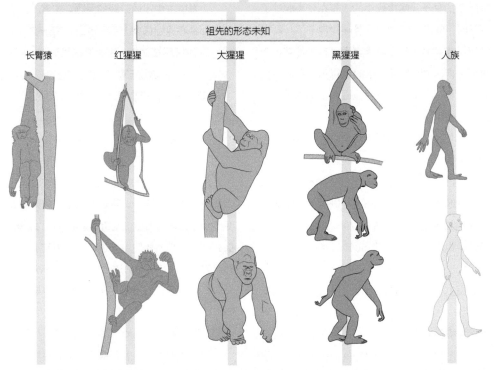

图2.2　猴子具备一系列树栖策略（图的最上部），在树枝上方或下方行走、攀爬、跳跃、用手臂吊荡在树枝间前进以及利用树枝悬垂。通过运动方式、结构与生态环境之间复杂的交互作用，每一种猿类（长臂猿、红猩猩、大猩猩、黑猩猩、人族）都发展出了自己特有的动作模式。尽管各种猿类有一部分姿势和步态是共有的，但长臂猿尤其擅长在树枝间摆荡；在更粗壮的较低树枝上行走时红猩猩会用上肢攀握住高于头部的树枝来辅助平衡；在树上栖息时间相对更少的黑猩猩和大猩猩在地面上行进时则采取指背行走的方式。只有人类一直保持直立行走状态——尽管其他猿类也能双足行走，但是其由于弯曲的髋关节和膝关节，走路会更费力。各个物种的结构都发生了特殊适应从而形成了独有的运动模式，因此结合其骨骼的形状、排列和大小也能理解相应的动作模式

得人类能在其他动物午休时捕猎）。此外，眼睛位置变得更高使人在捕猎时拥有更好的视野并且能更早发现敌人。当然，直立行走的能量消耗也更低，因此人类每天的活动半径增大（见图2.3）。这使得人类对所处局部环境的依赖度降低，如果生活的区域不利于生存，那么人类便可迁徙到其他地方。

从树栖到地面生活很可能并不是一下子就完全转换过来的，而是一个逐步适应的过程。毕竟树木原本提供的好处还是一直存在的，只是树木数量变少且离得更远了。人族这条支线（见图2.2和图2.10）包括了一系列物种，最初是从其他猿类分化出来的我们的共同始祖，后来发展至具有如今解剖结构的现代人类。从考

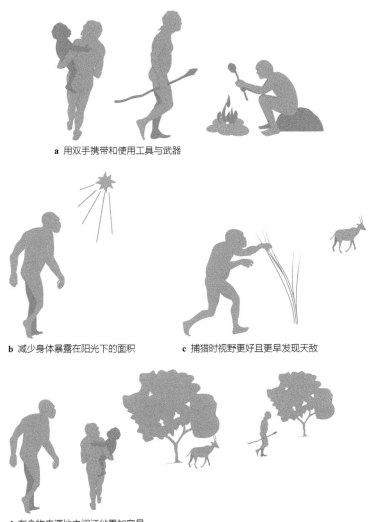

a 用双手携带和使用工具与武器

b 减少身体暴露在阳光下的面积

c 捕猎时视野更好且更早发现天敌

d 在食物来源地之间迁徙更加容易

图2.3 很多双足行走带来的优势都被视作进化的驱动因素。但实际中驱动力不太可能只是单一因素，而更可能是各种因素交织在一起形成的反馈环路，它促使人逐渐朝着直立行走进化（修改自 Fleagle, 2013）

古发掘的化石证据来看，最有可能的情境是，人类的解剖结构是在从树栖到更侧重地面生活的转换中逐步发生适应改变的，在此过程中人对树木的依赖越来越少且更加擅于双足稳定站立。

■ 形态与功能

尽管我们能用其他的标准来定义不同的物种，但为了理解功能，我们更关注在适应环境过程中产生的形态改变。形态（form）可以被定义为大小（size）和形状（shape）这两种特征的组合。形态能在相当程度上决定一个物种能够适应哪个生态系统——树木高处的柔软枝干经不住较大体重的生物，生物喙部较小则无法食用较大、较硬的种子。形态的另一个方面就是形状。我们在所处环境的生态位中有能力实现什么功能，在很大程度上会由形状决定。

在生物学中，形状具有重要的意义。观察

到形状上的改变能使我们对某一物种的动作模式和运动能力了解更多。然而，当我们要去鉴别物种间的差异时，形状是极难定义的。一个物种自身会由于环境、年龄或者发育阶段的不同而表现出不同的形状，而形态差异却是用来定义物种的重要标准。最终，随着达西·汤普森（D'Arcy Thompson, 1860—1948）发明了针对形状的数学分析法，比较形态差异这个难题得以部分解决。

汤普森在《生长和形态》（On Growth and Form）中提出，比较形状可以利用如下分析方法：利用笛卡儿网格来绘制固定的标志点（来自不同物种的），然后再比对，便可量化各种形变（见图2.4）。汤普森发明这一方法是在20世纪早期，在之后的一百多年中，计算机问世并且在运算力方面有了大幅提升，这使我们可以处理大规模的三维数据，并能对形状差异进行深度统计分析。当今借助数学来测量分析形态与功能的方法被称作几何形态分析，它能帮助

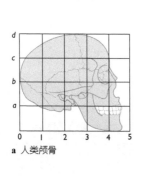

a 人类颅骨

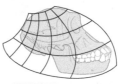

b 黑猩猩颅骨

c 狒狒颅骨

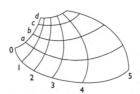

d 把黑猩猩颅骨的坐标投射到人类颅骨的笛卡儿坐标系中

图2.4 移除大小和方向这些变量，剩下的唯一变量就是形状了。要比对样本间形状的差异，基准标志点被标记在了笛卡儿坐标系上，在本例中使用了人类颅骨作为基准（a），并将其和其他物种的标志点位置比较——黑猩猩（b）和狒狒（c）。最终结果图（d）给我们提供了视觉上和数学上的比较，例如可看出相比于人类，黑猩猩拥有更小的头盖骨和更大的下颌（修改自 Thompson, 1968）

研究者更好地辨认未知物种的骨骼并且获得对物种间功能差异的领悟。

尽管图2.5展示的是肩胛骨而不是足部，但它同样可以作为一个鲜明的例子来表明，即使是同一块骨骼，在拥有不同运动方式的不同物种身上其形态也千差万别。肩胛骨的分析方法和汤普森提出的方法较为相似，经过数学分析比对之后发现，物种间的差异大多数集中在两个方面的形状改变，如图2.5所示。改变的方向被绘制于各条轴线，被称为"主成分分析"[2]。x轴[3]体现了肩胛冈角度的差异——左上角的肩

胛骨有着更指向上方的关节盂，而右上角的肩胛骨的关节盂更朝向侧方。冈上窝边界的区别则体现在y轴[4]上——右侧底部的肩胛骨就没有多少空间提供给冈上肌，而更靠上方的肩胛骨其冈上窝更大（意味着能容纳更大体积的肌肉）。

对肩胛骨形状的分析向我们展示了基于数学方法分析的诸多好处。在图2.5中，每个物种的多个样本都以彩色的点表示，颜色覆盖区域代表了各个物种内以及物种之间形状差异的范围。我们能看到物种之间有重叠的部分，尤

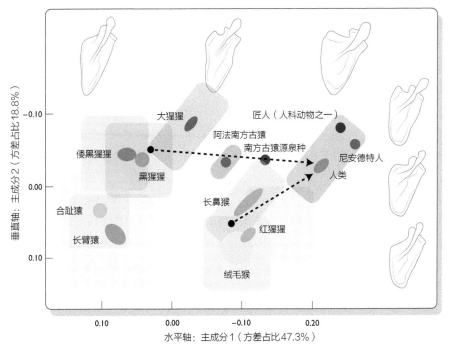

图2.5 在基于数学的比对方法中，各肩胛骨被做了标记并进行几何形态分析。结果表明，大多数的形状差异表现于两个方面——肩胛冈角度（主成分1，可解释方差占比47.3%）和冈上窝边界（主成分2，可解释方差占比18.8%）。图中显示，根据物种类别和运动模式特点，各物种间出现了很强的成组趋势。树栖物种更多位于图左侧底部，而地栖物种则更接近图右上方。每组彩色椭圆点中的深色椭圆点代表个体样本平均值的90%置信区间；浅色椭圆点代表个体样本的90%置信区间（修改自Young et al., 2015）

2 主成分分析很复杂，而且充斥着各种艰涩的术语。我们可以把主成分分析简单理解为"改变发生的方向"。

3 x轴是水平的那一条轴线。

4 y轴是竖直的那一条轴线。

其是黑猩猩和大猩猩之间，但同时能看到，形状的平均值（以深色表示）之间却相隔甚远。通过数据来辨别骨骼属于哪一物种很有用处。

几何形态分析的好处之一是它去除了测量过程中的偏见。尚未被辨识的骨骼上的标志点可以被代入分析，然后将其位置绘制在图表中，根据与其他物种形状所在位置的距离辨别其属于哪一物种。由于形状改变会随着时间加剧，在某些情况下，分析形状有利于定位一个物种与其他物种在进化上的关系。

就如在本章开头讲到的，我们通常认为进化就是在前进中不断变得更好。但是在与我们祖先的实际比较中发现，其实我们并非更好或更差，只是不同而已。在图2.5中右上方部分的数据来自两个已灭绝的物种——匠人和尼安德特人。其形状的改变是朝着右上象限进行的，然而智人所在的位置却落在了极限值之内，这是否说明我们的肩胛骨进化不足呢？并不是，我们只是因为处在不同的生态中而有着不同的需求。

丹尼尔·利伯曼教授（Daniel Lieberman）认为，在讨论足部进化中出现的问题之一便是仅关注行走这一个方面。实际上，足部同样要在其他运动中发挥作用，并不仅限于行走。足部也在其他动作中给予人体支持，包括转向、蹲伏、爬行、推、拉、跳远、跳高、落地，以及利伯曼认为最重要的——跑。大多数有关进化的内容几乎都在比较树栖和双足行走生物，但在现实世界中来自环境与功能上的压力极少能被如此清晰地划分类别。

现在流行的一种观点认为足部就是整个人类进化的缩影。然而，它并不是。人类的足部已经能很好地满足各种需求，可是也有很多运动是足部不擅长的，比如攀爬、格斗和长距离奔跑。尽管足部能完成很多事情，且达·芬奇也说过"足部是件工程学上的杰作和艺术品"，但我们并不能因此就屈服于来自人类例外论的诱惑。和其他动物相比，我们并没有进化得更高级或者进化不足。万物都经历了改变的过程，而且我们也都将继续改变。

■ 在重力场中进化

我们并不是能双足行走的唯一物种，鸟类也可以，袋鼠也可以，饥饿时的黑猩猩也可以。只不过行走的方式差别很大。

部分文献认为我们是唯一"绝对直立的双足动物"（*obligate plantigrade biped*），这是什么意思呢？

绝对双足行走意味着，用两只脚走路是我们行进的主要模式。虽然我们人类也能四肢行走或跑动，但我们不会选择这么做，主要原因之前已经解释过——会消耗过多能量且很费力。不过正因为这个特点，把四足行走或跑动作为锻炼倒是可以。其他四足行走的灵长类动物偶尔也会用两条腿走路，但这并不是它们首选的行进方式，而且也不是最经济的运动方式，因而这种行为被称作偶发双足行走。

鸟类用双足跳跃，但它们并不是直立的。它们的脚跟（相当于我们的跟骨）并不接触地面，而且运动方式是弹跳，而非像人类一样在脚上"滚动"（第1章讨论过）。袋鼠和其他巨足类生物（足部很大的动物）的确是用整个脚掌着地走路的，而且也用得到脚跟。但是它们那巨大且含有肌肉的尾巴会辅助脚跟，其尾巴的作用就类似第5条腿。

有关人类双足行走的进化起源和驱动力还存在争论。所以如果有人想深入阅读进化相关的复杂文献，应当做好心理准备。有很多论文会对化石给出明确且详尽的分析，会表明其立场且信心满满地解读其研究结果。但是，在同类竞争杂志中可能有一两篇这样的论文：它们同样论证缜密、断言确凿，但是其结论却完全相反。再加上新闻界或者社交媒体常常把文献过度简化后呈现给大众，情况就变得更混乱了。大众只是想知道究竟最古老的双足动物是什么，而那些报道也是为了满足这一心理而撰写，但是其论证分析也许根本经不起推敲。

古人类学还是一门年轻的科学，其收集到的化石样本量较小。很多发掘出来的化石都不包括体积很小的足部骨骼，所以包括足部骨骼的完整化石样本数量就更少了，其重建也会被质疑（在下面可以看到），而且有时还是基于未验证的假设（DeSilva et al., 2018）。关于双足行走的争议有时会被视作进化论缺乏可信度的证据，但这其实是对科学的一种幼稚的理解方式。任何新兴科学都需要时间来积累证据、开发分析工具以及获得足够的文献支持，这样才能经受得住激烈的辩论和质疑。

经常有人说，进化论只是个理论，理论最重要的方面就是它能够被检验。基于一个理论，我们可以做出预测，并且对实验结果进行分析来支持或推翻它。直至目前，还没有任何有力证据能够否定进化论。当然，通过改良的方法和新发现的证据，进化论的理论在不断被完善，但尚未出现本质上的研究进展。

尼尔·舒宾（Neil Shubin）教授利用进化论成功地预测并发现了提塔利克鱼——一种鱼与两栖动物间的过渡物种（见图2.6）。在《你是怎么来的》（*Your Inner Fish*）一书中，舒宾教授描述了具体的发现过程。他意识到很少有化石能体现出鱼和两栖动物之间的过渡特征，

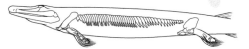

图2.6 回溯到3亿7500万年前，提塔利克鱼是最早的两栖动物之一，它展示出了很多适应陆地生活的特征，而不是水生生物种的特征。它具有扁平的头部、脊椎以及能在陆地上支撑身体的更为发达的鳍骨（来自Shubin et al., 2014）

并因此推测出两栖动物大约在3亿7500万年前出现在动物界中，然后便开始比对地质学研究结果。在相应年代可能存在着经历了特定气候的岩床，它们可能为生物从水生演化到陆生提供了合适条件，而这正是舒宾教授要寻找的。他划定了多个可能地点，并在数次考察加拿大的埃尔斯米尔岛之后，最终发现了提塔利克鱼。

提塔利克鱼的化石具有鱼的特征（有鳞、鳃），并拥有宽扁的头部、颈椎和发达的鳍骨——这些结构能使它在重力场中支撑身体。这意味着它是从水中走向陆地的第一个物种。在重力场中活动需要对抗重力并且在陆地上推进身体，而不再是在水中游动时应对水的阻力，这自然需要身体结构重新适应。提塔利克鱼不仅仅支持了它自己的身体，关于它的发现也支持了应用于进化论中的科研方法三部曲。

1. 提出问题。分析化石证据链时发现了断层——缺失环节，那么这是否意味着有可能发现过渡物种的化石？

2. 构建假设。确定断层所在的时期以提出假设，即我们能在符合相应时期地质学条件的地点发现具有过渡物种特征的化石。

3. 检验假设。在符合条件的地点搜寻化石以检验理论。在所举的例子中，假设被证实了。

形状改变

帮助达尔文形成其理论的诸多因素之一有把自然世界划分成科、属、种的组织方式。瑞典动物学家卡尔·林内乌斯（Carl Linnaeus）（1707—1778）在其分类系统中，按照生理特征把动物与植物划分成不同组别。随着经验积累和信息获取途径的改善，林内乌斯终其一生都在改进这个分类系统。人们至今一直在努力寻找更好且更具一致性的物种划分方式。

利用共同的解剖特征来定义一个物种的方法后来被欧内斯特·迈尔（Ernst Mayr）在20世纪40年代提出的另一个理念所取代了。迈尔认为，物种的定义标准应当是其不可与自身种群之外的生物进行繁殖这一特性。然而，物种和生殖隔离这一观点也引发了很多冲突，例如无性繁殖、杂交等现象，以及在分析已灭绝物种时无法得出确切结论。

狮虎和斑驴[5]，以及其他明显属于混种的杂交生物都让我们更容易接受相关物种间繁殖的可能性。认同这一点使得人类起源的分析变得更为复杂，曾经人们一度希望能找到简单的线性关系，从智人和其他猿类回溯到共同祖先。但现实情况是，物种之间的关系类似无数直线所构成的网络，随着与其他迁徙物种间的交互而不断分支或消减（见图2.12）。

发现人科化石所引发的媒体关注度很高，相关的文章数量也很多，但是现已发掘的人科化石数量其实很少。这使解读功能和辨识物种都更加困难且引发了更多的争论（由发表的文章数量便可看出）。与一一列出并分析各个发现的惯常做法不同，本书只会在需要强调功能差

异时才会做相关的对比（想深入研究的读者可以在参考书目与文献部分）。过于详尽地讨论足部化石力学上的细节并没有必要，也不是本书的目标。但是理解解剖结构发生改变背后的机制还是有益处的，因为在进化动力学的方面存在着很多误解。

就像之前提到过的，仍存在一些普遍看法认为在物种间进化交叉处会存在中间的混合形态。也有一些观点认为人类是从黑猩猩或者和现在黑猩猩解剖结构很相似的其他物种进化而来的。然而，根据来自基因与化石方面的证据，真相是我们和黑猩猩等猿类物种拥有共同的祖先，只不过人类与黑猩猩（也包括狒狒）早在600万年前就已经分化成不同物种。

拥有共同祖先这一事实在各物种相近的解剖结构这一点上就能明显体现出来，不仅是人类和其他猿类，也包括其余的脊椎动物。所有脊椎动物都有着相似的结构，但是根据不同的生存环境又能够改变结构，使得各个物种拥有自己独有的进化史。这种共有的结构在手与足部的骨骼排列方式上就有明显体现（见图2.7），这最早是由比较解剖学的奠基人发现的，他们是菲力克斯·维克-达吉尔（Felix Vicq D'Azyr）（1748—1794）和理查德·欧文（Richard Owen）（1804—1892，伦敦自然历史博物馆创始人）。

尼尔·舒宾（提塔利克鱼发现者）在其最近作品《我们身体里的生命演化史》（Some Assembly Required, 2020）中很好地总结了目前人们对进化的理解。舒宾解释说，在达尔文《物种起源》（1859）出版之后不久，很多人就对生物渐变性进化的观点提出了反对，因为他们无法设想一个动物靠半个翅膀或者一部分鸟喙如何能生存。舒宾的书中讲到，达尔文在

---

5 狮虎是雄狮和雌虎间杂交所得，而斑驴则是斑马和其他马科动物繁殖的后代。

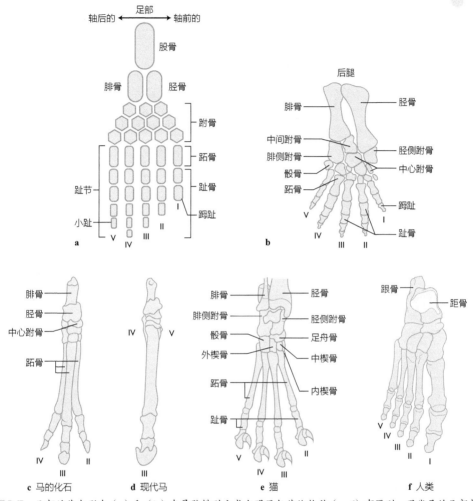

图2.7 足部的基本形态（a）和（b）在骨骼排列方式上明显与其他物种（c~f）有区别。现代马的足部相对于早期化石减少了第四跖骨和第二跖骨（c）和（d），猫的跖骨狭长且分开（e），本书中一直在探讨的现代人类的足部（f）

《物种起源》（1876）第6版中加入了非常关键的一句话，以回应反对其观点的人们："自然选择确实不能用来解释说明某一有用结构为何会存在最初的诞生[6]阶段，与其关系密切的特征渐变过程中往往先伴随出现的是功能上的改变（by a change in function）"。

达尔文的观察是正确的，他发现生物体极

少发展出新结构，倾向于把原有的部分用于新的功能——鱼鳔变为了两栖动物的肺部，鱼的鳃弓最终转化形成了人类的下颌、中耳与咽喉。这种解剖结构上的功能重构之所以会发生，是因为各个物种都从最初的脊椎动物进化而来。从各物质的胚胎形态来看，我们仍能找到共有蓝本的证据（见图2.8）。不同物种的改变是通过基因作用机制来实现的，而这直到二十世纪

---

6 诞生（incipient）意为事物从无到有的形成。

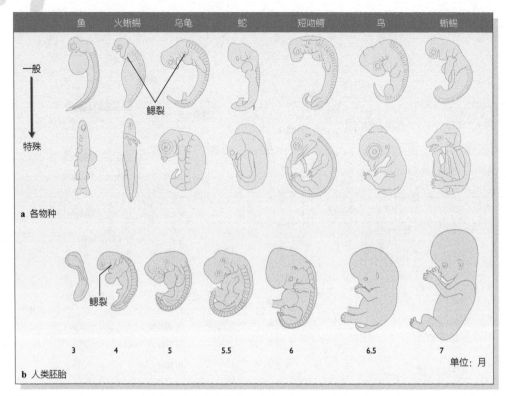

图2.8   很多物种的胚胎在发生特异化之前都具有共同的形态轮廓，尤其体现在分成三部分的鳃裂上，此部位在人类从胚胎成长到成年的过程中变成了下颌、中耳、喉部与咽部

下半叶才被发现。

在达尔文去世后不久，解剖结构改变背后的驱动力便被发现了。发现基因并迅速把基因理论应用到遗传学中加深并强化了我们对进化的理解。尽管和古人类学一样，基因分析也是一门年轻的科学，但是它让我们对生命有了更为深刻的理解。对形状分析很重要的一个元素便是发现了同源异形基因。

整体基因组影响身体的构造方式，基因则提供具体成分的编码并告知细胞要合成哪种蛋白质。同源异形基因会引导蛋白质产生的时序，因此也负责身体整体结构的布局，例如肢体应当位于哪里。同源异形基因中的一类，同源异形基因能让身体各部分在发育过程中生长到应有的正确位置。当我们观察肢体骨骼的基本排列时，会发现各物种之间其实并没有太大的差别。总体的规律是相同的，但是形状与大小在不同物种间会有区别（见图2.7）。

肢体发育的次序会体现在3个区域，包括近端（上臂/大腿）、中端（前臂/小腿）和远端（手/足部），同源异形基因则被分配以控制每个区域。DNA的螺旋结构使其自身更容易发生扭转，从而让影响蛋白质合成的基因开关发生位置上的改变。基因开关位置的改变则会让信号的时序发生变化，从而影响骨骼的位置、形状和大小。例如，音猬因子是一种很著名的同源异形基因，它能决定指头的数目，因而也与多指异常[7]的现象有关。研究者观察音猬因子时发现，该基因本身并没有发生变异，而是通过改变基因开关来决定音猬因子何时被激活以及活跃多长时间。

尽管音猬因子与很多器官的发育有关，比如心脏和脊髓，但是仅有与肢体发育调控有关的部分发生变异时只会影响到肢体，而不会影响其他器官。舒宾用中央供暖系统的布局方式来做类比，把音猬因子比作给整栋房子供暖的锅炉，把基因整个关闭，那么就像发生在蛇身上的现象一样，四肢的生长发育会完全停止。在多数情况下，音猬因子会保持活跃状态，但是通过扭动DNA序列上的基因开关可以调整具体设置，这些开关改变了特定蛋白质的合成方式，就像每个房间里调温器的作用一样。

使用开/关以及微调基因开关来影响各块骨骼的生长具有很多好处。这种方式能使整体身体蓝本（见图2.8）得到遗传，然后通过微调基因开关来让物种实现特殊适应。此外，很重要的一点是，这种方式还能使突变可能被局限在某一区域。

当然，达尔文当初并不知道同源异形基因。同源异形基因正是能让已存在的结构发生改变的机制，这也部分解释了为何人类会与猿类在基因物质上有极高的相似度（与黑猩猩96%相同），与猫科的相似度则为90%，甚至和香蕉都有60%是相同的，但是各物种之间的形状却大不相同。生物的形状并不是仅由基因编码决定的，其会受到编码被打开与关闭时机的影响，所有这些因素都会引导蛋白质的合成。

化石发现与其证据

提塔利克鱼（或其他相似的两栖动物）踏上陆地或许是整个动物界第一次面临地面的重力作用。莫顿把重力视为驱使人类足部进化的主要因素，并对从树栖到地栖转换过程中的足部形态做了大胆预测（见图2.9a）。在1935年莫顿提出猜想时，发掘出的化石数量还非常少，所以他推测的是对自己而言完全未知的过渡物种。莫顿认为过渡期人类的足部会有类似镶嵌的特征，也就是说，足部既适合抓握，也具有适合双足行走的特征。猿类善于抓握的足部为推测过渡时期的足部形态提供了线索，当踇趾被更少用来抓握时，其排列会变得与其他脚趾更为平行，而这有利于增大步幅。在莫顿去世了一段时期后，他的猜想被证实是正确的，证据是在南非斯泰克方丹石窟出土的化石。被称为"小型足"（little foot）的骨骼化石中的距骨、足舟骨、内侧楔骨和第一跖骨在1980年就被发现了，但是其碎片却被错误标记并放入了博物馆的储藏室，直到1994年这个错误才被古人类学家罗纳德·克拉克（Ronald Clarke）发现。克拉克辨别出这些化石属于人科动物，然后重新考察了发掘化石的最初地点，他最终设法在那里提取出了非常完整的骨架，经过识别发现它属于非洲南方古猿（见图2.9b和图2.10）。

尽管"小型足"和一些其他物种被宣传成不存在中间混合形态的"缺失环节"的证据，而且确实也不存在"鳄鸭"[8]之类假想的物种，即鳄鱼和鸭子的共同祖先，但是很多化石证据

7 比正常手指或脚趾数目更多。

8 杰里·科因（Jerry Coyne）在其2014年的著作《为什么要相信达尔文》（*Why Evolution is True*）中进行了进一步探索与论证。

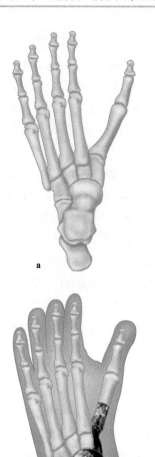

图2.9 （a）莫顿于1935年画的假想的前人类足部，展示出了树栖与双足行走动物共有的一系列特征。（b）重建的"小型足"吻合了莫顿的预测。该化石被认为属于360万年前的非洲南方古猿

表明，生物能够随着时间的推移发生适应和改变。"小型足"化石既具有原始特征（从祖先遗传而来），也具有获得特征（新的适应）。它经遗传得到的是可以做对掌运动的踇趾（译者注：与人类手部对掌运动相似，拇指指腹分别与其他手指指腹相接触的运动），但是踇趾和

跟骨都比它的前辈生物更为粗大。这种镶嵌式的排列特征标志着"小型足"属于过渡化石之一[9]。

就像之前所讲，人们很容易获得这样一种印象，即进化的过程是线性的。但事实并非如此，我一直在尝试去构建一条叙事线，来展示现代人的足部是如何一步步改变而来的。但这是不可能的，原因有多方面，最主要的一个就是化石证据过于贫乏。与大众惯常的认知相反，化石的形成过程并没那么容易。化石其实并不是留存的骨骼，而是替代了骨骼组织的矿物质。要想让矿物质替代骨组织必须满足各方面条件：免受食腐动物的破坏，不会被侵蚀而且不能被移动。寻找和鉴别化石同样困难，我们得知道去哪里搜寻化石并且要知道如何在各式各样的碎片中识别出化石。

发现化石遗迹又会引发新的问题，因为它们必须要被确定年代、被分类、被重建以及被分析解读。好在我们已经有了数种能够确定化石年代的可靠方法，所以研究者可以聚焦于对其他方面的探讨，包括确定物种及分析骨骼凸出、隆起和凹沟具有什么功能。骨骼上的各个特征都能提供有关软组织附着点的信息以及自身受力的方向（见第3章），但这仍是一门有着太多假设未验证的科学，尚不够准确（DeSilva et al., 2018）。例如，即使是已经被广泛接受的观点——第1章中提到过跟骨更粗大是为了在行走中脚跟着地时更好发挥缓冲作用，也有待进一步证实（Holowka and Lieberman, 2018）。

尽管图2.10中的时间线根据更新、更好的证据被持续更新，我们能看到非洲南方古猿

9 其实每个物种都能在一定程度上被看成是过渡物种，因为所有物种都既遗传前辈生物的特征，也具有区别于前辈生物的新特征。

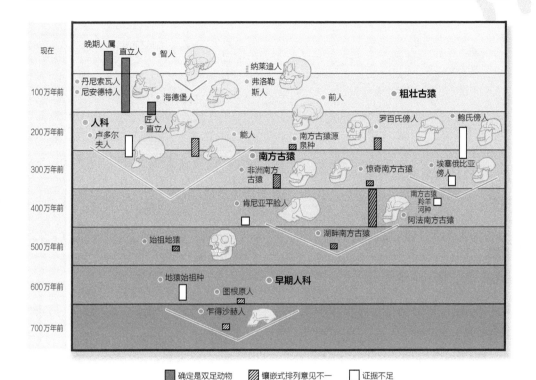

图2.10　具有可能表明是绝对双足行走生物的物种化石出现得更晚。人科动物的一个典型特征是与双足行走相关的体积更大的颅骨以及更小的下颌骨

（有"小型足"的物种）和阿法南方古猿都处在"Y"形的交界处。从乍得沙赫人、地猿始祖种和始祖地猿这些被推测为早期的双足动物发源出来之后，南方古猿似乎出现了物种分叉。图2.10左侧为人科的改变历程，右侧是在1 500万—200万年前可能就已经全部灭绝的傍人和粗壮古猿的改变历程。

南方古猿位于"Y"形的交界处，代表了人类进化史中另一个转折点。其两个主要的亚种，阿法南方古猿和非洲南方古猿在足部和身体外形上都有区别。其中现在更近的非洲南方古猿[10]——被克拉克（Clarke）与托比阿斯

（Tobias）于1995年重建，此物种常被认为与人科有更直接的关联，对此莫顿也持相同观点。

也许是克拉克和托比阿斯被莫顿画的构想图影响了，近期的化石重建显示，"小型足"[11]有内收程度更高的第一跖骨，而且可能比我们想象得更适合高效双足行走（DeSilva et al., 2018）。

主观性与偏见会使学科之中的不同流派之间进行争论，古人类学同样存在着各种形式的争论。想要去除争论时一部分的情感因素，可以把数据交给数学分析，比如之前提到过的几何形态分析。跟骨和距骨的样本就已经经过了数学分析（见图2.11），阿法南方古猿的这两块

10　非洲南方古猿的年代大约在370万—200万年前，根据化石记录，阿法南方古猿差不多早于此100万年便消失了（390万—290万年前）。

11　被官方认可的标记出处为StW573（StW指南非的斯泰克方丹石窟，化石最初被发现的地点）。

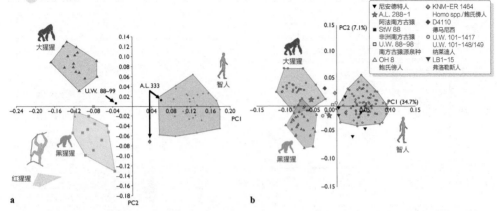

图2.11　对跟骨（a，修改自 DeSilva et al., 2018）与距骨（b，修改自 Sorrentino et al., 2020）进行了几何形态分析。两幅图都展示了现代人类与其他猿类之间存在骨骼形状上的区别，但是和阿法南方古猿的样本较为相近（A.L.333 与 A.L.288-1）

骨骼与现代人更为接近（DeSilva et al., 2018; Sorrentino et al., 2020）。

属于阿法南方古猿的大多数化石是在东非被发现的，尤其是在与其同名的阿法地区。

"Lucy"[12]可能算是发现该物种的所有化石中最著名的一个。Lucy在1974年被唐纳德·约翰逊发现并以一首歌命名，它40%的骨骼是完好的，这对我们深入理解早期人科动物[13]可能做的运动模式很有帮助。就如同提克塔利鱼，Lucy也是一个过渡物种，既具有源自树栖生物的原始（通过遗传获取）解剖特征，也具有经过明显改良后更加适合地面运动的获得性（产生的新适应）特征（见图2.11）。

12　Lucy被标注的出处为A.L.288-1，其具有图2.12中的特征。此标注表明Lucy是在埃塞俄比亚的阿法地区被发现的。

13　人科，指人类、黑猩猩及其共同祖先；猩猩科包括大猩猩，灵长目人科包括红猩猩，只有猿科包括所有猿类并把长臂猿也归入了此类。然而，也存在其他的习惯称谓，所以并不值得对此争论。

■ 学会行走之后，我们便开始奔跑

早期人科大约在700万—500万年前开始出现针对直立行走的适应改变。这些改变包括位于中央的枕骨大孔、更适合直立行走的下肢以及发展出腰椎前凸的曲线，都有助于步幅更大以及能量代谢更高效。在那个时期，在地面上的运动尚未完全替代爬树。保留爬树的技能对于休憩、获取食物和确保安全仍然是有益的，因而爬树是个备选项。直到大约200万年前，直立人身上才出现了为绝对双足行走而演化出的特征——圆形且更粗大的脚跟、稳固且呈穹顶形的足部和内收的跚趾。

运动的能耗效率提升使得长距离迁徙成为可能，至少有一支早期的人类种群在大约50万年前踏上了欧洲大陆。这一或这些种群后来发展成了被称为尼安德特人和较少为人所知的丹尼索瓦人。在此期间，留在非洲大陆的各物种也继续演化，变成了解剖结构相同的现代人，并在至少3个不同的地点共同存在。在这些地点都发现了化石遗迹，然而各地点却相隔甚远（摩洛哥、南非和东非，见图2.12）。大约30万年前，在早期物种向外部迁徙之后，在非洲演化出了智人（Galway-Witham and Stringer, 2018）。当智人走出非洲并来到中东和欧洲之后，它们和已经生活于此的尼安德特人和丹尼索瓦人进行了混种，这一点能从很多基因的祖源分析中获知。

利伯曼认为，是跑步而非行走最终使人类演变到现今的解剖结构。在2004年和丹尼斯·布兰布尔（Dennis Bramble）共同发表的论文中，他详细阐述了这一观点。布兰布尔与利伯曼认为，很多骨骼上的改变属于对长距离耐力跑产生的适应，而对高效行走没什么帮助。这些改变包括更长的腰部、更凸起的枕骨隆突以及一些发生在足部的显著改变——脚趾变得

更短、脚跟变得更长且足弓变得更高。

利伯曼（2014）和霍罗卡等人（Holowka et al., 2018）认为上述各种适应改变都更有利于跑步，但是对提升走路能耗效率却没什么促进作用。更高效地进行耐力跑有利于狩猎，让人类能够摄取更多能量的同时又能消耗更少的能量。利伯曼的研究因为克里斯·麦克杜格尔（Chris McDougall）的畅销书《天生就会跑》（*Born to run*）而广为人知，其观点也进而在长距离跑者和赤足健康训练法的粉丝中广受支持。在赤足跑步变得流行的同时，使用不同负荷、方向，任务不同而且通常赤足进行的功能性训练也流行起来。

很多人提倡功能性动作，并想借此显示其训练方法有多么贴近人体解剖结构的进化特点。事实上，通过比较（见图2.13）发现人类、黑

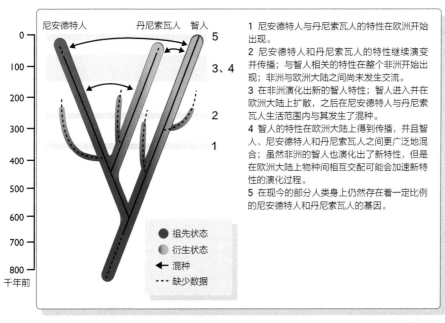

图2.12 非洲起源模型（已经过修改）。研究显示，离开非洲的人类祖先至少分成了两批。第一批人去往了欧洲、中东以及亚洲的部分地区并发展为尼安德特人和丹尼索瓦人。大约30万年前，在非洲不同地点演化出了解剖意义上的智人，智人与上述两个人科进行了混种（修改自Galway-Witham and Stringer, 2018）

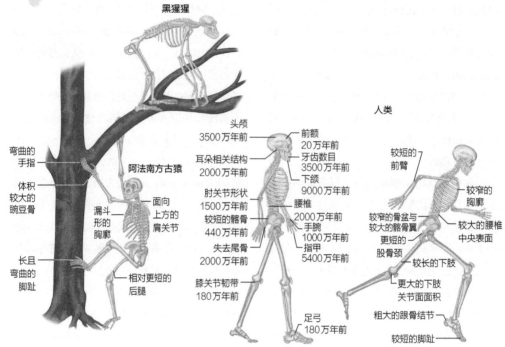

图2.13　尽管共同祖先仍是未知的，但普遍认为它的身体构造和黑猩猩极为相近。在诸多人科物种中，阿法南方古猿似乎是最后的共同祖先与现代人之间的过渡物种。骨骼改变发生于不同的阶段，并使人类行走和奔跑相继变得更加高效。大约在200万年前，随着匠人和直立人的出现，朝着现代人进化所发生的主要改变都已发生，与此同时，有利于耐力跑的最终适应也已形成。从解剖意义上来讲，现代人类完成进化的时间通常被认为是在30万—20万年前（修改自 Fleagle, 2013）

猩猩和阿法南方古猿之间尽管存在着很多特征上的差异，但同时有非常多的相似点。也就是说，尽管我们的骨骼已经发生了进化并更有利于高效行走和奔跑，但这些特征却并没有使我们丧失攀爬以及在树木之间摇荡的能力。人类的运动能力在解剖结构上有所体现，可是进化上发生的改变也并不是绝对的。因此，正如利伯曼所指出的，骨骼上的适应改变很难被简单地划分为属于树栖或地栖生物，而是如同在图2.5中有关肩胛骨的对比那样，是一个可变化的范围。总之，我们的解剖结构朝着适应陆地上运动的方向发生了特殊改变，但同时保留了一些适合在树上栖息的解剖特点。

直立人的化石表明了此物种拥有较长的腰部、更大的内耳半规管（使平衡和协调能力更强），以及更强韧的项韧带（稳定头部）。这些特征都有利于增大步长以及在陆地上长期且高效地双足行走。更高效的运动方式可以节省更多的能量，这有助于对能量需求更高的物种进化过程得以实现。进化后的体型与大脑容量都变得更大了，妊娠期和发育期也变得更长了（Aiello and Wells, 2002），这些都会消耗更多的能量。所以自然也不难理解，任何能节省能量的结构适应都会被物种选择。但是更高效的运动方式和更高的能量代谢需求二者之间并无确定的发展次序，并非谁在先、谁在后的关系，而更可能是在一代与下一代间逐渐发展。

在直立人能直腿迈出更大的步子之前，应该已经发生了一系列形状上的改变，而这其中必定包括足部的适应。走路中，脚趾离地时产生较大的脚趾背屈幅度，以及足部着地时让变得粗大且形状较圆的跟骨先着地，这些因素对增大步长都有帮助（Holowka and Lieberman, 2018; Webber and Raichlen, 2016）。脚趾离地阶段，各关节达到的伸展幅度使腿在之后能更好地向前摆动并在脚跟落地前伸直。可以回顾图 1.6 中对各物种关节角度的对比。早期物种的步长都更短，只有南方古猿（450 万—190 万年前）具有一定程度的脚趾背屈。人类从脚趾上至膝、髋与脊柱都可以做更大幅度的伸展运动。

在图 1.8 中能看到，脚跟落地和脚趾离地阶段对应了步态周期中出现的两个力的峰值，但中足的压力却很小。相比之下，其他猿类的中足部分都承受了更高的压力。这表明这些物种的中足较为灵活，但是却不能以脚跟先着地和脚趾背屈离地的方式行走。当我们观察黑猩猩、狒狒和大猩猩走路时，会发现它们的脚几乎以放平的方式着地。在第 4 章中我们会看到，攀爬树木的各物种之所以会脚趾背屈幅度不足，是因为其骨骼的曲线弧度是向下的。向下的骨骼曲线弧度更有利于抓握，但同时会限制在平地上行走时脚趾的伸展。

现代人类的足部排列方式如同向上隆起的穹顶，但研究者仍不确定这种改变是何时发生的。在来托利（Laetoli）[14] 发现的著名足底印迹很可能是 Lucy 所属物种——阿法南方古猿留下的，此印记表明这些物种的行走方式和现代

人类几乎一致，也可以用脚跟先着地并以脚趾伸展动作离开地面。而这些也许是早期足弓出现的征兆。然而，也有一部分研究者认为，人类中足的压力较小只说明了从脚跟离地到脚趾离地的过程中，足部会变得更稳定。而即使不依靠较高的足弓，也至少还有两种机制能让足部变得稳固（Sorrentino et al., 2020）。可是由于缺乏化石证据，研究者无法得出确定结论。

足部成为"稳固杠杆"的稳定机制会在后续章节里详细探讨，简而言之，这个过程利用了形闭合与力闭合的组合。形闭合来自足部自然运动中骨骼间形成的闭合，而这离不开足部如同穹顶的排列特点。与之相反的是力闭合，在此过程中跨越足部的软组织会变得紧张，以此把骨骼相互拉近来形成良好支撑。这些软组织既包括位于足部的内部肌群，也包括位于小腿的外部肌群。

步长增大也对形闭合与力闭合起到辅助作用。小腿外旋会带动足部产生内翻运动，而步子迈得更大则能使小腿产生外旋运动并让足部骨骼扭转后出现形闭合。脚跟着地时也需脚趾做一定的背屈。因为背屈能拉紧足底的软组织（译者注：足底筋膜）并能启动绞盘机制来使整个足部的稳固程度提升，以此防止中足向下垮塌（如同第 1 章所介绍的）——此为力闭合。

为了支持有关适应跑步的进化理论，利伯曼指出，人类的两个较晚获得的特征，即更短的脚趾和更高的足弓，并不能对高效行走有所帮助。他认为，足弓及其相关的软组织能在跑步时发挥类似弹簧的作用，因为跑步相比于行走会使足弓扭转变形得更多，并且会让足部软组织承受更大的负荷。而软组织在接下来的过程中则如弹簧般释放之前储存的势能来辅助身体向前推进。由于走路时涉及的力较小，这种

14　在坦桑尼亚发现的一系列足底印迹，它们被保留在约 370 万年前被固化的火山灰之中。

机制几乎不会在行走中出现。

跑步时足部会受到更大的地面反作用力，而力的一部分会在身体通过足部上方后、脚趾背屈时被趾屈肌吸收。更短的脚趾使趾屈肌离心控制时做功总量更少（Rolian et al., 2009）。脚趾长度和足弓高度这两方面的改变对走路中产生的工作负荷没有多少影响，但是却有利于减少跑步过程中的能量消耗。

通过分析足部形状在不同运动模式中所发挥的作用，霍罗卡和利伯曼（2018）总结并提出了足部进化路径的三阶段（见图2.14）。这个模型中，足部从地猿蹬趾更外展且脚趾更长的特征，发展到南方古猿蹬趾内收但脚趾仍然较长的特征，最后演变到人类足部并具有脚趾较短和足弓较高的特征。

发展出富有弹性的足弓可以使运动中的能耗降低，这让人类的狩猎范围变得更大。为了给体积更大的脑部供养，体内能量必须被重新分配，而这不是仅靠早期人类在结构与功能上的改变就能实现的。其他因素诸如让生活节奏变慢（指的是降低发育和繁殖速度，而不是指瘫卧在沙发上）、改善食物质量和进行有规

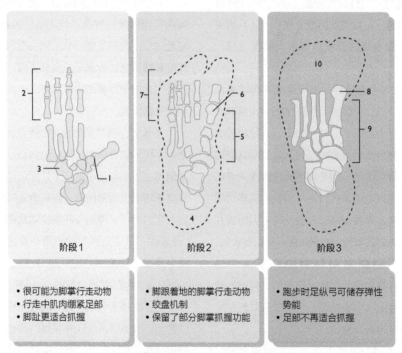

图2.14　由霍罗卡和利伯曼（2018）提出的足部进化的三阶段。每个阶段选取了一个物种作为示例，其他的物种也满足相应标准。
阶段1——始祖地猿更为外展的蹬趾有能力做对掌运动（1），其有更长的脚趾（2）、更长的中足（3）。
阶段2——阿法南方古猿能够以脚跟着地的方式行走（4），有较低的内侧足纵弓（5）、轻微外展的蹬趾（6），以及更长的脚趾（7）。虚线为来自来托利的足底印迹。
阶段3——能人和直立人拥有完全内收的蹬趾（8）、与人类近似的内侧足纵弓（9）以及更短的脚趾（10）——基于在肯尼亚伊勒雷特（Ileret）发现的足底印迹（以虚线画出）

律的供给，以及组成合作群组都有利于形成良性循环来不断提升脑部体积相对体型的比例[15]（Navarrete et al., 2011，见图2.15）。有利于脑部体积增大的能量再分配方式使身体形状的改变发生得相对更快速了，各个物种都朝着自身相应的方向发展。

足部在发展为具有弹性的穹顶形态的过程中是以何种次序发生改变的，至今还存在争议。莫顿认为是通过距骨扭转形成的（1935）（见第4章），其他人则认为是前足外侧变长才让距骨更靠近跛趾（Kidd, O'Higgins and Oxnard, 1996），或者是距下关节轴线发生了改变才使跛趾更内收且更靠近足部的其他部分。但不管哪种改变先发生，最终是足部的整体结构变成了穹顶形才让跛趾更为内收、距骨排列更齐平、足弓更富有弹性。此外，腿部骨骼也发生

了一系列改变。

对比灵长类动物的足踝时会观察到，人类的小腿相对于其他灵长类动物会更多扭转向外侧（见图2.16）。小腿两块骨骼向下延伸形成的内踝与外踝包裹着距骨并能影响其位置，后续章节会进一步探讨距骨、胫骨与腓骨在功能上的关联。这3块骨骼之间有着密切的关联，意味着其中某一块改变了方向或排列，其他两块很可能会随之变化。如果胫骨向外侧发生了扭转，上述的其他改变也会一同发生（跛趾更内收、距骨扭转以及前足外侧延长），才能使脚趾接触地面。尽管想尝试找到是哪块骨骼最先发生了适应，但是现实情况却可能是整个足部复合体同时发生了适应，因为任何一个部位发生改变都会影响结构中其他部分的受力。

如果当初没有进化出有弹性的足部，人类

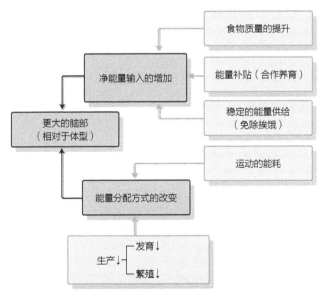

图2.15　诸多解剖与感知上的改变都与促进大脑体积增大有着紧密关联（来自Navarette et al., 2011）

---

15 大脑的绝对体积并不是最关键的；大象和鲸鱼都有比人类更大的脑部。人类具有更高的成脑系数，意味着相对于体型，其脑部更大，而这个比例在鲸鱼和大象身上会更小。脑部的形状和比例也是认知处理中很重要的因素，而体积并不是唯一重要的。

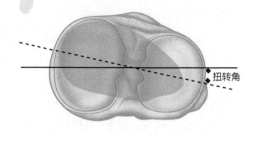

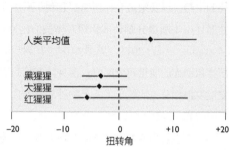

a

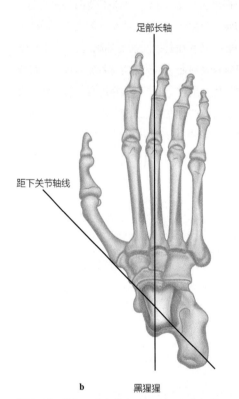

b　　黑猩猩

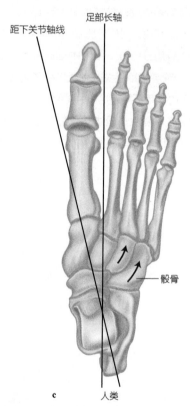

c　　人类

图2.16 （a）胫骨扭转角的测量：股骨内外侧髁（实线）与内外踝（虚线）间的夹角。从图中可看出，黑猩猩、大猩猩、红猩猩的胫骨都是向内扭转，而人类则是向外扭转（b、c）。直接对比人类和猿类足部能看出，人类足部的踇趾更为内收、外侧跗骨长度增加，并且距下关节也发生了重新排列。从图中还能看出，人类的踇趾经过扭转后朝向地面，而不是像猿类那样朝向其他脚趾

现今又会在哪里呢?

◾ 总结

　　各种证据累积在一起似乎验证了莫顿的预测,相关内容在本章开头已经讨论过——直立行走降低了运动中的能耗,并且这一动作策略上的改变也能在骨骼与化石证据上有所体现。这些形态上的改变与生态有着紧密关联,环境上的变化会影响我们的生态位并且会形成永不停止的反馈环路来驱使进化不断发生。但是进化在此处的含义并不是指进步,而仅仅指为了更好地在我们的生态位生存所发生的适应与改变。

　　本章开头提出了3个主要问题:足部从何处而来? 为什么人类的足部与其他物种有很多相似之处? 人类足部有何独特之处? 我们已经看到,最初转换到地面时的足部是什么样的,并且也探讨了身体随着时间逐渐改变的机制。

虽然人类和其他脊柱动物有着相似的身体结构,但是足部为了应对环境中的力,以自己独特的方式发生了适应。其先是满足了直立行走的需求,之后又为奔跑发生进一步适应,并且仍然保留着站立、攀爬、格斗、推与拉的能力。

　　莫顿说过:"人类进化成双足动物的故事是以生物力学的语言写成的。"这句话也能被改写,即用"形状的语言"替换"生物力学的语言"。之前提到过,用来分析形状的新方法减少了我们的主观偏见。要想理解生物力学和了解某种形态有或不具有哪种功能,我们确实要懂得形状的语言。

　　学习解剖也能被看作是学习身体形状的过程,因此我们并不会丢下在本章中讲到的比较解剖学,而是在之后的"旅程"中也带上它。本书的重要目标之一就是让读者理解形状与动作和力之间的关联,第3章将会展开有关骨骼形状的探讨。

第3章

骨骼的形状

我活在自己身体形状的轮廓之中，
生活的方式也被其塑造。

——拉克尔·韦尔奇
（Racquel Welch）

引言

读到这里，相信大家已经清楚，要真正理解足部就得弄清其骨骼的诸多功能，以及足部形状对动作的影响。身体在运动时要具备一定程度的刚性来为动作提供稳固的支点。无脊椎动物拥有一系列提升自己身体刚性的策略，脊椎动物主要通过发展出骨骼来解决刚性方面的问题。在身体张力的动态平衡中，骨骼扮演了重要且复杂的角色，需要持续改变并监测自身形态。

骨骼会在身体发育的两个层面被塑造。第一个层面通过进化遗传（即种系发生学）来实现——骨骼数目与位置的一般规律由遗传基因和同源异形基因次序来决定。脊椎动物总体的骨骼框架蓝本自5亿年前便保持相对恒定

（Gould 1989, cited in Carter and Beaupré, 2001），如同我们在图2.8中看到的，骨骼框架是高度稳定不变的，但各部分却能适应、改变并重构其功能，以使各物种能根据所处环境而发展出新的动作模式[1]。第二个层面的塑造发生于个体出生之后，遗传获得的骨骼形状决定了身体能做哪些运动，但是也存在微调系统使个体能根据具体环境需求来重塑骨骼形状。第二种骨骼塑造机制意味着进化遗传的蓝本能够得到更新，并在发育过程中被改良（即个体发生学）。

本章会探讨个体发生学中的骨骼发育。在个体的一生中身体都要满足功能和力学上的需求，这使各类组织间会持续发生极为复杂的相互作用。就拿骨骼来说，骨组织中存在着反馈闭环，特定的细胞能感知骨骼受到的力并指引骨骼不断重塑自身。这种实时系统让骨骼能够响应外界的作用力并以极缓慢的速度持续改变形态，这就有点像把计算机设置为自动下载并

---

1 在尼尔·舒宾的著作《解码40亿年生命史：从化石到DNA》（*Some Assembly Required*）（One World, 2020）中能找到有关形态、结构、骨骼和基因适应之间关系的翔实介绍。

更新操作系统，当然，前提是计算机接通了电源且有足够的运算能力，然后它便会自己负责这一切。对人体的骨骼来说，要完成和计算机自动更新类似的工作，必须得有适当的营养和进行相应运动。

骨组织的分布方式会受在环境中总体的受力情况影响，骨骼之间力学上的相互作用能在X光片中得到呈现（见图1.15）。骨小梁的排列模式表明，现实中的力会作用于整个系统，而不是只在一堆组成了各种拱形的骨骼上传导。本书尚未探讨身体如何呈现和组织自身，所以我们在深入讲解足部骨骼之前，先花一点儿时间来大致了解下骨骼构建与设计这一复杂过程。

张力与压力是张拉整体中最关键的力，也是对骨骼影响最大的力。骨骼能感知各种力并重塑自身，以达到适合的形状。骨组织受力的模式会引导骨细胞的活动并形成一个自组织系统，而且能兼顾其他同样重要的需求，如轻便性、灵活性与强韧度。

身体能感知、吸收并回应受到的力，在关于张拉整体的著作中探讨过这种动态过程［详见索洛萨诺（Solórzano）在2020年出版的图书］，而本章也会探讨身体的这种能力。通过后续内容，我们将理解更具有刚性的骨骼之间如何相互作用，以及身体如何利用具有收缩性的软组织来调整张力和支持骨骼。另外，具有刚性的骨骼在张力与压力的持续平衡中为肌肉和肌腱提供了稳固的支点，正是这种力学作用在影响着骨骼的形态。

■ 骨骼重塑自身的能力

尽管骨骼通常被认为是起到稳定支撑作用的结构，但我们不应当只从这个角度看待它。要想全面理解骨骼，我们必须分析它的结构、特性和常常彼此冲突的需求之间的关系。这些需求包括为动作提供稳固的支点、保护自身和其他软组织，以及应对身体在运动中受到的各种力——压力、拉力、弯曲力、扭转力和剪切力（见图3.1）。也就是说，骨骼不仅要具备刚性，同时也要具备一定形变的能力来吸收上文提到的这些力，并且参与动作这一有序的动态过程。

骨骼在动作中受力时能发生轻微形变这一特点使其能够重塑自身。当骨骼受力状况发生持续的改变时，内部的骨细胞能感知并响应，形成自组织过程来改变骨骼的结构。这样一来，作用于骨骼的力便创造了一个反馈闭环：运动—受力—响应—构建/重塑—运动。

在现实中，骨骼很少受到单纯的压力或拉力，弯曲力才是骨骼常受到的力。弯曲力使骨骼在一侧被拉长，在另一侧则被压缩，这种受力方式会引导骨细胞的活动并改变骨骼形状（见图3.1）。但是，长骨受到弯曲力会有潜在危险，因为当其一侧被拉长而另一侧被压缩时，较容易产生薄弱点——一旦某个结构开始被压弯，那么受力进一步加大，此处继续发生弯曲。增强骨质虽然能防止薄弱点发生弯曲形变，但是这也会使骨骼的脆性增加：受力如果再增大便可能会引起骨折。在某些情形下，骨骼拥有一定程度的柔性是有好处的。

致密的骨骼值得身体在构建它和携带它运动时耗费能量。在发育过程中，身体一直在摸索最佳的平衡点，以使骨骼在构建过程中既能具备足够的骨质，又不会因为重量太大而消耗过多的能量。值得庆幸的是，大自然已经为这一难题给出了合适的解决方案，接下来大家便会看到。

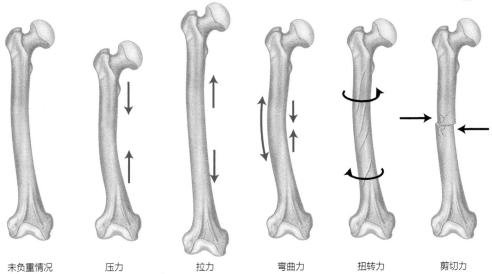

未负重情况　　　压力　　　拉力　　　弯曲力　　　扭转力　　　剪切力

图3.1 尽管骨骼不会受到单一形式的力，但是把力分开——定义还是有必要的。压力与拉力是两种相反的力，会让骨骼两端相互靠近或者远离。大多数结构会受到一定程度的弯曲力，即某一侧受到拉力而另一侧受到压力。扭转力是旋转运动或扭矩产生的结果。剪切力发生的条件是两个方向相反的力作用于同一部位且作用点相距很近

■ 不同的骨质应对不同的需求

骨骼包含了两种骨质——一种是强韧和致密的外层衬套，另一种是如同网状、相互交织的内层框架（见图3.2）。外层的即为骨密质，它非常致密、坚硬且强韧。致密意味着密度更

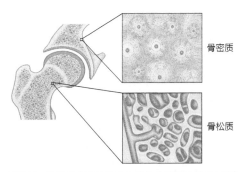

骨密质

骨松质

图3.2 骨密质非常致密（大约占骨骼总重量的80%）且平滑，由它组成的骨膜覆盖在骨骼外层并为多种软组织提供了附着点。骨松质（也称骨小梁）形成于长骨并提供了内部框架，它既能增强骨骼，也因为自身致密程度更低从而使骨骼整体重量变得更轻

大，所以骨密质大约占了骨骼总重量的80%。为了减轻自身重量，骨骼构建了骨松质（或骨小梁）这种内层框架。骨松质相对薄弱，但它也使骨骼在受到弯曲力时具备一定形变能力，因而减少了骨骼的脆性。

由于应力和应变的不同，每块骨骼会有自己独有的骨质比例。身体做了复杂的成本-收益分析之后会合理分配自身资源，而调整骨密质和骨松质之间的比例正是分配自身资源的方式之一。

这可以类比在建筑材料上的花费。假设我们在气候温和的伦敦建一座摩天大楼，并立即把它迁移到莫斯科去面对俄罗斯的极端天气。如果你原以为大楼建完后就留在伦敦，那么你还会使用很多昂贵的材料来给建筑做保温层吗？估计不会，因为那样做既浪费也没有用处。假如把根据伦敦气候设计建造的大楼搬到莫斯

术语

本书会讨论应力与应变。即使这对你来说是全新的术语，也不要担心。不同章节会从不同角度来讲解同一主题，而这最终会有助于你理解全貌。下面是这两个概念的定义，简单来讲，应力是施加的力，而应变是感受到力后发生的变化。

应力是对作用于某一组织的力的衡量。

应变指组织对应力的反应。

应力可以通过力的大小除以接触面积来计算。

应变为受力结构的反应，能用长度或体积的改变来衡量。

一般来讲，如果应变引起了拉紧效应，那么身体就会以拉长作为反应。如果应变引起了压缩效应，那么身体的反应则是缩短。

举一个现实世界中的例子。

一个人穿着平底鞋和穿着细跟高跟鞋走在木地板上，两种情形有何区别？

如果穿着平底鞋，那么木地板可能不会发生什么改变。如果穿着细跟高跟鞋，则可能在每一步走过的地方留下凹痕。因为两种情形中体重虽然是一样的，但是穿细跟高跟鞋时力会作用在更小的面积上。这就是为何压力效应可以用力的大小（身体质量与重力加速度的乘积）除以接触面积（平底鞋或细跟高跟鞋的鞋跟面积）来表示。

当同样的力（体重）作用于更小的面积（细跟高跟鞋）时，对地板而言产生的应力便会更大。因而其结果就是木地板发生形变，或者叫作应变。

让我们做一个简单的对比。假设细跟高跟鞋的鞋跟面积为 $1cm^2$，而普通皮鞋（平底鞋）的鞋跟面积为 $35cm^2$，那么意味着细跟高跟鞋鞋跟的受力面积是后者的 1/35。

也可以说，在细跟高跟鞋鞋跟之下的木地板受到的压力相比在平底鞋鞋跟之下时大了 34 倍。

当然，在大多数生物力学分析中会包含很多复杂的数学计算，但对我们而言，当下最重要的并不是数学计算，而是理解应力和应变这两个概念。

科去，那么在经受温度的大幅度变化之后，建筑结构很可能会被破坏甚至最终坍塌。但如果建筑材料会自动根据环境的需要而调整，即使过程很缓慢，结果又会怎样呢？

就如同人们不会在伦敦的建筑上花费与在莫斯科建造大楼同等的材料，身体会根据它受到的力学负荷去寻找合适的骨质平衡——这个动态过程就像你所熟悉的沃尔夫定律。

在被迈尔（Meyer）对骨小梁和桥式起重机之间相似点的观察所启发之后，朱利叶斯·沃尔夫（Julius Wolff）在1892年发表了他后来广为人知的"骨骼转化定律"（law of bone transformation）（Barak et al., 2011）。然而，这种严格遵守数学定律的观点却在过去的二三十年里受到了批判，因为沃尔夫定律只强调了外力对骨骼的影响，而现实却复杂得多。年龄、损伤、激素水平等因素都会影响骨骼的形态与体积。目前在描述骨骼形成与重塑过程时，"骨骼的功能适应"这一术语已经被用来替代沃尔夫定律（Ruff et al., 2006）。即便如此，力学负荷仍然可以作为主要影响因素来预测和分析骨小梁的分布模式，并且有助于比较和解析化石和相关物种，就如我们在第2章中看到的。

如果要设计一栋能根据环境发生适应的摩天大楼，那么需要在诸多层面以及材料上协调沟通：如果加上了新的隔热层，那么可能墙壁、窗户、空调管道、电缆，以及所有相关的螺栓、螺丝和钉子等都需要相应调整，也可能需要改变其他供应管道的布局。改变的过程必将需要很多操作说明，众多建筑师、经理、监督者和工人也需要多方信息才能高效地利用现有的材料和其他资源。

骨骼（以及身体中许多其他组织）也是以这种方式发生自组织行为的，这一过程中包含了一系列不同等级[2]的组织，就类似我们假想的建筑师、经理、监督者和工人。有观点（Carter and Beaupré, 2001）认为骨骼形态受源于基因和生物力学的"形态基因法则"的影响，这个词语意味着力学、细胞表达和总体基因蓝本之间存在着相互关系，即系统发生学与个体发生学的交叉混合。

陈与因格贝尔（Chen and Ingber）在1999年研究了细胞和力学环境之间奇妙的交互。两位研究者认为，从细胞、组织到器官的每个层级都属于相互联系的组织等级中的一部分，它们利用力学传导来使结构不断优化——外力转换为电信号刺激以帮助产生、维护和改变组织。身体内有特殊类型的细胞能够感知应变，然后传回信号并做出合理反应，在此过程中应变总量会得到调整以平衡灵活与稳定上的冲突。只要控制好安全界限，便能用最少的材料构建骨骼，并使其足以应对日常受到的各种

力。动作中产生的拉力与压力为反馈闭环提供了刺激输入，骨骼则利用其力学感受器作为指引进行重塑。

骨骼与其他组织对力的反应

之前提到过，骨骼在为身体提供坚固框架的同时还必须要满足各种彼此冲突的需求——既要足够强韧来给动作提供稳固的支点，也要吸收各种力，还要足够轻便，以使运动中的能耗降低并且让身体局部和整体在动作中能更快提速。

当骨骼的位置、大小和形状与不同的运动种类相结合时，力之间的相互作用也会具有不同的角度、大小与速率。四足动物的足部由方形骨组成，并且会承受相当大的压力。在树木之间摆荡的猿猴等生物，其上肢会受到极大的拉力。而双足动物的股骨在运动中受到的压力会引起骨骼的弯曲效应（见图3.3）。所以说，骨骼的形状和大小（尤其是长度）确实会影响作用于其上的力并且改变生物整体的力学。

方形骨能在受力更大的地方提供稳固支撑，而长骨则有利于提高动作效率。例如，相对更长的下肢使我们的行走变得更高效，因为这能让我们迈的步子更大。在骨盆与足部之间的股骨和胫骨无疑能显著增加我们的步长。此外，长骨也能增加关节之间的距离并放大杠杆效应，以提供更多力学优势。

在行走中的脚趾离地阶段，足部会成为坚固的支点。在脚趾和踝关节之间的足部变得稳固有利于身体发力向前推进。而长骨的优势则可以用遛狗棒来形象地比喻，加上了很长的塑料柄之后，只需少量额外的力就能把球明显扔得更远。

更长的腿部和坚固的足部"支点"能给人

---

2 此处所说的等级是指组织的复杂程度。虽有简单与复杂之分，但没有哪个等级会比其他等级更为重要。所以此处的等级与我们平时所说的等级含义不同。

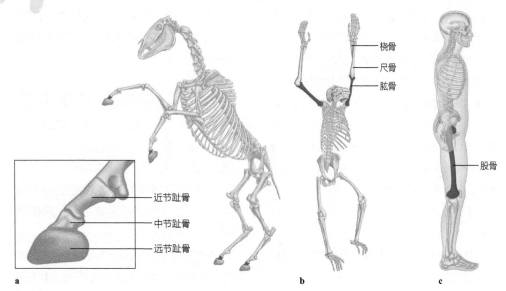

近节趾骨
中节趾骨
远节趾骨

桡骨
尺骨
肱骨

股骨

a　　　　　　　　　　　　　　　　　　　　　　　　b　　　　　　　　　　　　　　c

图3.3　骨骼的形状和大小与其功能相适应。(a)马的趾骨呈方形并且很结实,能承受压力。(b)长臂猿的上肢骨骼更长,以适应单臂摆荡并应对拉力。(c)人类较长的股骨能承受压力,但同时也会发生弯曲。

体带来相似的好处,但长骨的缺点是更容易弯曲,因而必须格外留意以防止其过度弯曲。人体的后足受力更大,相应地,此处的方形骨较小,而前的跗骨则为长骨[3]。后面的章节将会讲到,足部如何实现减震和产生推力这两种难以兼得的功能。

　　骨骼要应对冲击时产生的压力、牵拉时形成的拉力,以及剪切力、扭转力等各种力,每块骨骼根据其受力情况相应地随着时间发生适应。如果要构建一个完全靠自己就能应对各种力的、极为坚固的骨骼系统,那么合成与维持骨质在能量代谢上付出的代价会很大,而且骨骼太重也不利于身体运动。脊椎动物发展出了不同策略来解决此问题,即让骨骼在形状、大小上各不相同以及依靠组织的多样化——骨骼、韧带、肌腱与肌肉。每种组织都有不同的特性,应对力的效果也各不相同。

在图3.4展示的各类组织中,骨骼的刚性最高,即能承受更大的应力(两个相关术语已经在之前解释过[4])。韧带和肌腱的曲线斜度较低,也就是说,其刚性会更低。骨骼更坚固且承力的极限更高,但是面对应力(施加的力)时却不能产生较大的应变(延长)。而韧带和肌腱则在受到相对较小的力时便会发生形变乃至断裂。也就是说,二者不如骨骼强韧,但是却更有弹性且更柔软。骨骼、韧带、肌肉和肌腱会一同工作,骨骼提供刚性,而韧带与肌腱提供弹性。

　　有很多复杂因素能影响骨骼对负荷的反应

3　跗骨实际并不算长,但是解剖上把它们归为长骨。

4　汉斯·谢耶(Hans Selye)提出了著名的一般适应系统分析法(General Adaptation System Analysis),此方法被用于分析人类面对应力时的反应。谢耶曾说他后悔自己对英文理解不足,否则他会用更适合的词而非"应力",来描述我们面对应力源时的反应。应力是对施加的力的衡量,"应变"才是用来描述面对应力时所做反应的正确术语。在第5章中会对这些概念进一步探讨。

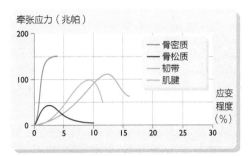

牵张应力（兆帕）

图3.4 每种组织受其特性和总体形状的影响在受力时都会有独特的反应。图中各条曲线表示各组织类型的平均反应，包括骨密质与骨松质、韧带与肌腱。组织的延展能力在横轴以应变程度来表示，纵轴则代表牵张应力。从图中可看出，两类骨质在达到变形和断裂的临界值之前都不会有太大长度上的改变，但骨密质能承受负荷的强度更大。韧带和肌腱有更强的延展性，受力时在结构受损前长度能增加10%左右。随后下落的曲线代表韧带和肌腱结构已不再完好，因而只需较少的力便能将二者拉长

方式，包括组成的物质（矿物质、有机物与水分之间的平衡）、类型（骨密质或骨松质）、骨松质的密度和排列方向、骨骼的长度与横截面形状，以及关节位置。例如，虽然股骨和胫骨都是长骨，但是二者的特征以及受力时的表现却不同。股骨受力时能发生一定的弯曲，而胫骨的形变程度则更低。股骨体的横截面更接近圆形，而胫骨的横截面则更接近三角形。胫骨更厚的骨质与三角形的形状使其更为结实且更不容易发生弯曲（见图3.5）。

莫顿谈及人体运动时将其视作一个相互作用的过程。解剖其实也一样。除了骨骼自身物理层面的特性，紧邻骨骼的周边组织也会影响其对外力的反应。股骨被强壮的肌肉包围，很多研究表明，长骨受到弯曲力时，肌肉能通过自身收缩来把弯曲力转化为压力，以此来减少弯曲效应并保护骨骼不被损伤（Duda et al., 1998; Lutz et al., 2016），见图3.6。

之前提到过，骨骼受到的弯曲力越大，便会弯曲得越多，直至最终折断。因此长骨受到很大的弯曲力时是危险的。可以拿一支铅笔来做个简单的实验，你会发现弯曲铅笔能相对轻松地把它折断，但如果从两头沿铅笔自身方向朝中间推压，就很难把它折断。当我们分析骨骼时，应该结合其所在的周边环境，而不是单独去分析它自身的物理特性。骨骼周围的肌肉同样会影响骨骼对受力的反应，在骨骼承受较大负荷时，肌肉便会发力来防止骨骼被过度弯曲。例如，通过复杂的研究分析，卢茨（Lutz）与其同事在2016年发现，当股骨承受很大负荷时，正是周围肌肉的收缩显著减少了骨骼受到的弯曲力。

因此，在负荷正常的情况下长骨能够发生一定弯曲，但是当所受的力过大时便会将其转化为压力（也就是避免弯曲效应）。然而，我们能在图3.3中看到，一些骨骼本身就是设计来承受压力的——它们更短且呈方形，因而不容易发生弯曲和被拉长。

对一个资源有限且在一定程度上可被预测的系统而言，在特定方向上使用能支持和强化结构的材料能够更好地满足需求。再回到摩天大楼的比喻，如果风暴只会从西边吹过来，那么把大楼建成能从各个方向抵御强风的结构，必定会浪费材料。为了节省资源，生物体的组织在构建时会呈现不同程度的非均质性，也就是说，其对抗外力的能力会在方向上有针对性（见图3.7）。这也从另一个角度体现了骨骼在回应其受力环境时会发生主动和局部的重塑（Chen and Ingber, 1999）。

如果骨骼各处的致密程度都是一样的，那么从代谢角度来讲就太不经济了。折中的方案是在外层构建坚硬的骨质，而内层则由疏松的

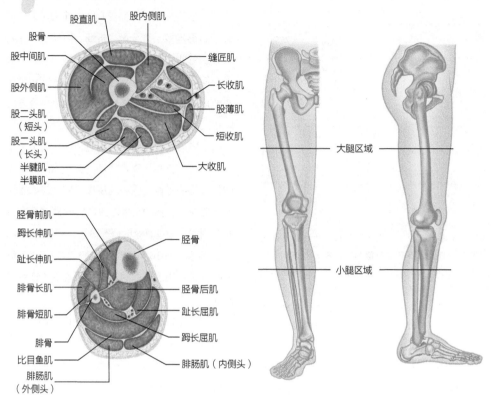

图3.5　骨骼横截面的形状和周围环境相互影响。人体最长的骨骼——股骨（从髋关节到膝关节）会向内侧倾斜成角，而且侧方观察在前后方向上也有轻微弧度。股骨周围被粗壮的肌肉包裹且上方的髋关节灵活性较高。而胫骨则相反，它在踝关节与膝关节之间且接近竖直，而且踝关节与膝关节都不是具备多方向活动度的关节。从胫骨的横截面能看出其拥有厚且致密的骨密质，这从结构特性上决定了它更为坚固、不易变形

骨质构成。正是外层致密的骨质赋予了骨骼整体结构上的强度。

就像我们在股骨与胫骨上所看到的区别那样，人体会改变骨密质的厚度以及横截面大小来适应施加在骨骼上的力（Main et al., 2010）。骨密质也能让附着在骨膜上的肌腱、肌肉以及关节面软骨更加稳固，并能强化受压的区域，如图3.4所示。人体会改变骨密质的厚度以及横截面大小来适应骨骼内部的力（Main et al., 2010; Chen and Ingber, 1999）。

坚硬的骨密质同样能保护骨骼内层的部分，即蜂巢状的骨松质（见图3.2）（Standring,

2008）。外部坚固而内部有松散的骨小梁——这种方式能使骨骼整体密度更低，因而重量也更轻，使骨骼的合成与维护，以及运动中消耗的能量也更少（Chen and Ingber, 1999），还能给骨髓和气体留出空间（Currey, 2002）。骨小梁的柱状结构，如福尔克曼管，会在彼此连接处呈现三角形的排列以达到最大的强度（Chen and Ingber, 1999）。因为三角形的结构能更好地分担负荷（见图1.15）。

■ 细胞活动与骨质

骨骼的成长与维护是通过其内部不同细胞

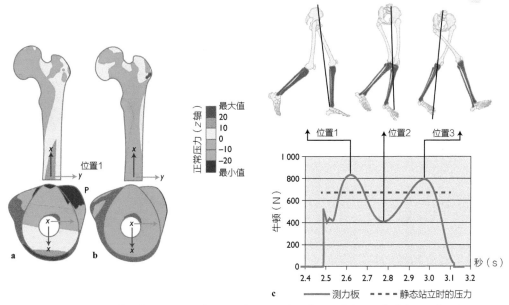

图3.6 通过复杂的计算机建模，也称为有限元分析，数个实验表明长骨在极大负荷条件下受力会转换为几乎纯粹的压缩效应。（a）与（b）中展示的压力分布代表了骨骼在脚跟着地（位置1，c）时的反应。该图源自卢茨等（2017）的研究，他们在研究中使用了用真实数据进行的新的计算方法。（b）中骨骼横截面几乎为单一颜色，表示它并未发生明显弯曲（译者注：主要为压缩效应），而（a）中的骨骼在不同部位的压力分布不均，意味着存在拉力与压力（译者注：有相对更大的弯曲效应）

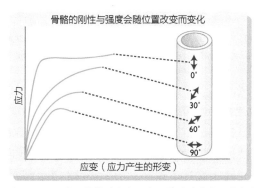

图3.7 骨骼的非均质性。由于形状和骨小梁排列方向可变，骨骼的应力−应变曲线也不止一种。骨骼反应的方式会随应力方向改变（译者注：可由骨骼在空间中的位置改变引起）而改变。在一些特定的受力方向上，骨骼更为脆弱

的活动来实现的，包括成骨细胞、破骨细胞和骨细胞，如图3.8所示。这些细胞形成了一个建造系统，各类细胞具有不同的作用——建筑工（成骨细胞）和拆除工（破骨细胞）会响应

经理（骨细胞）传达的信号指令。骨细胞能够感知自身所在局部对应力环境做出的反应，然后给出相应的指示，其对应力和应变的改变非常敏感，在骨骼中能发挥力学感受器的作用，

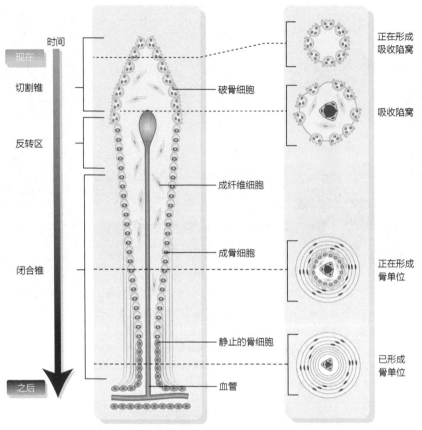

图3.8 切割锥中的破骨细胞在进行吞噬之后，一系列成骨细胞移行进入并形成了向心圆。在已形成的骨单元中，之前被围住的成骨细胞变成了现在的骨细胞（图示来自 Standring, 2008）

但具体机制目前尚未完全弄清。

　　下面的内容旨在帮助读者大致理解细胞活动和力学之间的相互关联。简单来说，只要营养条件合适，骨骼就有能力根据受力状况来优化自身的形状。大家也可以跳过这部分，先去阅读下一小节的内容，不过这样会错过很多有趣的知识点以及对骨骼解剖基础的复习。

　　骨骼的物理特性受胶原纤维的柔韧性和晶体蛋白的稳定性之间达到的平衡所影响。这些物质由位于骨骼表面的骨膜（骨膜为骨骼的纤维状衬套，也是骨骼与其他可收缩组织的交界处，见图3.9）之下的成骨细胞分泌。成骨

细胞大多数时候只是作为"骨骼内衬细胞"处于休眠状态，除非应力引起的变化将其唤醒（Currey, 2002）。一旦被激活，成骨细胞便会合成多种物质，包括原胶原（单束胶原）和类骨质（尚未钙化的网状纤维蛋白）。一旦离开成骨细胞，原胶原的纤维便会连在一起并形成Ⅰ型和部分Ⅴ型胶原纤维（Standring, 2008）。这些纤维为处在纤维束之间的羟基磷灰石晶体（赋予骨骼硬度的钙质）提供了框架（Currey, 2013）。

　　胶原纤维，尤其是Ⅰ型，赋予了骨骼弹性和柔性。钙硫酸盐和羟基磷灰石晶体则使骨骼

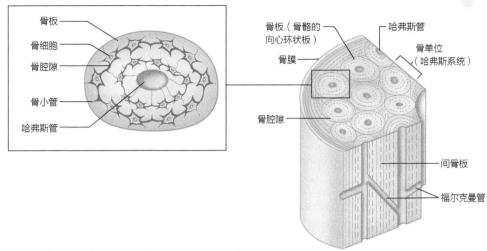

图3.9 骨骼主要特征的图示（来自 Standring, 2008）

坚固。胶原与晶体这两种主要物质的定位与配比使骨骼拥有了可变且复杂的特性，兼具弹性和刚性。

　　破骨细胞和骨细胞的活动须达到平衡才能保证骨骼构建过程正常进行。在具有"感知能力"的骨细胞的引导下，破骨细胞能将不必要或多余的骨质移除。破骨细胞属于多形态细胞（能够根据需求转变并具有多种形态和功能），能利用酸性物质将骨质溶解以及利用胶原酶来分解纤维网络（Standring, 2008）。骨细胞（内嵌于层板骨内、高度树突化的细胞）处理过的信号传递至破骨细胞，并以此调节其活动。这个过程会根据局部和系统整体需求以反馈环路的形式来进行，一方面骨骼受到的力在很大程度上会影响其形状，另一方面骨骼自身的形状会影响其受力的形式。

■ 骨骼重塑

　　骨骼适应性重塑的过程主要通过成骨细胞和破骨细胞完成，对此有诸多现存理论可解释，且这些理论也都关注了骨骼中的第三类细胞——

骨细胞的特性（见图3.8和图3.9）。骨细胞是已被重构目标的成骨细胞，它们是在骨骼塑造与重塑的过程中逐渐内嵌于成熟骨质中的。

　　在重塑过程中（见图3.8）成骨细胞被留在了闭合锥并停留于哈弗斯管（见图3.9）生长环的中间各层之间的骨腔隙内。这些一缕缕的成骨细胞会停止生成骨质并通过骨基质中的小管发展成复杂的树突网络，这样一来便完成了功能转换，最终成为骨细胞。骨细胞之间通过树突利用化学和电信号来传递信息，并以此来行使新功能——监测骨骼的营养和受力状况（Currey, 2002）。

　　压力或拉力可以引起局部张力或电信号发生改变，而这可以被骨细胞感知并促进骨骼重塑，以此来平衡作用于骨骼的外力。因此，可以说骨细胞就是骨骼的力学感受器。骨细胞在一系列比较柔韧且向心分布的骨板中如网状相互交织，这使得它们易于获得骨骼受力的相关信息。信息以化学和电信号的形式到达骨细胞，也可通过能改变和影响其树突张力的流体动力学来传递。

骨细胞通过扩散作用获取养分、进行气体交换和排出代谢废物，而骨小管正是发生这些过程的渠道（Standring, 2002）。由此我们不难看出，骨细胞能以多种形式在自身与环境间获取和提供信息。交换的信息包括各种力之间交互的程度（包括数量、速率和大小），这使细胞层面的调控通过力学和化学的传导得以实现——由陈和因格贝尔在1999年提出。

骨骼拥有根据力学上的需求进行自我调控的能力，这在文献中已经有过详细记载（Currey, 2013），而且也经常能被临床医师观察到。然而，我们也不得不假设，驱使骨骼重塑、优化的只能是相对更频繁出现的受力模式。一方面，人体骨骼必须拥有一定的韧度——太节省建筑材料会使结构太脆弱。另一方面，为应对各种可能出现的情况来建造相应设施又会导致代价过于高昂并且不便移动。骨骼重塑拥有自己的反馈系统，来在构建过多和过少骨质之间找到平衡，并以此来应对外力。

对马的桡骨近端和远端部分的重塑过程进行实验研究后（Batson et al., 2000），结论支持系统优化的观点。重塑过程改变了骨板中胶原纤维的排列，使其能在远端骨质受到负荷时更好地抵抗压力。重塑过程增强了骨骼的抗压能力，但似乎是以减弱骨骼对拉力的承受能力为代价的，不过骨骼在正常情况下本身较少受到拉力。所以，骨骼发生的适应正是针对最常出现的受力形式，并且忽略了那些不常见的负荷类型。

骨骼似乎有自己的设计团队，但同时也需要获取信息来使整体运转更为流畅。交流机制的一部分是由骨骼自身的哈弗斯系统构成的，它是受力集中的部位。而骨小管、福尔克曼管和骨腔隙则形成了薄弱点（见图3.9）。各种管道的存在是十分必要的，因为它们给骨骼系统带来了多方面的好处——骨细胞位于管道中因而能提供力学上的反馈，同时骨细胞能通过管道获取营养、排出代谢废物和发出信号。此外，管道的角度和骨腔隙的朝向各有不同，这也有利于减弱受力产生的形变效应，不过管道和骨腔隙分布方式只针对常见的受力方向，以此来节约材料和减轻重量（Currey, 2013，见图3.7）。

■ 应变分布和张拉整体

如同我们在图3.7看到的，骨骼会为特定方向上受到的力做好准备，因而受力方向发生改变时骨骼的响应能力也会变化。软组织会根据骨骼和关节的排列而改变自身的分布方式，由可收缩组织产生的张力网络能够辅助支撑和减少骨骼受力的程度。软组织或骨关节系统中的某一部分若是发生改变，便会影响其他部分的反应，使两个系统应对外力的能力不再处于最佳状态，从而使组织在受到意外和异常的力时更易发生损伤。

进化似乎使我们的骨骼肌肉系统拥有了一定程度的反脆弱能力——能适应外界要求并且变得更强（Taleb, 2013）。据塔利布（Taleb）所言，反脆弱能力与复原能力是有区别的，复原能力仅指恢复至原有水平。而借助持续监测受力变化的细胞反馈环路，身体能够适应新的受力方式。

身体对外力做出反应时可微调其形状和结构特性的能力体现了其内部张拉整体的力量（见图3.10）。拉力和压力元件对身体受力做出反应，而张拉整体则使二者达到平衡，因此后者被认为是身体的组织原则之一。张拉整体也是陈和因格贝尔有关细胞应答的诸多研究之基础，并解释了为何股骨这一长骨在受到良好负

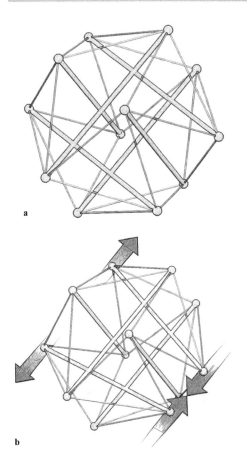

图3.10 张拉整体。(a)此简化模型展示了坚固的压力元件如何被拉力元件所连接悬挂。在现实中，身体的压力元件会在其正常耐受范围内经受一定程度的拉力，但当周围的可收缩组织产生理想的张力时，压力元件便会受到符合其自身设计的压缩力（见图3.6)。(b)身体的张拉整体系统在受力时能使应变分散，同时产生拉力与压力。骨骼受到的力会由骨细胞感知，之后骨细胞引导成骨细胞和破骨细胞重塑骨骼，以此来平衡受力，使骨骼在反复承受较高负荷时也能将其转化为压力这一最主要的形式（图片来自*Movement Integration: The Systemic Approach to Human Movement*, Lundgren & Johansson, Lotus Publishing, 2019)

荷时会被压缩而不是被弯曲。

作为身体最坚硬的部件，骨骼能为软组织提供支撑和杠杆，但同时骨骼也需构建自身

来确保安全性。如果长骨没有弯曲能力，那么即使在受到较小外力的情况下也容易发生断裂（见图3.4)。如果长骨能发生的弯曲幅度过大，那么很可能在受到较大的力时在弯曲处产生薄弱点。因此，介于这两种情况之间才是理想的。骨骼能发生轻微的形变，而且不是骨骼一直单方面去为软组织提供支撑，软组织通过提升张力也能帮助支持和压缩骨骼。

股骨周边的软组织张力能防止其发生弯曲，并将其转变为坚固的杠杆，如图3.6所示，成为在骨盆与胫骨之间的稳固支柱。对足部而言，一系列软组织能发挥同样的功能，可以将各块骨骼拉到一起，以提升脚趾和踝关节的稳定性。拥有类似张拉整体的骨骼肌肉系统来适应人体各种动作模式的需求确实是件值得庆幸的事。

■ 总结

本章介绍了很多对读者而言可能较为陌生和复杂的术语，但是想传达的信息很简单——骨骼总体的形状和位置是由遗传基因决定的，而之后的构建和更新则是由对外力改变敏感的反馈环路来微调的。

可以用一句专业性强的话来表述：骨骼适应的形态发生学模型混合了群体发生学和个体发生学的动态过程，以此来描述骨骼形态是如何为满足功能而发生适应的。

人体骨骼的塑造与重塑是一个自组织的动态过程；骨骼形状与运动之间相互依存。骨骼形状能影响人体做什么动作，而动作中产生的力能影响骨骼的形状。方形骨自身的特点是适合承受较大的力。长骨更有利于在动作中产生更大的力，但同时也更易发生弯曲，而其周边的肌肉张力则可帮助减弱弯曲效应。

骨骼对外界作用力能发生适应这一特点让我们能够据此来分析化石遗迹，就如在第2章所讲的那样。分析化石骨骼的形状、大小和方向以及骨小梁的分布等方面都有助于我们理解骨骼的用途，由此我们便能解读那些早已灭绝的物种使用自己身体的方式。

然后再回到本章开头提到过的持续存在的反馈闭环：运动—受力—响应—构建/重塑—运动。

身体的张拉整体特性构建了一个自组织系统，使自身能适应重复出现的受力模式，并利用能够感知外力的骨细胞传递信号和引导骨骼形态发生改变，让组织能持续不断地进行重塑。第4章会探讨这一机制如何在足部发挥作用。

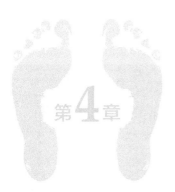

足部的骨骼

> 走路时的轻松感让其看起来似乎只是个简单的动作。但事实上，身体各部分的结构在行走中都有所参与，行走其实是一个高度复杂的动作。
>
> ——莫顿（1935）

■ 引言

莫顿经常提到足部在应对运动中的力与重力方面的功能。就像第3章中所讲的，骨骼能通过持续的反馈环路不断发生适应，利用具有力学感知功能的骨细胞来引导成骨细胞和破骨细胞进行骨质的构建与分解。在足部骨骼的X光片中我们能观察到骨小梁的分布规律，它会根据力在骨骼间的传导而形成连续体（见图4.1），而这正是应变分布和张拉整体的体现。

当观察足部骨骼的总体规律时，我们能看到两个主要特征。

1. 骨小梁排列大致体现出的前-后向模式，这表明我们在行走时从脚跟向脚趾"滚动"的过程中的受力是极为贴近矢状面的。当然，也会存在其他方向的扭动和旋转，但主要的受力方向是从前向后。

2. 骨小梁的排列方式为从距骨处向下、向外呈扇形分布。距骨是足部半穹顶形的顶端，也是小腿与足部的交界处。因此，距骨要应对来自脚跟和前足向上方的力以及源自小腿向下的力。

第一章末尾描绘了足部半穹顶形的图像，目的是让大家更详细地认识足部这一结构如何兼具灵活与稳固，即在发生外翻运动时变得灵活，但在脚跟着地和脚趾离地这两个足底压力高峰阶段又能成为坚固的杠杆（见图1.7）。

关于张拉整体的研究中有一个很大的争议，即认为"人体中并不存在杠杆这类东西"。这的确是事实，单纯的机械杠杆不会存在于生物体中。但是，我认为我们仍然可以利用杠杆原理来理解很多骨骼与关节在生活中的相互作用。例如，演化出更长的四肢骨骼能让动作的效率大幅提升。我们更长的股骨和胫骨能使下肢在足部上"滚动"的幅度更大，从而增大步长。就像尝试去开一个罐头，罐头起子的柄更长则力学优势更大，

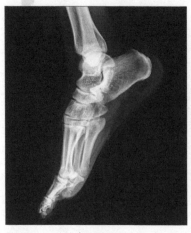
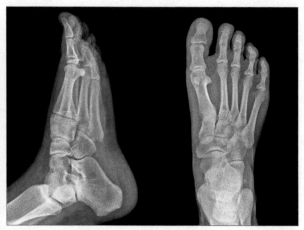

图4.1　之前的章节探讨了力是如何影响骨骼形态的。本图展示了力是如何在邻近骨骼之间相互传导，从而共同构成一个功能整体的

也就是我们通常所指的"力臂更大"。

若有更好、更准确的用语，我会很乐意使用。但目前来讲，利用力学术语来描述是最佳的选择，而且它在大多数情况下都很好用。

股骨自身很坚固且位于两个相对活动度有限的关节（膝关节与髋关节）之间。像足部这样聚集了诸多不规则形状的骨骼的情况却很少见。不过，足部组织遵循的力学原则和股骨是完全一致的，即受力较大位置的组织会承受更大的压力和拉力。如同在第3章中所讲的，股骨本身具有刚性，但是在形态与力之间复杂的相互作用下，实际上是通过提升围绕在股骨周围的软组织的张力来使骨骼的坚固性提高。要想理解足部是如何以及为何发生上述过程，需要先分析其骨骼的形状与功能。

下面先来感受一下足部的适应能力。站立，双脚自然分开且位于髋关节之下，将头向右转，从右肩上方向后看过去——转动幅度尽可能大，允许躯干和骨盆跟随目光一起旋转，但是双脚要保持固定在地面上。在转到舒适的最大幅度时短暂停留在此位置。你会发现如果允许骨盆一起旋转，那么左脚会朝着外翻的方向运动，而右脚则会产生内翻运动。这种能够解锁（外翻）与锁定（内翻）的能力是足踝骨骼结构特点所赋予的。理解骨骼的形状和相互关系能帮助我们理解足部为何以及如何发生这种反应。本章末尾会回顾刚刚的体会练习，以讲解为何这种反应会普遍存在。

■ 足部作为一个整体以及被划分为局部

足部的26块骨骼形态和大小各异，各自的名称拼写也很复杂。不过，如果你比较了解希腊语和拉丁文，就能看出给这些骨骼如此命名的原因。

有几种划分足部的不同方式。其中一种以骨骼群组划分——跗骨、跖骨和趾骨——各类名称自然是源于希腊语和拉丁文。就和其他的英语母语者一样，学其他语言时我也会觉得困难。不过，一旦我理解了这些奇特且复杂的术语的意义，便认识到它们确有其作用，而且会让后续学习变得更容易。另一种划分方式的依据是足部的不同区域——后足（跟骨与距骨）、中足（楔骨、足舟骨和骰骨）和前足（各块跖骨和趾骨）。我建议大家花些时间去熟悉各个术语，因为很多关节也是根据骨骼群组以及各块骨骼命名的，弄清骨骼名称之后学习关节和韧带的相关知识也会更容易。

花点儿时间来弄清系统的逻辑，因为这有助于学习解剖的后续内容。我发现很多时候人们迷失在学习解剖的过程中就是因为没有先掌握基本词汇。

■ 跗骨、跖骨与趾骨

跗骨包括7块骨头：距骨、跟骨、3块楔骨、足舟骨以及骰骨。跗骨（Tarsal）在希腊语中意为"柳条筐"。看X光片时可以把骨小梁想象为筐子中交织的柳条。如果翻转足部，让足底朝上，就能看出（加上一点点想象力）足部半穹顶形与筐子内部形状较为类似。

跗骨的区域就如同一个柳条筐，它能根据受力的大小和方向而变得更紧或更松。因此利用筐子这一形象比喻有助于理解足部的外翻和内翻。把软组织和骨骼想象为筐子的编织材料，它们被牵拉时筐子的小孔会打开得更大——足外翻。将筐子朝另一个方向扭转时小孔会闭合，筐子处于闭锁状态——足内翻且成为坚固的杠杆。只要交织的柳条保持完好无损，那么筐子就能维持张拉整体的状态。不管柳条间隙是打开还是关闭的，筐子都能保持其强韧的力量。

跗骨组成了后足与中足，前足则大部分由跖骨组成。前足由多块笔直的长骨组成，首先是五列跖骨，然后还有14块趾骨。

总之，长骨能提供杠杆，而各块短骨则可适应杠杆。以股骨与胫骨为例，它们的长度能显著提高动作的效率，而膝关节则提供了力臂上的优势。然而，当杠杆的力臂更长时，随之而来的是需要更多的力来稳定和控制它。前足的长度所占比例相对较大，这使得杠杆的力臂更大，但同时更长的杠杆也必须更稳定才行。足部的稳定在一定程度上能够靠跗骨维持，就像之前所讲的，各块跗骨能扭转并锁定在一起，从而变成坚固的杠杆。而当跗骨朝另一个方向扭转则可重新散开，因而能让软组织在缓冲时也参与受力。

有两个复合关节横跨足部[1]——跗跖关节与跗中关节（见图4.2）。这两个关节也能促进足部形成独特的功能。更远端的复合关节线位于跗骨与跖骨的交界，也就是通常所说的跗跖关节。跗跖关节线看上去就像海岸线一样，有内凹也有外凸。骨骼间这种交错分布的方式天然就具有一定稳定性，能对抗剪切力。

更近端的跗中关节也常被称为横跗关节，因为它大致位于跗骨区域的中心。从上方和下方看上去，跗中关节线的曲线都很平滑。然而，这使得关节自身相对更加不稳定，所以在跟骨和骰骨之间需要有稳定机制（见图4.3）。跗中关节也被称为Chopart关节（Chopart是位法国外科医生的名字，他选择了这条关节线作为足部截肢手术的位置）。

跗跖关节也被称为Lisfranc关节（也是以一位法国外科医生的名字来命名的），因其位于一系列长骨的基底部而常出现问题，类似膝关节因为位于两块长骨之间而更易发生损伤，

---

1 复合关节由多个关节共同组成。

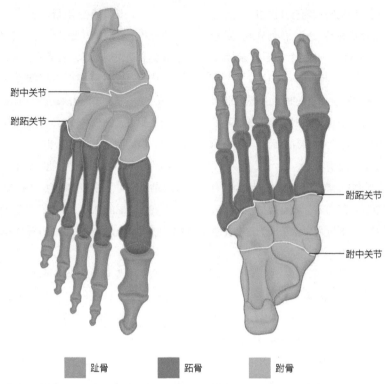

跗中关节

跗跖关节

跗跖关节

跗中关节

趾骨　　　距骨　　　跗骨

图4.2　足部的区域划分。跗骨组成了后足（跟骨和距骨）与中足（楔骨、骰骨和足舟骨）区域。前足由跖骨与趾骨组成。有两个重要的关节横跨足部——跗中关节（也称横跗关节，或Chopart关节）以及跗跖关节（或Lisfranc关节）。这两个关节都由多块骨骼构成，因而被称为复合关节

不过跗跖关节并不像膝关节出现损伤的频率那么高。在摔倒或意外事故中，跗跖关节可发生脱位。

要弄懂希腊语和拉丁文的解剖术语已经够难了，如果再加上以外科医生命名的方式，且参考文献里用法不统一、不同术语混用就更让人摸不着头脑了。直到前不久，我也还在查Chopart或Lisfranc关节之类的词是指什么，因为文献引用这些词时并没有明确指出它们实际上只是另一种说法而已。所以在本书中，我会使用解剖术语来避免让读者感到困惑。上文之所以提到这些关

节的名称是源于已逝的法国外科医生，只是为了让各位读者免于经历我曾产生的困惑。

如果我们观察足部的骨骼（跗骨、距骨与趾骨），以及目前已经提及的关节（跗中关节与跗跖关节），那么很自然地会看到，再向远端还有一个骨骼间的交界，即跖趾关节。这一排关节形成了前足（步态周期中的足部摇杆之一）。唯一可能存在的令人困惑之处便是跖趾关节的缩写有好几种，包括MTPs、MTJs及MTPJs。

趾骨之所以被如此命名，是因为它们的形状相对较长且直。足部包括14块趾骨，踇趾有

两节趾骨，而其他脚趾则有三节趾骨。趾骨之间的关节被称为趾间关节，又因为在第二至第四脚趾有三节趾骨，所以又分为近端趾间关节（proximal interphalangeal joint）与远端趾间关节（distal interphalangeal joint），各简写为PIPs和DIPs。

功能分区

就像同一个部位有不同的命名方式一样，足部也有着多种划分方式。我们可以把足部按功能分为两半：内侧包括距骨、足舟骨和3块楔骨以及第一至第三跖骨，外侧则由跟骨、骰骨以及第四跖骨和第五跖骨组成（见图4.3）。

我们将足部划分为内侧与外侧区域，依据的是它们在站立与运动时的功能以及足底在承重过程中的作用，相关内容在后文会讲到。我其实并不喜欢用这种方式划分足部，而是更倾向于将足部描述为一个半穹顶形。不过，这种内/外侧划分法对大家更深入地理解足部功能还是有帮助的。

另外一个指代足部的常用术语是"跖列"（ray），平时常听到的诊断例如第一跖列活动度受限或活动度过大，其中跖列指的就是足部。一个跖列包括了一纵列骨骼，从最远端的趾骨直到其延长线所在的距骨。跖列按照从内侧到外侧的位置来命名，拇趾所在的跖列即为第一跖列，小趾则在第五跖列（见图4.3）。

与小腿的关联

结合全身解剖以及具体动作策略来探讨足部的作用才更有意义，理解步态周期对分析足部与小腿之间的相互作用也有帮助。切记，解剖虽然把人体划分为各个不同的部位，但是在人们寻找食物与水源、选择安全的休息地点时，

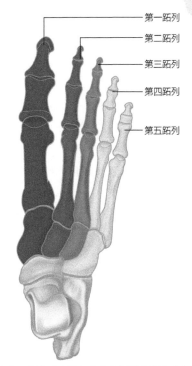

图4.3 足部可以划分为从内侧到外侧的各个跖列，命名依据为其所在的脚趾。一些资料则将足部划分为内侧与外侧区域，其中内侧包括第一至第三跖列至距骨，外侧包括第四至第五跖列至跟骨

第一跖列
第二跖列
第三跖列
第四跖列
第五跖列

人体是作为一个整体系统来工作的。就如第2章所讲，在智人进化至双足动物的过程中，足部的适应发挥了重要的作用。但是足部结构上的变化只是整体解剖中改变的一部分。

在第2章中，讲到了胫骨扭转、足部的指向以及拇趾内收之间的关系。足内部扭转形成的半穹顶形态构成了灵活的缓冲系统，以应对向上传导至其他身体部位的力。在行走承重阶段被动产生的足旋前会在之后重新朝着足旋后的方向运动，以使足部成为坚固的支点来应对脚趾离地时期出现的各种力。行走中的足旋后主要是被身体其他部分的运动所带动，最后经由胫骨与腓骨传导至距骨（见图4.4）。因此，踝关节复合体（胫骨、腓骨、距骨与跟骨之间

的关系）在决定足部的方向与排列中发挥了重要作用。

踝关节复合体包括3个关节：远端胫腓关节（inferior tibiofibular joint）、距小腿关节（talocrural joint）和距下关节（subtalar joint）。其中前两个关节由3块骨骼组成——胫骨与腓骨（远端胫腓关节），以及胫骨、腓骨和距骨（距小腿关节）。距下关节则由距骨和跟骨组成。

虽然在最开始接触各个术语时可能让人心生畏惧，但是对其进行分解后情况会好很多。之前提到过，很多关节都是根据其组成的骨骼命名的，例如胫腓关节。距小腿关节（译者注：即通常所说的踝关节）也是一样，小腿即位于膝与踝之间的部分，实际包括了胫骨和腓骨，所以也可以说距小腿关节是距胫骨腓骨关节的简写。距下关节会在本章后续探讨，它描述了距骨和其下方骨骼（跟骨）的关系。

距骨在拉丁文中就是踝部的意思，它位于

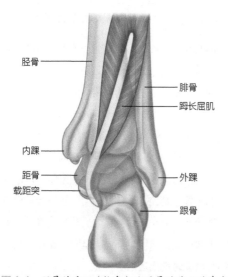

胫骨 ————
                    ———— 腓骨
                    ———— 踇长屈肌
内踝 ————
距骨 ————
载距突 ————   ———— 外踝

                    ———— 跟骨

图4.4　距骨的重心（粉色）比跟骨的重心稍靠内侧。距骨在跟骨侧方的一个骨性突起（载距突）之上。载距突被踇长屈肌的肌腱从下方支撑。从图中也能看出，距骨被小腿的内踝与外踝包围在中间

胫骨这一粗壮且主要承重的骨骼下方（见图4.4）。小腿的胫骨与腓骨下方的膨大包裹着距骨，被称为内踝与外踝，拉丁文意为小锤子。距骨的顶部被称为距骨穹顶或距骨滑车，拉丁文意为滑轮（见图4.5）。距骨滑车形成了步态周期中四个摇杆中的第二个，并且会承担来自上方经由胫骨和腓骨传导的力。构成距小腿关节的3块骨骼的形状与排列决定了在此产生的运动是踝背屈与跖屈（见图4.6）。

距小腿关节的骨骼形状构成了榫卯结构——木工的术语，意为一块木头能嵌入另一块木头的凹槽，并且不使用胶水便能稳固。榫卯结构能使两部分木头稳定地咬合在一起，而且在各个方向上都是稳定的，只有形状允许的前后两个方向能发生运动，但这一运动平面也因严丝合缝的紧密接触而极为稳定。当然，距小腿关节可能会存在一些缝隙（这种骨骼之间的空隙是有好处的）。身体各个结构会在灵活性与稳定性之间达到平衡。

包裹覆盖在距骨上的内踝与外踝所形成的角度使得距小腿关节能做的运动主要在矢状面。围绕着同一条关节轴线，要么是胫骨与腓骨一起在距骨之上运动（见图4.6b），要么是距骨和足部其他骨骼一起在小腿下方运动（见图4.6c）。这些运动都发生在距骨滑车这一位于距骨上方平滑且呈圆顶形的关节面。滑车就如同滑轮上的凹槽，能使围绕滑轮的绳索运动起来更为流畅。

距骨滑车的前方更宽，后方更窄（见图4.6a）。所以不管是在开链还是闭链动作中，当距小腿关节（踝关节）在背屈位时，距骨更宽的前部会与远端的胫骨和腓骨相接触。为了容纳距骨额外的宽度，腓骨与胫骨需要轻微分开（见图4.11）。

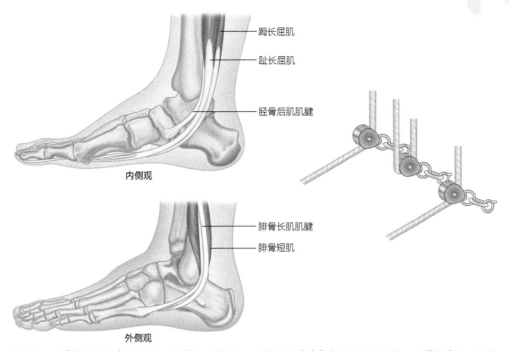

蹋长屈肌

趾长屈肌

胫骨后肌肌腱

内侧观

腓骨长肌肌腱

腓骨短肌

外侧观

图4.5 距骨滑车（顶部）如同一个滑轮一样运动，而整个踝关节复合体也可被视为一个滑轮系统。当踝关节背屈时，跨过骨骼旁边的肌腱会拉紧并帮助稳定足部

胫骨和腓骨被骨间膜这一致密的结缔组织层拉紧至一起（见图4.7），其纤维走向正好符合常见的受力方向。骨间膜上部的纤维呈十字交叉，从胫骨和腓骨分别移向外侧和内侧。骨间膜的下部三分之二则均从胫骨出发向外下方附着至腓骨。上部骨间膜这种交叉往返的排列方式能将腓骨在各个方向上稳定，防止其相对胫骨产生过多向上或向下的移动。然而，下部骨间膜朝外下方的纤维走向能够允许腓骨相对于胫骨向上和向外移动，使踝背屈时远端胫骨、腓骨能容纳更宽的距骨滑车前部。

骨骼形状与肌肉功能

为了进一步理解形状与功能间的关系，我们下面来比较人体中的两块长骨，即胫骨与股骨的位置、功能与形态（见图4.8）。股骨体中

段的横截面呈泪滴状，自髋关节至膝关节向内倾斜成角，且从侧方看整体呈向前拱起的弧度。胫骨的位置则相对垂直，横切面呈三角形，而且有较厚的骨密质。较长的股骨周围被强大的肌肉包裹，这些肌群能在膝关节与髋关节处吸收外力。尽管小腿也会承受很大的外力，但胫骨并未被肌肉全方位包裹，相关肌群主要位于其后方。

胫骨与股骨的位置与形状不同，意味着二者的作用不同，不过对此还未完全研究清楚。股骨体完全被肌肉所包围，肌肉产生的张力能支持骨骼并在高负荷状况下防止骨骼被过度弯曲（见图3.6）。而胫骨在前内侧并没有来自肌肉的支持，因此只能依靠更多的骨密质来加强自身；它的受力主要来自两端扁平关节面。

胫骨相当稳固地压在距骨之上，且近端的

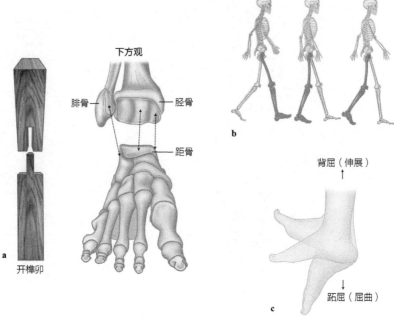

下方观

腓骨

胫骨

距骨

a

开榫卯

b

背屈（伸展）

跖屈（屈曲）

c

图4.6 内踝与外踝覆盖距骨并在踝关节处形成了榫卯般的结构（a）。关节的排列有利于背屈与跖屈，同时限制了旋转。在行走的站立期，胫骨与腓骨在足部上方以闭链动作的形式运动（b）。在开链动作中，足部在小腿下方相对其运动（c）

胫骨平台与股骨髁也构成了接触良好的关节面。因此，在正常运动中，骨质较厚且横截面呈三角形的胫骨在两个相对扁平的关节面之间受力的可预测度也相当高（译者注：主要为纵向压力）。然而，髋关节作为球窝关节，在日常各种动作中能容许股骨做较大范围的三维运动。就像我们在图3.6中看到的，想给较长的股骨提供支撑但又想让其重量尽量轻的解决方法，就是利用围绕在四周的肌肉收缩所产生的张力。但胫骨不可能拥有，且不需要这种解决方式。

　　胫骨的运动被位于其两端的关节所限制。内踝、外踝与距骨滑车在踝关节处将胫骨运动主要限制在矢状面。髌骨能限制膝关节从中立位继续做过度的伸展运动。膝关节能做轻微的旋转和伸展，主要的运动为屈曲。当足部在地面上时，膝关节屈曲能带动胫骨向前移动，由

此产生了踝背屈运动。关节之间的连结与力学传导引起了上述运动，而软组织则负责减速和控制动作中产生的较大的受力。骨骼位置与邻近关节的反应等因素的组合解释了为何胫骨的横截面在生长发育过程中从相对近似圆形逐渐变为三角形，这表明它在前后轴方向上变得更加强韧（Gosman et al., 2013，见图4.9）。

　　与位置竖直且粗壮的胫骨不同的是，人体的腓骨不会承担体重，并且更加灵活一些（见图4.10和图4.11）。而黑猩猩的腓骨则会承担部分体重，并且会和距骨构成关节（见图4.10和图4.15）。黑猩猩的腿呈O形，为了应对各种地形，其下肢需要更大的运动范围。人类的腿和足部则发生了适应改变以减少运动和姿势中的能量消耗，让胫骨的位置变得相对竖直以提供更好的支撑就属于此类适应。为了代偿股骨

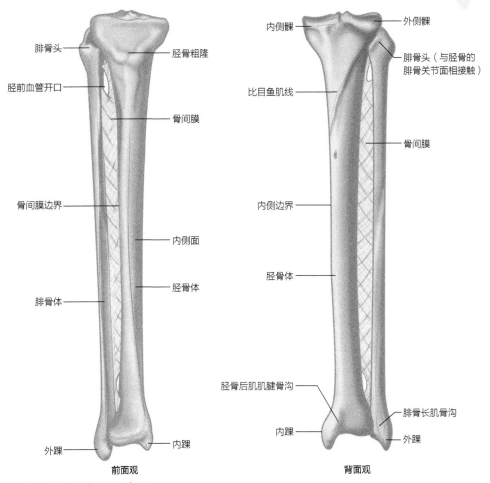

图4.7　胫骨、腓骨以及韧带联合

从髋关节至膝关节向内倾斜所形成的Q角，人体下肢的软组织发生了一系列适应，包括利用髂胫束与阔筋膜来分散受力（Cowgill et al.，2010；想获取更多信息请阅读Born to Walk，2020）。

远端胫骨位于距骨上方，而距骨前方更宽、后方更窄的特点使踝背屈运动时关节必须些许打开以容纳距骨前部（见图4.11）。当距骨前部进入关节并引起关节侧向变宽时，周围的软组织（关节囊、韧带和骨间膜）会被拉紧并形成关节的闭锁位。当关节处于闭锁位时会更加稳定，并且能在动作启动时发挥更大的力，这就是短跑起跑时采取踝背屈位的姿势的原因之一。关节侧向的扩张可以是能被触摸到的，不仅能触摸到自己的，也能在客户身上触诊评估出来。把手指放在内踝与外踝两侧，在踝关节从中立位逐渐运动到最大幅度的背屈位的过程中，便能感知到腓骨轻微的运动。

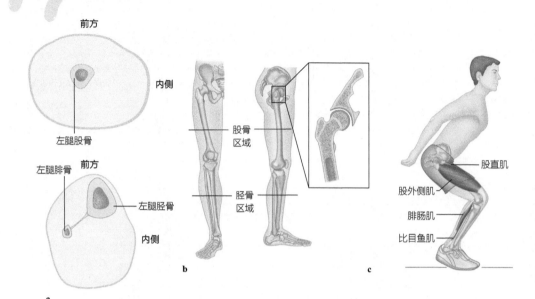

图4.8　（a）股骨体中段的横截面呈泪滴状，而胫骨则相对更加粗壮，并拥有厚且强韧的骨密质（见图4.9）。股骨周围被具有收缩性的组织所包围；胫骨周围的软组织主要存在于背侧。（b）胫骨在两头均为扁平的骨面且与其交界的关节不能朝各个方向运动，而股骨上方则与骨盆构成了具有较大活动度且能向各个方向活动的球窝关节。因此相对位置竖直的胫骨所受到的力比股骨更容易预估。（c）髌骨可防止膝关节进一步伸展，由于这个限制，踝关节通常会做背屈运动。这使得胫骨周围的肌群更需要发挥为背屈运动减速的作用，因而它们主要位于胫骨背侧（见图3.5）

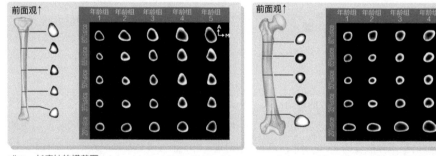

slice：长度处的横截面

图4.9　不同年龄段人群的股骨和胫骨的横截面形状对比。横截面图像选取部位分别在各块骨骼长度的20%、35%、50%、65%和80%处。在个体发育过程中，各横截面形状均因环境中的受力状况而逐渐变得更为不对称。选取的年龄段分别为0~2岁、2~5岁、5~9岁、9~14岁和14~18岁（修改自Gosman et al.，2013）

骨骼形状允许小腿关节做踝背屈与跖屈运动，而旋转运动则被距骨侧方的内踝与外踝所限制（见图4.8）。这一限制并不属于缺点，因为它使从小腿到距骨的旋转耦合运动得以发生。站立并向右转体就能很快、很容易地感觉到这种旋转耦合运动，向右转体会引起足部可预测的反应，即左脚会旋前，而右脚则会旋后。接下来会对此做进一步探讨。

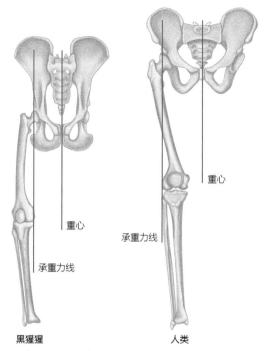

黑猩猩　　　　　　　　人类

图4.10 黑猩猩下肢的数个特征使其不能高效地用双足行走，包括O形腿以及向外倾斜的胫骨（人类则与之相反，胫骨位置相对竖直）。人体股骨向内倾斜形成的Q角对髋关节复合体的灵活性与稳定性要求更高，而髋外展肌的位置能起到一定的辅助作用

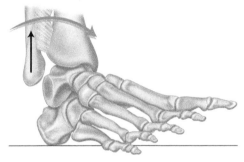

图4.11 从中立位至踝背屈的过程中，距骨更宽的前部会将腓骨侧的外踝向上和向外推动。这一运动会产生更大的空间以容纳距骨，而且会拉紧起到支持作用的软组织（为了形象展示，图中所画的位置改变程度比实际更夸张）

在第2章中讲到过胫骨扭转，当胫骨向外旋转时会将足部向上扭至旋后位并形成穹顶形，而胫骨内旋则会引起足旋前。也就是说，小腿的旋转会与足旋前/旋后耦合在一起，而这正是由内踝与外踝包裹距骨引起的——胫骨、腓骨与距骨三者中的任一如果发生旋转，其他的骨骼会随之运动。但是，踝关节这3块骨骼的耦合存在于水平面，在矢状面由于没有骨骼的限制作用因而不存在耦合运动。也就是说，踝背屈与跖屈运动中，小腿骨骼和距骨在关节活动的中间范围可以相对独立地运动。也可以说，在足踝旋转运动中距骨可被视作小腿的一部分，而在踝跖屈与背屈运动中它则属于足部的一部分。

之前提到过，胫骨很粗壮而且是承重的骨骼，而旁边的腓骨则不承重。强大的股四头肌与髂胫束都附着在胫骨的上部，这些结构与膝关节周围的其他肌肉使得这一区域更加稳定。

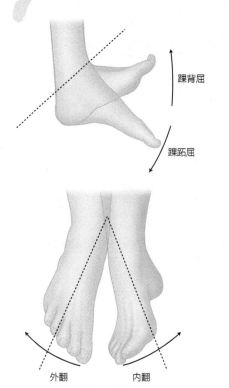

踝背屈

踝跖屈

外翻　　　内翻

图4.12　距小腿关节这种榫卯关节的形状允许20°~30°的踝背屈以及40°~50°的踝跖屈发生。内翻与外翻主要发生在距下关节，其中内翻幅度为20°~30°，外翻幅度为10°~20°

而附着在腓骨上并给予其支持的大腿肌肉则仅有股二头肌（见图4.13）。不过，腓骨上附着有8块延伸至下方的足踝肌肉，这些肌肉能将腓骨向下拉，好在骨间膜纤维排列的角度和股二头肌向上的拉力能抵消这一作用。

只有灵长类动物和肉食动物的小腿有胫骨和腓骨且能在踝关节处轻微扩张，这种骨骼间的细微运动使身体更灵活，因而能更好地应对各种包含了矢状面和水平面的复合运动中产生的应力。敏捷的捕食者要在不同的地形快速奔跑和变向，对它们而言兼备灵活与稳定是必要的。与之相反，鹿与长颈鹿的小腿则没有腓骨。所以，尽管它们昂首阔步时看起来更为优雅，

但是快速转向时就没那么灵活了。

韧带联合的特点既确保了踝关节的稳定，也能使远端腓骨与胫骨间具有一定的活动性，有利于人体进行多样的运动。具体来讲，骨间膜与踝关节复合体韧带的排列方式使得腓骨能相对于胫骨有一定活动度（见图4.14）。腓骨能发生轻微运动这一点有利于提升关节适应能力、缓冲以及分散受力。在脚跟触地阶段腓骨能向下方移动，这使外踝覆盖距骨更多，有利于踝关节的侧方稳定，同时也能牵拉骨间膜与各胫腓韧带并分散软组织的受力（Aiello & Dean, 2002）。

腓骨（fibula）一词原本指用来固定绳索的图钉或胸针。对这一功能来说，人体的腓骨显然太长而且太钝了，但是鸡身上的这块骨头就更贴近金属图钉的形状与长度。

人体的腓骨最远端比胫骨位置更加靠下，这一特点能在足部进行大幅度外翻（译者注：足外侧提高，内侧降低）运动时提供骨性限制，以防止进一步外翻扭伤。

胫骨背面为强壮的比目鱼肌提供了附着点（见图4.13）。比目鱼肌线在每块胫骨上都能被明显看到，这意味着比目鱼肌拥有强大的力量且很重要。当探讨各块骨骼时，本书会讲到它所具有的凸线、凹沟、隆起、切迹、凹陷与结节等骨性标志，大家要想弄懂它们，需要翻来覆去地学习骨骼与肌肉的解剖以及各部分的功能。比如要理解比目鱼肌线的意义，就得把它放到功能的语境中去。

呈穹顶状、如同滑轮的距骨滑车（顶部）被膨大且近似圆形的内踝与外踝所包裹（见图4.5）。内踝为胫骨后肌肌腱提供了"滑轮"，

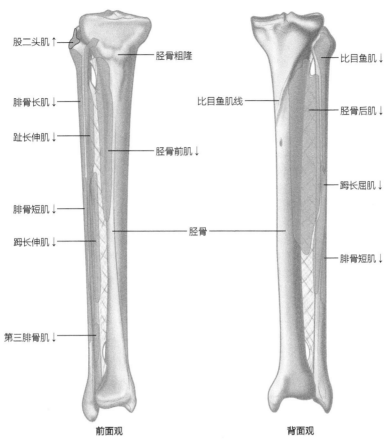

股二头肌↑

腓骨长肌↓

趾长伸肌↓

腓骨短肌↓

跨长伸肌↓

第三腓骨肌↓

胫骨粗隆

胫骨前肌↓

胫骨

比目鱼肌↓

比目鱼肌线

胫骨后肌↓

跨长屈肌↓

腓骨短肌↓

前面观

背面观

图4.13 肌肉在胫骨与腓骨上的附着点。尽管腓骨更为柔软且不承重，但它上面附着有9块肌肉，其中只有股二头肌能将腓骨向上拉

而外踝则对腓骨长肌和腓骨短肌肌腱提供了"滑轮"。后续章节会细讲这些肌肉，这里只是简单提一下。

胫骨远端的关节面是水平的，这有利于胫骨在距骨滑车上滑过。不过，距骨滑车是轻微向内倾斜的。包裹在距骨外的内踝与外踝支持前后向的运动，而距骨滑车向内倾斜则会使踝在背屈和跖屈的同时形成一定程度的旋转。但是，旋转的幅度在人群中存在差异且被一些研究者所质疑（Brockett and Chapman, 2016）。值得注意的是，一些情况复杂的客户身上可能出现例外。

把人类的踝关节复合体和黑猩猩的相比较会发现如下几点不同（见图4.15）。黑猩猩的腓骨更为粗壮，与距骨上方也形成关节面，而且会承担相当一部分体重；而人类的腓骨则更细长，更贴近之前提到的胸针的比喻。黑猩猩的胫骨与腓骨共同形成了穹顶状并覆盖距骨，在行走中可多方向滚动；而人类胫骨远端的关节面相对贴近水平面，对应在行走中向前方的滑动。

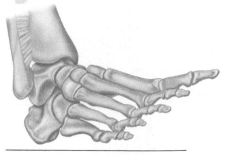

图4.14　在脚跟落地前的准备阶段踝关节会背屈，腓骨在此过程中会被拉向下方，以为踝部提供更多的保护并且拉紧骨间膜和其他韧带。腓骨一侧的外踝比胫骨侧的内踝更加靠下，因而能够阻止幅度过大的足外翻运动。这也是为什么内翻扭伤比外翻扭伤更为常见，但是外翻扭伤发生时却可能一并损伤到腓骨等其他结构，往往更加严重

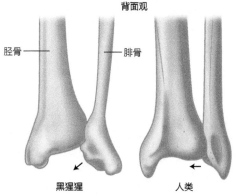

图4.15　黑猩猩的胫骨与腓骨与人类的有诸多不同。由于其更加弯曲的下肢（见图4.10），黑猩猩的腓骨会承担更多体重而且与距骨上方构成关节，这使得其可动性有所减弱。人类更为粗壮的胫骨是竖直的，与距骨上方所形成的关节面积更大

触诊——了解踝关节复合体

用你的指尖来感知内踝与外踝的位置，如图4.16所示。

内踝是胫骨远端的骨性突起，而外踝则属于腓骨。留意看图中，内踝比外踝位置会更偏前。

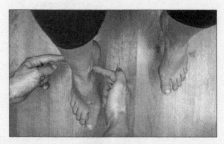

图4.16

在屈膝位，我们能比较膝关节轴线（很接近冠状面）与穿过内、外踝的假想直线间的角度。这个角度代表了胫骨的扭转，也就是在生长发育期间胫骨自然形成的扭转。胫骨扭转的正常范围是12°～15°，向外旋转。胫骨扭转角度的不同会影响踝关节运动轨迹以及足弓的高低。小腿内旋会使足旋前，而小腿外旋则会引起足旋后。所以，比起胫骨扭转角度大于15°的人，胫骨扭转角度小于12°的人更有可能拥有较低的足弓。图4.17中，测出的胫骨扭转角度为13°，因此属于正常范围。

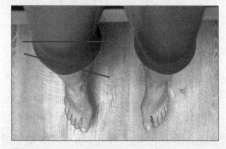

图4.17

体会一下自己踝关节的活动度，并观察从最大跖屈位运动到最大背屈位的过程中（见图4.18）足踝还发生了什么运动。由于内踝与外踝位置不对称，足踝运动的轴线也会随之改变，所以在跖屈运动过程中会

伴随有不同程度的足内翻，在背屈运动过程中则会出现足外翻。

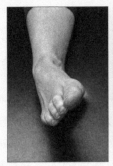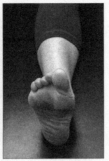

图4.18

足部的灵活与稳定

人类足部拥有很多独特的能力，不仅可以从灵活且具适应性的结构转换为坚固的杠杆，而且可以感知地面、为神经系统提供本体感觉输入以及吸收与回收动能来提升运动效率。这些能力都基于足部组织能使自身锁定与解锁这一特点。想要真正理解莫顿"足部可被视作一个器官"的观点，我们需要分析每一块骨骼的"生态"——它们与邻近骨骼和软组织的诸多相互作用以及在环境中的受力状况。

之前已经探讨了复合关节中的一部分，但是要想真正欣赏这些独特形状的骨骼聚集在一起的奇妙之处，就必须单独研究每一块骨骼。每块骨骼都有其结构与功能，接下来进行分析。

骨骼的排列与形态为足部提供了相当程度的稳定性。之前我们已经看到了骨小梁是如何从一块骨骼至另一块相邻骨骼延续且交织在一起的。此外，足部各块骨骼之间也相互交错且各自形状能够良好地吻合在一起，这使得关节在做特定动作的同时会在其他方向受到限制。

不过，足部想拥有充分的稳定性还需要软组织的协助，这部分内容在后续章节会详细探讨。简而言之，具有收缩性的软组织会在足部灵活与稳定功能切换过程中协助和支持足部骨骼。

荷兰的物理治疗师安德里·弗雷明（Andry Vleeming）在描述骶髂关节复杂的力学时，使用了形闭合与力闭合这两个术语。一方面，骶髂关节的骨骼之间能较好地吻合在一起以在一定程度上提供稳定。另一方面，关节仍然需要依靠跨过关节的各肌群来被进一步强化稳定。形闭合与力闭合的概念也很适合用来描述足部的力学。各块骨骼本身就形成了具有一定支撑作用的拱形，但需要韧带把各骨骼连结在一起，也需要肌肉将骨骼拉紧并稳固。

生物力学研究者布鲁诺·尼格（Bruno Nigg）认为，足部骨骼与软组织间的相互作用使其能发挥3个主要功能（Nigg, 2010）：

1. 支撑；
2. 保护；
3. 成为杠杆系统。

之前提到过，有关"杠杆"一词的使用仍然存在争议。但我想，没有人会质疑骨骼在为人体运动系统提供支撑中发挥的重要作用。这在下肢主要的两块骨骼——股骨与胫骨的例子中能明显看出来。这两块骨骼在膝关节处相互接触，其排列相比于足部各骨骼直观得多。

当我们分析下肢主要的骨骼与关节时，会发现各个部分都具有一定程度的内在稳定性与支撑性。比如髋关节有较深的髋臼关节窝，较长的股骨与胫骨组成膝关节并由强大的韧带支持，位置相对竖直且粗壮的胫骨位于距骨上方，并且内踝和外踝包裹着距骨。然而，足部自身的稳定性与支撑性却没有那么显而易见。在步态周期中的脚趾离地阶段，当脚趾处于伸展位且脚跟抬起时，在踝关节与脚趾之间的足部会承受相当大的力。可以说，拥有由26块形状奇特的骨骼组成的33个关节的足部实属工程学上的一大壮举。

足部在旋前时能解锁并缓冲冲击和适应地面，在脚趾离地这一受力较大的阶段又能转换为稳定的结构来提供支撑。足部能做到这些离不开其形态与力之间复杂的相互作用。

在上一章中讲过，提升股骨周围的肌肉以及其他软组织的张力有助于提高股骨的刚性。胫骨并不像股骨一样被软组织环绕，但它的受力形式相对股骨也会更少，对此最佳的策略便是改变自身的骨骼结构来成为坚固的杠杆。大腿和小腿区域都各只有一块骨骼起到主要承重作用，如果关节之间仅存在一个环节，那么想获得坚固的力学杠杆会更加容易。但是，足部在拥有多块骨骼的情况下仍然能够在脚趾与踝关节之间形成坚固的杠杆——让骨骼形成复合体。

身体中的每个关节在某种程度上都是力闭合与形闭合的组合——骨骼提供结构支撑，肌肉通过提升张力来协助支持。股骨靠周围肌肉的力量来提升稳定性，胫骨的稳定则主要依靠自身的形态。当足部的诸多骨骼形成坚固的杠杆时，也是依靠这两种策略来把松散的组织拉紧至一起从而形成功能整体。

虽然我们会逐一或以功能群组的形式探讨各骨骼，但是也不要忘记骨骼在足部复合体中发挥的作用。

■ 后足——距骨与跟骨

距骨和跟骨组成了后足，它们主要的作用是承受脚跟着地时产生的各种力，以及把力向上传导至腿部或接收来自身体上方的力。

本书已介绍了有关距小腿关节的动力学，也重点讲解了关节耦合运动的相关概念。在矢状面中距小腿关节能自由运动，但是旋转运动却因其形态而被限制。因此，小腿的旋转便与足踝运动耦合在一起了。重力、动量与地面反作用力作用于关节的方式会直接被各个关节运动的自由度影响。

有一些常被引用的有关距骨的描述：唯一没有肌肉附着的骨骼；表面积的70%为关节软骨；参与组成了踝部两个重要关节——距小腿关节和距下关节（见图4.19和图4.20）。距骨表面很大面积被关节软骨覆盖，这些被覆盖的部分都是与其他骨骼相接触的地方，这意味着距骨也处在周边骨骼所产生力的交汇之处。没有肌肉附着在距骨上意味着肌肉不能直接控制距骨的运动，故而能让距骨自由地对所受的力做出反应。在参与组成的关节中，距骨依靠自身形状能将力传导至其他骨骼以及相应的软组织。

再回头看看骨小梁模式，我们能看到主要的排列方向都指向距骨——从跟骨向前、向上，自中足向上、向后（见图4.1）。距骨可被比作站在一个繁忙的路口指挥来自各个方向车流的交警。在运转良好的情况下，距骨能在人体各种运动中自由、优雅且时机恰当地活动。当踝关节复合体不能流畅地活动时，身体整体的动作也会受到影响。

跟骨与距骨较大的体积意味着它们具有承重的作用：距骨是各跗骨中最先承受来自胫骨与其他身体上方部位重量的，跟骨则在走路时脚跟触地阶段承受相当大的冲击。可以把距骨想象成金字塔的顶端（见图4.19d）：它向下、向后延伸至跟骨，距骨头在前方与足舟骨相连，这些方向都与之前所看到的骨小梁排列模式相符，也表明了距骨在力学传导中的角色。简单

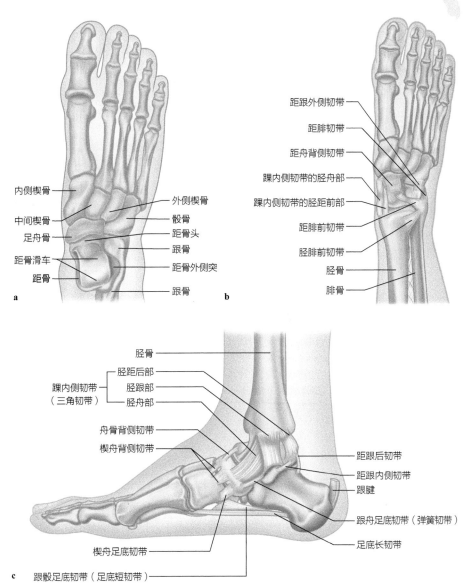

内侧楔骨

中间楔骨

足舟骨

距骨滑车

距骨

a

外侧楔骨

骰骨

距骨头

跟骨

距骨外侧突

跟骨

距跟外侧韧带

距腓韧带

距舟背侧韧带

踝内侧韧带的胫舟部

踝内侧韧带的胫距前部

距腓前韧带

胫腓前韧带

胫骨

腓骨

b

胫骨

胫距后部

踝内侧韧带　胫跟部

（三角韧带）　胫舟部

舟骨背侧韧带

楔舟背侧韧带

距跟后韧带

距跟内侧韧带

跟腱

跟舟足底韧带（弹簧韧带）

足底长韧带

c　跟骰足底韧带（足底短韧带）

楔舟足底韧带

图4.19　距骨在胫骨的正下方（a）且两侧被内踝与外踝所包裹（b）。尽管没有肌肉附着于其上，但距骨几乎在每个方向都被骨性结构所包围，并且有很多强有力的韧带连接并拉紧各块骨骼，这有助于控制正常动作中产生的各种力（b、c和图4.22）。距骨在上方、下方和前方分别与胫骨、跟骨和足舟骨相接触（d~f），因而其表面的70%都被关节软骨所覆盖。距骨头与足舟骨相连。此外，距骨体和距骨头之间通过距骨颈相连，就像人的躯干和头部通过颈部相连一样

来讲，距骨接收来自胫骨的力并向前和向后继续分散，但是现实情况远比这复杂得多。走路脚跟着地时，跟骨会受到来自地面的反作用力并将其向上继续传导至距骨，当足部其他部位着地时，前足也会将受到的地面反作用力向后、向上传导至距骨。因此，可以说距骨在3个方

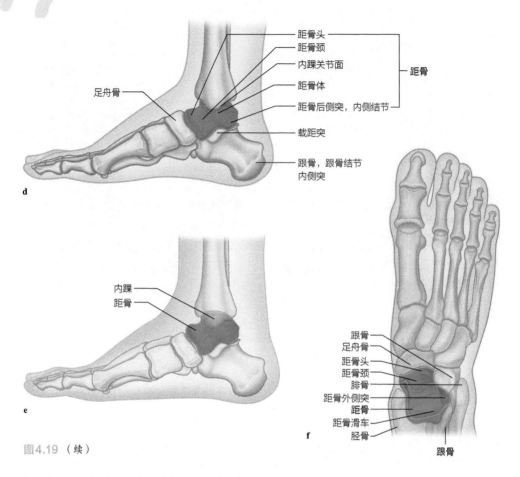

距骨头
距骨颈
内踝关节面
距骨体
距骨后侧突，内侧结节
载距突
跟骨，跟骨结节内侧突

足舟骨

距骨

d

内踝
距骨

e

跟骨
足舟骨
距骨头
距骨颈
腓骨
距骨外侧突
距骨
距骨滑车
胫骨

f

跟骨

图4.19 （续）

向的力的交汇之处——由胫骨向下、由跟骨向上以及由前足向后、向上的力。

距骨与周边骨骼的位置关系影响它如何对受力的改变做出反应，而不是依靠肌肉主动收缩来控制。距骨在两侧被内踝和外踝包围，上方是胫骨，下方为跟骨，前方则与足舟骨相连，也就是说，距骨在各个方向都被其他骨骼与相关韧带所环绕。正是由于距骨不会受到肌肉的控制，所以当它受到来自各方的力时才能自由地引导这些力，且无须等待任何指令，也不会受异常的肌肉张力影响。再回到交警的比喻，在某些路口的临时交通灯并未被设置为根据车

流来控制变灯的时候，开车的人不得不在原地干等。但如果有交警在，交警则会立即根据此刻的交通状况迅速做出反应，让车流尽可能流畅地通过[2]。让距骨拥有一定程度的自主性对踝关节处的复杂状况有所帮助。

在距骨之下的是距下关节[3]，它位于距骨与跟骨的交界处，能发生足内翻与外翻运动。

2　当然，并不是每个被予以指挥交通重任的人都能很轻松地完成任务，但我希望你能理解比喻背后的意思。

3　第6章讲肌肉解剖时会更详细地探讨踝部的两个关节。

区分内翻/外翻与旋后/旋前这两类不同的运动很重要，足内翻与外翻描述的是主要发生在冠状面的动作。足旋前和旋后则指的是踝关节复合体和整个足部一系列运动的组合，其中外翻与内翻也属于其中一部分。

距骨与跟骨至少有两个交界位置[4]，在距下关节后部，胫骨、距骨与跟骨后部几乎呈一条直线，而距下关节的前内侧部分则位于距骨和跟骨的载距突之间（见图4.20）。载距突是跟骨的一个骨性突起，有时也被称为"侍者的托盘"或者"距骨支架"。它的名字本身意为"距骨的吊杆"，这也确实是它发挥的作用。

距下关节相当复杂，它有两个部分，且弯曲向相反的方向（见图4.20c），这使关节能跨越3个平面运动。就像我们在第2章中看到的那样，这两部分关节面的朝向发生了改变，大致与身体正中线呈23°（也就是说，比我们祖先的结构更加外旋了，见图4.20d）。当然，个体间的这一角度会存在差异，从而使足部存在不同的类型且都属于生物力学研究的范畴。如果关节更向内偏移，那么足部的类型就更倾向于旋前位；如果关节角度大于23°，则足部更倾向于旋后类型。

就像第2章讨论过的那样，也许是胫骨扭转与距下关节轴线的改变等因素组合在一起才使我们的足部变成了现在的样子（见图2.15、图4.17和图4.20d）。胫骨的扭转也改变了距下关节轴线，促使第一跖列更加内收，并且使跗跖关节位于同一平面中。这些改变都有利于足部沿矢状面经由4个摇杆向前滚动。

---

4 距下关节的形态在个体间存在很大的差异，如不同的骨骼接触面和不同的角度。文中提到的数据仅为正常范围的平均值。

跟骨、距骨、足舟骨及后足的受力

尽管人类并不是从黑猩猩进化而来的，但化石证据显示，现代人类的足部和猿类有非常多的相似之处。因而进行物种间的对比能帮助我们弄清小腿-足踝复合体发生了哪些形状上的变化。黑猩猩足部的跟骨相对于距骨更加靠外侧，而人类的跟骨则更加贴近距骨的正下方，如图4.20d所示。胫骨在进化中发生的扭转以及足部沿自身的扭转使足部形成了半穹顶形的结构（小腿外旋与足旋后的耦合运动）。距骨在这一过程中也被抬高至跟骨上方，在图4.21a中你将看到距骨的一部分位于距骨支架[5]。在行走中发生足旋前运动之后，足踝正是依靠这一机制重新回到中立位。

地面反作用力与体重产生的效应使跟骨在步态的脚跟触地阶段向内倾斜。距骨将跟随跟骨一同向内侧倾斜（因为它位于跟骨载距突之上）并且向内旋转（见图4.21a和b）。耦合运动中，当距骨外旋时会发生足旋后运动，而距骨内旋则使足部发生旋前运动。图4.21b中（演示有所夸张），距骨内旋解锁了跗骨间的各关节。足部的半穹顶结构被解锁后更有利于软组织进行缓冲，尤其是足部小肌群和韧带。

距骨前部的距骨头也呈圆拱形，并且其一部分轻微突进足舟骨之中。足舟骨（拉丁文意为小船）正是因为近似船形而得名。舟骨结节对应船头，可以在大多数人的足部轻松摸到，它也经常用来测量内侧足纵弓在负重时和动作中的改变（见图4.21d）。像被挖出来的凹陷部位相当于船的甲板，正是此处容纳了距骨头并能发生旋转运动。不过，解剖术语对应的拉

---

5 距骨支架即通常所指的载距突。

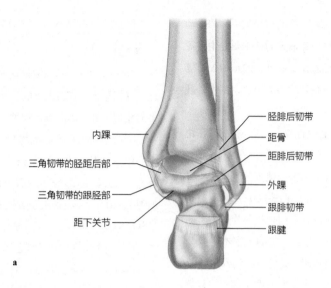

内踝

三角韧带的胫距后部

三角韧带的跟胫部

距下关节

胫腓后韧带

距骨

距腓后韧带

外踝

跟腓韧带

跟腱

a

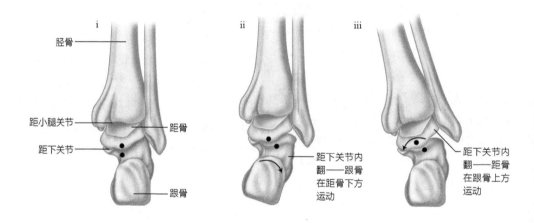

i

胫骨

距小腿关节

距下关节

距骨

跟骨

ii

iii

距下关节内翻——跟骨在距骨下方运动

距下关节内翻——距骨在跟骨上方运动

图4.20 （a）踝跖屈与背屈运动发生于距骨的上方，内踝与外踝以及相关的韧带能提供侧方稳定性并将距骨稳固于贴近矢状面的位置。（b）由于距骨不能左右移动，足内翻与外翻运动主要发生于距下关节的两部分。内翻与外翻运动既可以在开链动作［足部从中立位（ⅰ）开始，在距骨下方（ⅱ和ⅲ）完成，也能在闭链动作［距骨在足部之上运动（ⅳ和ⅴ）］中进行。距下关节包括两个部分——前部与后部，二者曲线弧度相反。（d）人体足部在进化过程中发生了扭转，使得跗趾丧失了对掌运动能力，但同时也让距下关节轴线更加贴近足部中线

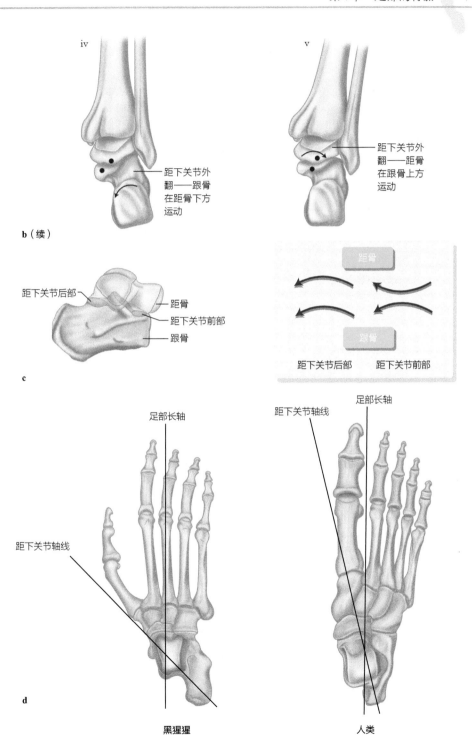

图4.20 （续）

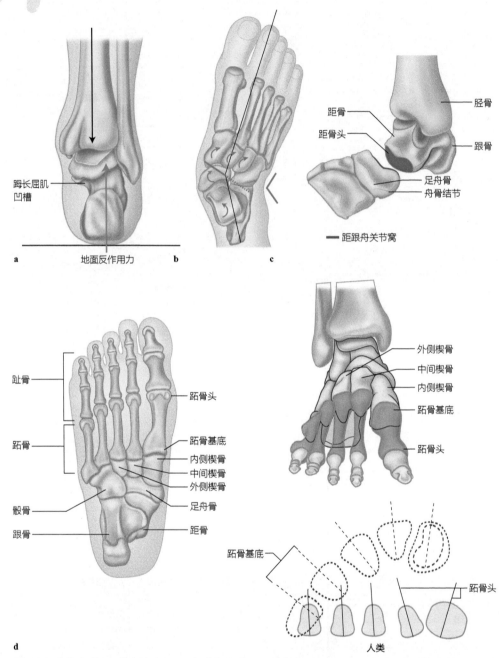

图4.21 （a）在步态周期的站立早期，跟骨与距骨之间的偏位导致了重力和沿胫骨向下的动量相对自跟骨向上的地面反作用力之间的方向也相互错开。（b）这引起跟骨向内侧倾斜，也使得位于跟骨载距突之上的距骨向内旋转，从而使足部旋前并解锁。（c）距骨头在足舟骨的浅窝内旋转。足旋前时"船头"位置的骨性突起（舟骨结节）位置会下降而且能被触诊到（见图4.26）。（d）楔骨与跖骨基底都呈楔形——足背一侧更宽，足底一侧更窄。旋前方向的扭转打开了各骨骼之间的空间并使软组织能够吸收一部分外力

丁文的意思并不是甲板，而是"足部的茶杯"（acetabulum pedis）（译者注：距跟舟关节窝）。Acetabulum一词也指代髋关节中的髋臼，这意味着足舟骨此处就像髋臼一样，具有一定的深度而且能做旋转运动。

距骨内侧、足舟骨与跟骨所在的区域形成了内侧足纵弓的拱形主体，此处由于位于足部与小腿之间，所以通常会受到较大压力。维持足弓也需要相当一部分来自软组织的支持。有一系列韧带能提供第一道支撑，第一眼看上去，这些韧带的名字十分复杂，有些令人生畏（见图4.22a和b）。然而，就如同足部受力的方式与骨小梁排列模式间的关联一样，大多数韧带的名字与其位置之间也有很大关系。

也许足部最出名的韧带当属"弹簧韧带"了，正如其名字，它也确实发挥着类似弹簧的功能。它位于跟骨与足舟骨之间，此处也是足旋前运动发生时承受极大应力的部位，因此弹簧韧带位于这里并为足部提供支撑是合理的。弹簧韧带的正式名称是跟舟足底韧带，这个名字告诉了我们韧带所处的位置，它刚好跨过跟骨载距突和舟骨结节之间的空隙。由三条韧带共同组成的三角韧带将胫骨、跟骨和距骨连结在一起，也能辅助支持弹簧韧带。当人站起来让足部承重时，触诊舟骨结节能感受到这一区域的张力会有所增强。

▓ 运动中的骨骼与关节

我们可以将跟骨、距骨与舟骨视作一个功能整体，它们共同组成了踝部的主要关节，通过关节轴线的改变，这些关节让足部与小腿之间的耦合运动得以发生。

- 距小腿关节——能在矢状面运动，但是在冠状面与水平面中的活动受到限制。
- 距下关节——能在冠状面运动，但是在矢状面与水平面中的活动受到限制。
- 距舟关节——能在水平面运动，但是在矢状面和冠状面中的活动受到限制。

分析关节时，"受到限制"一词并不一定是不好的含义，这一点切记。尤其是在踝关节

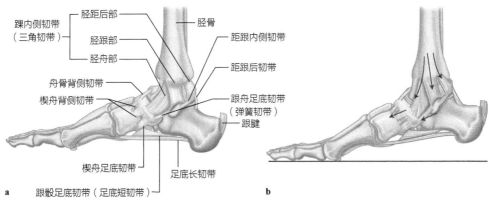

a　跟骰足底韧带（足底短韧带）　　**b**

图4.22　（a）韧带跨过各块骨骼，能够防止其相互分离并且维持关节的完整性。跟舟足底韧带能吸收站立早期足旋前运动中的一部分力，在此过程中跟骨和足舟骨会相互分离。（b）图中展示了力的延续性——由于韧带的纤维跨过了踝内侧的各块骨骼，力的传导也会穿过这些致密的软组织。当足旋前时，踝内侧的骨骼之间彼此分离，且内侧足弓会降低。三角韧带从胫骨一侧的内踝向下呈扇形散开，连接到足内侧的各块骨骼，并且能够在胫骨内旋和足旋前时支持足弓（见图4.25）

复合体处，旋转运动受到骨骼限制意味着肌肉参与出力可以减少，因而在此位置必需的肌肉量也可相应减少。通常，如果关节能在某个方向活动，就意味着必须有肌肉来引发和控制这一运动。限制胫骨、腓骨与距骨之间旋转运动的好处是，足部从旋前位再度进行旋后运动时不必依靠肌肉主动收缩，而是可以通过小腿外旋来带动足部旋后，在身体转向右侧时，耦合运动会使右足旋后。

摸一摸脚跟，感受跟骨的体积并把它和骨小梁受力模式对应起来。跟骨体具有的长度有以下几个功能：有利于缓冲减震，增加了踝关节与脚跟之间的力臂且更有利于提高动作效率，跟骨结节的圆形表面可作为行走时的第一个足部摇杆。在脚跟触地时，地面反作用力以及踝关节处的动量形成的合力可使足部沿着脚跟"滚动"并发生踝跖屈的运动（见图4.23）（译者注：足底放平至地面）。

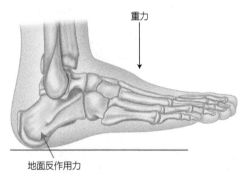

重力

地面反作用力

图4.23　足部以一定角度着地所引起的地面反作用力将位于距小腿关节轴线的后方，所以地面反作用力和身体动量的合力会引起踝跖屈

前足落地之后，身体的动量就开始通过足部的第二个摇杆，即距小腿关节。也就是说，胫骨会在矢状面从距骨滑车上方滚过。从前面或者后面观察时，能看到各个力在跟骨与距骨之间产生的合力会使跟骨的载距突在冠状面向内侧倾斜，这使得足部在经由第二个摇杆承重时开始做旋前运动。

距骨后方有一个很深的凹槽，它直接延伸到载距突下方的另一条凹沟（见图4.4、图4.24a和c及图4.25a和b）。能将内侧足弓上提的姆长屈肌，其肌腱在此凹槽中通过。位于足内侧的姆长屈肌与外侧的腓骨肌群平衡。腓骨肌群的肌腱也跨过一个类似的凹沟，它位于外踝后方以及跟骨侧方的腓骨肌滑车——腓骨短肌的肌腱位置更靠上，而腓骨长肌则更靠下（见图4.24b）。

尽管在其他动作中我们也需要左右移动并需要足部做单纯的内翻与外翻运动，但是足部各个摇杆的主要功能是辅助人体向前行进的动作。不过，为了更好地向前推进，足部也需要侧方的稳定。在足踝周围的各条支持带以及距骨两侧的内踝与外踝都有助于稳定距下关节。此外，足内侧的姆长屈肌与外侧的腓骨肌群分别能辅助控制足外翻与足内翻（见第6章）。这两块肌肉、相关的韧带以及支持带就如同儿童自行车两边的稳定轮能允许一定程度的左右倾斜，可以引导和辅助人体向前行进。

跟骨两旁的肌腱会在步态周期各阶段中引导跟骨的运动轨迹，尤其是在不稳定的阶段，比如脚跟触地后的短暂时刻。理想情况下，跟骨底部的外侧会先接触地面，接下来各种力会自然而然地帮助身体向前行进。如果脚跟着地偏斜的角度过大，就可能发生危险。在学生时代我有一次在过马路时将身体转到右侧去看有没有汽车驶来，当时并未意识到这一动作对脚跟触地的行走方式会有影响。当我身体转向右侧时，左脚也一同转向了右侧，结果脚跟外侧先落了地，这使得此时的关节排列未能匹配身体向前的动量，结果发生了踝外侧的扭伤。当然，这种损伤很常见而且会引起整个身体的代偿。

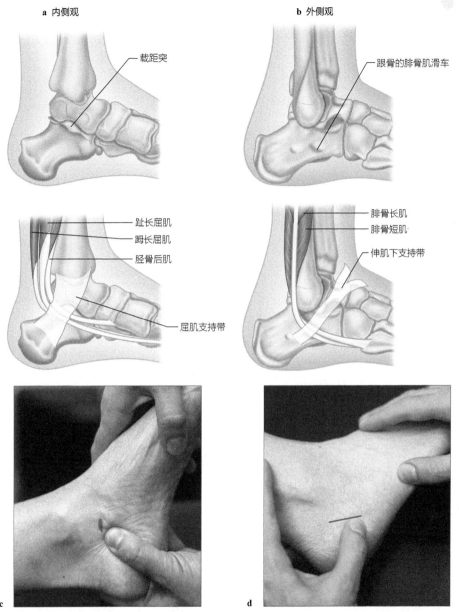

a 内侧观

载距突

趾长屈肌
姆长屈肌
胫骨后肌

屈肌支持带

b 外侧观

跟骨的腓骨肌滑车

腓骨长肌
腓骨短肌

伸肌下支持带

c

d

图4.24　肌腱的运动被踝部一系列骨性标志所组成的滑轮系统所引导。姆长屈肌从载距突下方（a）的凹槽通过，腓骨肌群从腓骨肌滑车（b）通过。（c）利用内踝与外踝作为触诊的起始标志点来寻找跟骨上的骨性凸起。在内踝下方 1.5~2.5cm 处你能找到一个凸起处,即载距突所在的位置。为确定是否准确找到了载距突，可以将踝内翻和外翻，如果触摸位置是在跟骨上，那么它必定和跟骨其他部分运动一致（译者注：移动得明显更少则代表可能摸到的是距骨）。与此同时，你也能在足内翻与外翻运动中感受相关韧带张力的变化。如果将手指再继续向前触摸，应该能找到舟骨结节。（d）在外踝下方稍偏前的位置你能找到另一个小的骨性突起，即腓骨肌滑车。稍稍移动足部，便能感觉到腓骨肌群的肌腱在这一滑轮周围滑动

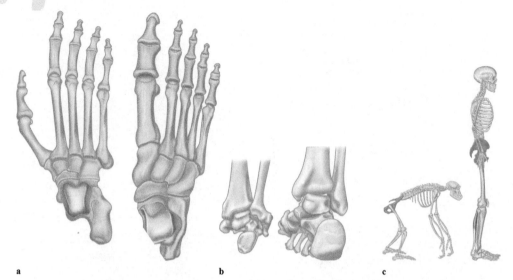

图4.25 （a）人类的小腿与足部发生扭转之后，跟骨与距骨更加靠近胫骨的正下方。（b）跟骨、距骨与距骨的纵向排列将足部内侧上提并形成了半穹顶形的结构，这有利于双足直立行走。变得更为粗大的跟骨有利于吸收震荡并且成为站立早期的脚跟摇杆。（c）跟骨更加向后突出有利于在安静站立姿势中比目鱼肌稳定住稍向前倾斜的胫骨

脚跟还是前足先着地

在骨骼肌肉解剖中不难发现，人体的关节、相关肌肉及身体自然的动作模式通常是相互支持的。肌肉收缩产生的能量会流畅地跨过关节并引发动作，同时运动中也会有动量经由关节传递回来并被肌肉控制——保持、减速或加速。通过观察解剖结构与动作间的相互作用，我们便能解读出正常的功能是怎样的。

如今，一些人在社交媒体上推广前足先着地的行走方式，并认为这样走路的好处更多且更自然。但是早在1952年，当前足—脚跟的走路方式被倡导而变得流行时，莫顿便对此表示过惋惜。赞同者通常会宣称前足先落地后再过渡到脚跟的行走方式更为自然。其给出的理由包括：前足的结构设计更适合缓冲，这样行走会使小腿后部肌群更加发达。但莫顿仅用一句极为简单的陈述句便否定了前足先着地走路的观点——"在灵长类动物身上并未观察到这种行走方式"。

当我们侧向迈步、下台阶或者攀岩过程中想用足部试探下一步是否安全的时候，前足先着地确实是个不错的选择。但是，对于周期不断重复、有节奏的步行来说，脚跟先着地会更高效且非常自然（Webber & Raichlen, 2016）。有一个实验经常会被用来证明前足先着地比脚跟先着地的走路方式更好。操作是这样的，用手指堵住耳朵，然后赤足行走，脚跟先着地时你会明显听到较大的咚咚的声响。此实验认为这种落地时的声响是不好的。脚跟先着地的走路方式当然会出现声响，这个声音意味着脚跟触地时身体的骨骼排列相对竖直，而且动作效率会显著提高。虽然前足先着地的方式会让小腿后群肌更大、更强壮，但是这不是一种高效

的动作策略，也并不常见。

人体的跟骨是各块跗骨中体积最大的一块，它的诸多特征都有助于我们直立行走。人类跟骨相比于其他灵长类动物的跟骨体积会更大、更粗壮，而且更加向后突。跟骨体积更大以及其下方厚厚的脂肪垫都有利于在脚跟触地行走时缓冲，跟骨更加向后突则有利于站立时保持平衡（见图4.25c）。其他动物不擅长双脚走路的原因之一就是难以维持前后方向的平衡，向前俯身用四肢着地则不会存在这一平衡上的问题。此外，拥有尾巴以及下肢和躯干具有一系列弯曲的关节也有助于保持平衡。不过，腿部关节在站立时弯曲使得跟骨必须抬高，就像猫与狗的后肢那样。而人类直立且伸直下肢的站立姿势则需要脚跟更多向后突来给予身体支撑。

很明显，足部在距小腿关节（踝关节）之前的部分会比之后的部分更长。这使得我们在站立时重心也会比距小腿关节更加偏前。身体重量向前移动会使小腿后部肌群必须持续工作（译者注：拉住向前倾斜的身体以维持平衡），尤其是比目鱼肌在其中发挥了重要作用。因为比目鱼肌包含了很高比例的慢肌纤维，耐力更好。总之，相对竖直的骨骼排列、稍向前倾的小腿以及不易疲劳的小腿后群肌等因素组合在一起，让人类有能力较长时间且不费力地保持站立姿势。

人类在平静站立时跟骨载距突的位置是水平的，但黑猩猩的向内倾斜。水平的载距突支撑着上方的距骨和胫骨，使二者几乎垂直地坐落在跟骨之上，这种骨骼排列更为高效。同时跟骨与距骨之间的偏距（译者注：二者不完全在一条垂线上，距骨相对于跟骨更靠内侧）能在脚跟触地时通过跟骨向内倾斜来吸收一部分震荡。偏距使作用在胫骨与跟骨的地面反作用

力和重力产生了让跟骨倾斜的效应，当跟骨载距突向内倾斜时，距骨也沿其表面向内滑动，由此解锁中足。足部解锁之后，力便能传导至软组织，以此来分散吸收震荡，让各类组织都能发挥出缓冲的作用。

如果走路时前足先着地，那么大多数的力会作用在软组织上，而骨骼受力则会减少。也就是说，这种行走方式改变了受力在足部的分布，因此前足先着地会使小腿后群肌变得更为发达。同样，如果在跑步时也转换成前足或中足先着地，软组织受到的力会增大。如果没有循序渐进地改变跑步方式，就有可能导致软组织损伤。

就像之前所提到的，处于水平位置的载距突上方承托的距骨更靠内侧，这使得足部在动作中倾向于朝内侧倾斜。也就是说，由于足部的结构设计，在正常情况下走路，脚跟触地时跟骨会向内侧倾斜。这一运动在脚趾离地之前必须被纠正回原有位置，通过足旋后来重新锁定足部。能够辅助这一过程的几类结构之一就是软组织。第5章会详细探讨有关的软组织。

如果仔细观察跟骨两侧的骨性标志，你会发现载距突的体积比腓骨肌滑车（两块腓骨肌从足部侧面通过的凹沟）大很多。踇长屈肌穿过距骨后方粗大的凹槽以及载距突下方，当肌肉收缩时，它能抬高载距突。由于踝外侧的腓骨肌群所通过的沟槽更为狭小，踇长屈肌相对而言在跟骨处拥有更大的力臂，因而对跟骨运动的控制也更强。与之相似的是比目鱼肌，它与腓肠肌共同通过跟腱附着在跟骨背侧，且其肌纤维更多位于跟骨靠内的位置，因而当比目鱼肌收缩时有足内翻的作用。踇长屈肌和比目鱼肌是主要的足内翻肌群，此外小腿后侧位置更深的胫骨后肌和趾长屈肌也有辅助足内翻的

作用，在这些肌群的共同协作下，足部便形成了力闭合。

足部的形闭合是靠载距突重新回到水平位来辅助完成的。此外，内踝与外踝也可带动距骨旋转回水平位。在之前的转体练习中讲过，距骨会与胫骨和腓骨一起运动。行走过程中，当一条腿向前摆动时，站立一侧的腿会外旋。小腿外旋会使距骨一同向外旋转，由此可协助软组织一起将足部上提并发生旋后运动。骨骼与肌肉两个系统协调工作。

◾ 足舟骨在足旋前与足旋后中的作用

后足的跟骨、距骨与足舟骨这3块骨骼由于结构形态以及周围韧带的作用而聚合在一起。

弹簧韧带附着于跟骨载距突和舟骨结节，将跟骨与足舟骨的运动耦合在一起。这对足旋前与旋后都很关键，因为它能使距骨以合理的方式运动。当脚跟着地时跟骨会向内倾斜，弹簧韧带会拉着足舟骨一起运动，并使距骨在足舟骨的关节窝内旋转，足旋前运动便由此产生。如果胫骨与腓骨内旋，伴随产生的耦合运动中距骨会一同内旋。当距骨在足舟骨的关节窝内旋转时，邻近韧带会被拉紧从而带动周边的骨骼，因而同样能引起足旋前运动。

以这种方式，无论是地面反作用力从下方引起跟骨运动并向上传导，还是小腿旋转并向下传导，距骨的旋转便和足舟骨运动绑定在了一起。

距骨所在的位置以及它和其他骨骼间紧密的连结使其能被用来衡量足旋前的程度。尽管在文献中对足舟骨下降这一概念的适用和解读仍存在争议，我们仍可用它来直观地评价足部整体的灵活与适应能力（见图4.26）。

要使异常的身体力学不进一步发展成更严重的病理状况，就需要分析身体功能与相关的限制因素，充分理解现有的伤病，并且制定有针对性的干预方案。在第8章中会对此有更详细的讲解，现在我们先来弄清为何要做相关的测试。如果舟骨结节的位置显著降低，那么关节就会一直处于打开的位置，因而足部受到的应力会直接被软组织吸收。如果足舟骨没能在足旋前运动之后上升回原有的位置或者没能及时回位，那么载距突也就不能发生应有的上抬，因而足部会保持在旋后位。在这种情况下，脚趾离地阶段时就没有形成足部的形闭合，足部就不能成为坚固的杠杆。没有达到力闭合与形闭合，也就意味着骨骼能提供的支撑会变少，因此软组织受到的应力就会增加。如果足舟骨不能下降，那么软组织就不能被拉长来参与缓冲，骨骼与关节便会承受更多的力。

之前讨论过的前足先着地的行走方式会使小腿后群肌变得更发达，其原因就是原本应由骨骼承担的负荷被软组织承担了。一个功能正常的足部应该让负荷均衡地分布于骨骼与软组织这两个系统，并能防止任一系统被过度使用。走路时脚跟先着地容易达到这一目标。

◾ 楔骨与足横弓

足舟骨与并排的3块楔骨相连，即内侧、中间与外侧楔骨（见图4.27a）。希腊语cuneus意为楔形的，用来描述这些骨骼非常贴切。楔骨上部较宽、下部较窄，呈楔形。这种形状使骨骼起到类似拱顶石的作用，因而有利于维持足横弓。此外，这3块楔骨也能辅助稳定整个足部。一个研究发现，楔骨与骰骨组成的足横弓能在脚趾离地阶段有效地提升足部的刚性。研究指出（Venkadesan et al., 2020），当前足着

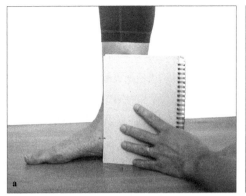
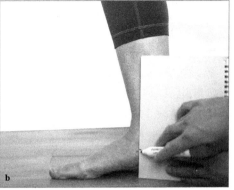

图4.26　在非负重位（a）与负重位（b）对比舟骨结节的高度，以此来确认是否存在足舟骨下降

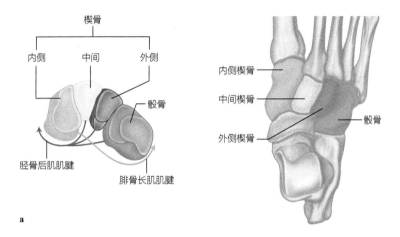

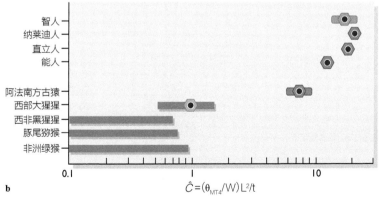

$$\hat{C}=(\theta_{MT4}/W)L^2/t$$

图4.27　（a）从骰骨到内侧楔骨横向的直线组成了足部半穹顶形中的横弓。横弓被楔骨上宽下窄的形状以及各肌腱（主要为胫骨后肌和腓骨长肌，二者在足底形成一条链）产生的压缩力所维持。（b）图中展示了不同物种足横弓的弧度，包括部分灵长类动物（黑猩猩与大猩猩等）、早期双足动物（阿法南方古猿、能人、直立人与纳莱迪人）和现代人类（智人）（修改自 Venkadesan et al., 2020）

地支撑时，作用在踝关节复合体周围的各种力会对足部长轴产生显著的弯曲力。而足横弓的形态能够支撑足部长轴并提升其整体稳定性。

图4.27b中对比了其他灵长类动物（豚尾猕猴、黑猩猩和大猩猩等）和直立双足行走的物种的足弓形状。从图4.27b中能看出，足横弓既具有一定的缓冲功能，也能提升足部的稳定性，因而可能有利于直立双足行走。研究认为，除了我们通常关注的内侧足纵弓，足横弓也能支持足部长轴。足横弓扮演着看似相互冲突的两个不同角色——在行走中某一阶段它需要打开并适应，在另一阶段则需要提供稳定。这也从侧面说明，我们的足部维持自身天然的刚性是依靠三维的半穹顶结构，而非一个个单独的拱形。

通常，走路时，在脚趾离地前、脚跟抬高的准备阶段中，骨骼（形）与肌肉（力）要共同作用才能维持足部的刚性。楔骨组成的足横弓在两个不同功能（缓冲与支撑）间的转换是通过骨骼的旋转来达成的，尤其是后足复合体的旋转。此外，软组织（主要是胫骨后肌和腓骨长肌）在楔骨周围和下方形成的链（见图4.27a）也对此有所贡献。通过观察能明显看出跟骨、足舟骨和内侧楔骨由很多条韧带连结（见图4.28）。韧带能提供稳定、能被拉长，并且具有一定弹性，同时能把不同骨骼之间的运动耦合起来，弹簧韧带就是个典型例子。也就是说，当一块骨骼朝某一方向运动时，它邻近的骨骼也会被一同拉往这个方向。

当距骨在载距突上内旋时，距骨与足舟骨之间的间隙会被打开，同时弹簧韧带会被拉紧且将足舟骨拉向相同的方向。距骨、足舟骨和内侧楔骨会内旋，但它们所在的相关关节却发生了外旋运动（见第91页专栏）。其所在的跗骨各关节外旋（由近端骨骼内旋引起）会打开关节的空间并拉紧周边韧带——就像一队消防队员在着火的建筑下面拉紧一张弹簧网，为接住跳下来的人做准备。想把某物体拉紧，必然

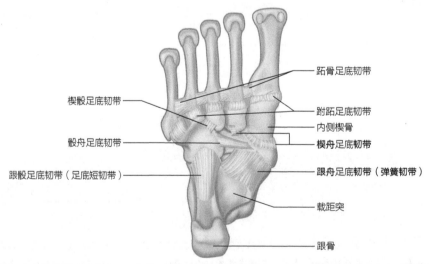

楔骰足底韧带

骰舟足底韧带

跟骰足底韧带（足底短韧带）

距骨足底韧带

跗跖足底韧带

内侧楔骨

楔舟足底韧带

跟舟足底韧带（弹簧韧带）

载距突

跟骨

图4.28   在各骨骼相互远离时，足旋前一定程度上会受韧带影响而减速。弹簧韧带能对上方的骨骼起支持作用，因而能防止足部垮塌。弹簧韧带在被拉长（受力）时会吸收动能并在后续回到原位的运动中再利用这些能量

要使其向四周延展。

3块楔骨与骰骨连结，排成一列——足舟骨、3块楔骨与骰骨形成了中足（注意，在之前的讨论中，将足舟骨和后足放到一起是出于功能上的考虑而非解剖结构特点）。骰骨得名于其正方体的形状，其参与组成了足部的两个横向复合关节。

跗中关节与跗跖关节都与骰骨的某一面相接，足部截肢手术往往选择这些相接的位置，而且严重的脱位也容易在这些位置发生，这些位置属于潜在的薄弱点，可能阻碍足部成为坚固的杠杆。不过，骰骨演化出了一个突起，因而使跗中关节线在此处被"打断"，通过此突起，骰骨能够与跟骨交锁并在跗中关节形成单向的锁定机制（见图4.30）——足旋后位时锁定，旋前位则解锁。通常认为人体独特的跟骰关节有助于防止出现灵长类生物足部常见的跗中关节塌陷（见图4.30b）。当然，只依靠跟骰关节不够，还需要其他软组织的支持（Holowka and Lieberman, 2018）。

跗中关节塌陷会在缺乏形闭合的非人类灵长类动物的足部出现，在一部分人类身上也会发生，尽管人体足部有跟骰关节的支撑（见图4.30a）。尽管跗中关节失稳并不一定导致更严重的病况，但是这却可能妨碍足部成为坚固的杠杆并且在脚趾离地阶段使软组织承受更多负荷。

跗跖关节线的近端是骰骨和3块楔骨，远端是跖骨。跗跖关节的外观不如跗中关节那样贴近直线，且更容易受伤，被选为截肢手术位置的概率也相对更低。关节线的内侧部分因内侧楔骨与中间楔骨的长度差异而显得不连贯，外侧部分则由于第五跖骨茎突这一骨性突起而

不再呈直线（见图4.32和图4.33）。因此，跗骨与距骨交界的跗跗关节线呈波浪状，存在多个凹凸弧度，而这也使关节更稳定。

骰骨的触诊

首先找到第五跖骨基底处的茎突（见图4.29），然后沿此处向上、向后摸索，在茎突更靠后的位置能摸到一条凹沟，越过它就能摸到骰骨。

感受一下骰骨的位置，它相对周边骨骼更高并且参与构成了外侧足纵弓。此外，腓骨长肌也从它下方跨过。

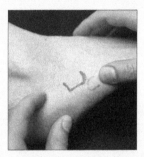

图4.29　第五跖骨呈圆形的末端（用绿色标记）很容易摸到，而且与腓骨肌滑车和外踝背侧大致位于同一直线上。骰骨（用红色标注）位于厚厚的脂肪垫上方，也不难找到

足横弓不仅由各块楔骨支撑，也被两块腓骨肌所支持。两块腓骨肌和胫骨后肌（见图4.27a）协同工作，在足部两侧将足弓上提。腓骨长肌跨过足底且附着在内侧楔骨，它能将各块楔骨拉紧至一起。腓骨短肌附着在第五跖骨茎突，能将第五跖骨朝后拉向骰骨稍偏下的位置（见图4.31和图4.32a）。把第五跖骨与骰骨的位置稳固住，能让附着在内侧楔骨的腓骨长肌跨过骰骨这一滑轮工作。

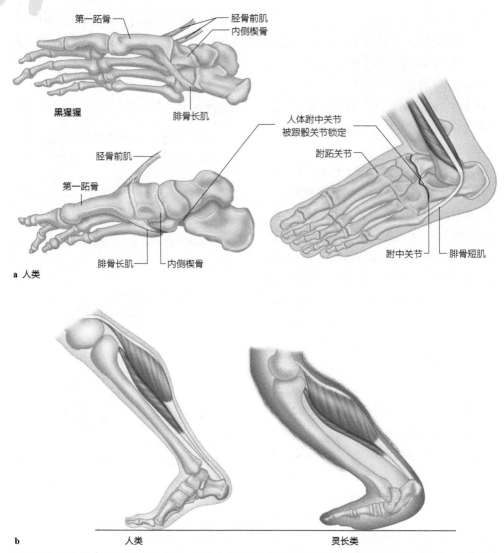

图4.30 （a）随着足部与小腿的扭转，骰骨也逐渐演化得更长并且其位置被第五跖骨茎突固定。足横弓和与其相关的跗中关节进一步被交错的跟骰关节稳定支持，并达成形闭合。力闭合则由腓骨短肌的力量提供。（b）人类以外的灵长类动物没有跟骰关节，因而足部会塌陷且无法形成坚固的杠杆

　　各肌腱为内侧楔骨和足舟骨提供了良好的支撑（见图4.32b），后续章节会对此进行详细探讨。内侧楔骨和足舟骨位于足部半穹顶形的顶端附近，此处是各种力的交汇之处，因而既需要肌肉也需要韧带来支持才能保持结构完好。

　　3块楔骨从前到后的长度各有不同（见图4.33a）。中间楔骨最短且被最长的第二跖骨所补偿，跗跖关节线在此处也是向内嵌入的。内侧楔骨最长，位置比第二跖骨基底更靠近远端，因而它既与第一跖骨相连，也在侧方和第二跖骨相接触。外侧楔骨与第三跖骨的接触面相当整齐，而短粗的骰骨则与第四和第五跖骨相连。

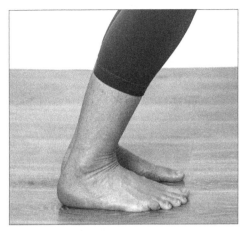

图4.31 简单的一个屈膝动作就能让跨过足部侧面的腓骨肌肌腱显露出来

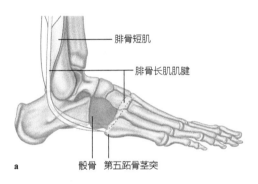

腓骨短肌

腓骨长肌肌腱

a

骰骨 第五跖骨茎突

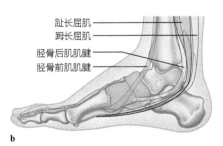

趾长屈肌

跖长屈肌

胫骨后肌肌腱

胫骨前肌肌腱

b

图4.32 （a）骰骨被第五跖骨茎突所支持，而第五跖骨又被腓骨短肌稳固。在骰骨下方的凹槽能容许腓骨长肌肌腱通过，然后继续跨过足底附着在足部内侧。（b）足部内侧的足舟骨和内侧楔骨得到其他骨骼结构上的支撑较少，因而更需要软组织的支持。足踝周围能予以支持的肌肉包括胫骨前肌、胫骨后肌、跖长屈肌以及趾长屈肌

绝对与相对运动

描述运动时既要准确，也要前后一致，然而这两者都不容易。在本书中我都将秉承一贯的传统，即讲清究竟是一块骨骼自身的运动（绝对）还是一个关节的运动（相对）。

骨骼的运动是指骨骼相对于自身原本的解剖位发生了什么运动，比如一块骨骼可以向内或向外、内翻或外翻等。相对运动是描述骨骼之间的位置关系改变，即关节的运动。在描述四肢运动时指远端骨骼相对于近端骨骼发生了什么运动，在描述脊柱运动时则指靠上的椎体相对于靠下的椎体做了什么运动。

熟练掌握对绝对和相对运动的描述需要一定时间和练习，但是在最初至少要准确地知道自己说的到底是骨骼的运动还是关节的运动。

内侧楔骨的远端与第一跖骨相接触的地方是轻微向内偏斜的，这种排列是我们祖先更加外展的姆趾的遗留物，现在仍可在黑猩猩的足部观察到（见图4.33b）。如果我们仍然有着外展且用于抓握的姆趾，那么这种排列不会引发任何问题，可事实上人体足部这些主要的铰链关节都演化得非常贴近前行方向所在的矢状面了。为了让其排列更贴近矢状面，第一跖骨在演化过程中发生了一些向外的扭转，以使跖骨头能够平放在地面上（Tamer and Simpson, 2017；见图4.34），这一扭转过程与我们在胫骨上观察到的很相似。然而，第一跖骨向外扭转再加上它所在的姆跖关节向内偏斜，会使我们更容易患姆囊炎。令很多人担忧的姆外翻可

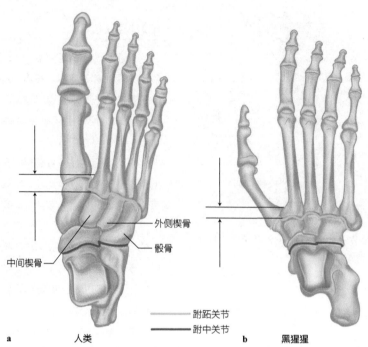

中间楔骨　　　　　　　　　　外侧楔骨

骰骨

跗跖关节
跗中关节

a　　　人类　　　　　　　**b**　　黑猩猩

图4.33 （a）3块楔骨的长度不同，中间楔骨最短并且被最长的第二跖骨所补偿，以使第一和第二跖趾关节能够齐平。更长的内侧楔骨让横跨跗跖关节的关节线出现了弧度，从而形成了另一种锁定机制。（b）不同的是，黑猩猩足部的内侧楔骨更短，这使得第一跗跖关节更偏向内侧，同时也让骨骼间的交错程度降低。这种结构特点一方面让足部更为灵活，另一方面也使足部的稳定性下降了

能有很多种成因——遗传、鞋子、不当使用以及缺乏力量等，不过根本原因也许是蹞趾的功能需求发生了根本的改变，毕竟它曾经用于抓握物体，而不是像现在一样被挤到紧绷的鞋子里。

为了更好接触地面而发生扭转的不只是第一跖骨，其他跖骨也一样，只不过它们旋转的方向正好相反（见图4.34b）。

足部的功能从抓握转化为支撑身体对抗重力的过程中，跖骨从基底部到头部进行了多种调整。第二至第四跖骨不再面向蹞趾，而是向内扭转后面朝地面。第一跖骨向外的扭转以及其他跖骨向内的扭转使足部所有的跖骨头都能平放在地面上，并且组成了相对齐平的一条

直线（见图4.34b）。

脚趾离地动作如何实现

尽管所有跖骨头都接触地面，但其组成的关节线从上方观察仍呈一条平缓的曲线（见图4.35和图4.36a）。行走中推进最后阶段的目标之一是让脚趾离地时的运动会沿"横轴"进行，即沿着第一、第二跖骨头所在的轴线，这也被称为"高速挡"的脚趾离地。另外一种"低速挡"则是沿着外侧三个跖骨头所在的斜轴做脚趾离地运动。"挡位"在这里指的就是从跖骨头到踝关节之间的杠杆长度，因为第一、第二跖骨更长，所以其跖骨头距离踝关节也就比其他跖骨头更远。在处于内翻位的稳固

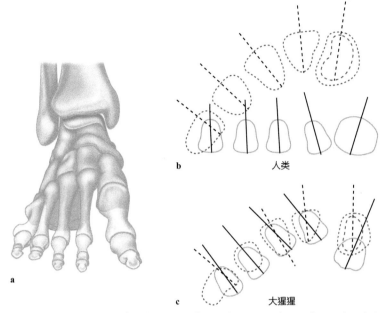

图4.34　人类中足呈穹顶状（用虚线表示），因而距骨体需要发生扭转来让所有的距骨头能接触地面（a）。对比距骨基底所在的长轴位置（b和c中用虚线表示）与距骨头所在的长轴位置（b和c中用实线表示），便能看出每块骨骼所发生的扭转

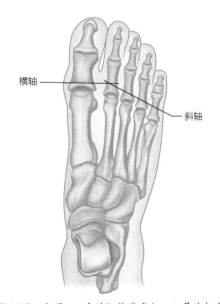

图4.35　和图4.36中的抛物线类似，距骨头组成的这两条轴线与脚趾离地时足踝的位置有关。运动发生于横轴会被称为"高速挡"脚趾离地，沿斜轴则称为"低速挡"脚趾离地

足部上，距骨头与踝关节的距离如果更长，就意味着在脚趾离地时能产生更强的推进力。

提升推进力并不是脚趾离地阶段要达到的唯一目的，与地面的最终接触点的位置同样会影响向上传导至其他关节的动力链。利用第一、第二跖骨所在的横轴能使足部与距小腿关节、膝关节以及髋前方强大的组织之间的对位更加良好（更详细的探讨见《天生就会跑》一书）。

相比于人类，其他灵长类动物足部的距骨头所构成的抛物线弧度更大。更明显的抛物线弧度意味着这些灵长类动物足部的主要功能是抓握（需要蹈趾和其他脚趾的对掌运动）。现代人类足部的主要功能则是支持双足直立行走并产生向前的推进力。当蹈趾更加内收，我们在脚趾离地阶段便具有了以第一、第二跖趾关

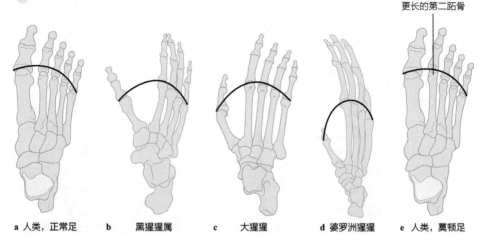

更长的第二跖骨

a 人类，正常足   b   黑猩猩属   c   大猩猩   d   婆罗洲猩猩   e 人类，莫顿足

图4.36 人类跖骨头构成的抛物线弧度较为平缓（a），这是通过之前已经探讨过的一系列解剖上的改变形成的。第一和第二跖骨头位置齐平更有利于脚趾离地运动指向正前方。与人类不同的是，其他猿类跖骨头组成的抛物线弧度明显更大（b~d）。不过，一种被称为莫顿足的异常结构中第二跖骨会比第一跖骨更长，这会影响足部的功能以及脚趾离地时的关节排列（e）

节所构成的更稳固的支点（见图4.37）。

莫顿认为，第一与第二跖骨的相对位置是个非常关键的特征，因为它们形成了脚趾离地之前与地面的最后接触点。当脚趾背屈并准备进入脚趾离地阶段时，第一和第二跖趾关节这两个位置都应该接触地面并提供稳定的支点。跖趾关节的主要特性接近铰链关节，当它们运动到背屈位时能够与踝关节、膝关节和髋关节前部排列成一条直线。有些人甚至认为这条力线会继续延伸到脊柱，并由腹直肌来控制由此产生的脊柱伸展运动（见图4.37）。

莫顿对跖骨的这一特征十分着迷并在其1935年的著作中花了大量篇幅来阐述。他发现了第二跖骨相对第一跖骨更长的现象，这种异常结构便以他的名字来命名，即莫顿足（见图4.36e和图8.11）。莫顿足有多种成因，也有许多相关的病理。莫顿把他见到的很多案例都归咎于不合适的鞋子，并对他所在时期的女性对鞋子的选择有着强烈的意见："高跟鞋是引发

足部异常的主要因素之一……如果在晚上的几小时不再穿高跟鞋，那么它们对足部的有害影响几乎能完全消除（1935）"。

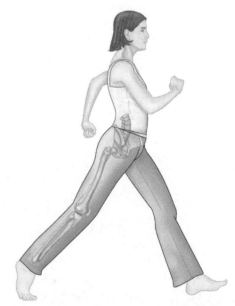

图4.37 第一和第二跖趾关节的位置能让向前的动量传导至人体中很多关节并引起伸展运动

莫顿认为鞋子狭窄的头部以及增高的鞋跟都是导致拇趾更加内收的罪魁祸首（见图4.38），并且会迫使第一跖趾关节弯曲并引发拇囊炎。拇趾内收会进一步加剧第一跖骨的外展，从而让跖趾关节弯曲得更严重。发展成拇囊炎的阶段被称为功能性莫顿足，也就是说，是后天形成的。与之相反的是结构性莫顿足（两块骨骼发展成畸形）。

跖趾关节的位置和排列并非只受跖骨长度的影响，而是受每一跖列的多块骨骼共同影响。拇趾更近端的一列骨骼就是第一跖列，由第一跖骨、内侧楔骨与足舟骨组成。邻近的第二跖列由第二跖骨、中间楔骨和足舟骨组成[6]。跖骨头的位置会受到跖列上各块骨骼相对长度的影响。第二跖骨比第一跖骨长，但是由于中间楔骨比内侧楔骨要短很多，所以第二跖骨的位置自然靠后了。

把黑猩猩的足部和人类的做比较便能看出，人类足部的内侧楔骨更长（见图4.36）。这

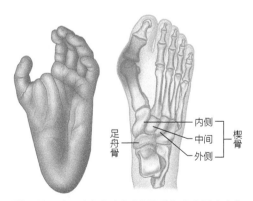

图4.38　其他灵长类动物内侧楔骨指向内侧的关节面，这有利于拇趾外展以及抓握。人类的楔骨仍有向内偏斜的倾向，因而更容易出现拇外翻

一适应改变既能提升内侧足纵弓，同时也能让第一跖趾关节保持接触地面。此外，内侧楔骨更长也能使跗跖关节彼此交错，进而提升了关节稳定性（见图4.33和图4.36）。对比莫顿足与正常足的时候，实际上也不是只比较跖骨的长度，而是要评估整个跖列的总长（见图4.39）。

如果第二跖趾关节比其他跖趾关节更加靠前，那么足部可能会让第二跖趾关节旁边的第一或第三跖趾关节下沉或扭转，以让脚趾离地阶段时脚趾成为更加稳定的摇杆。从后面观察人走路时，很容易便能看出足部朝第二跖趾关节下方的"脚球"内侧或外侧的"滚动"，尤其是在脚跟触地或者脚趾离地阶段。这会使力更集中在一点，而不是像正常情况下分布于第一和第二跖趾关节，因而第二跖骨头下方会承受更多的应力，并影响整个骨骼受力。此外，皮肤也会承受更多负荷，所以通常此处会长出茧子。

从茧子生长的模式能推断出一个人的动作习惯。茧子呈直线分布意味着行进方向是朝前方，但是第二跖趾关节承受了更多应力。如果茧子呈圆圈形，则意味着前足在地面上有旋转动作，做这一动作的原因通常是身体尝试让邻近跖趾关节触地，以此使前足支撑得更稳定。

第一跖骨在这一排小型[7]长骨（跖骨）中是最短且最粗壮的，但是这些独有的特征赋予了它更大的功能长度。例如跖骨头下方存在着两个籽骨（这么称呼它们是因为其形状和芝麻种子很像）。这两块籽骨位于拇短屈肌肌腱内，并且在一定程度上被该肌肉所控制。籽骨会跟随上方的跖骨头一同运动，并且在跖趾关节伸展时为跖骨头提供滚动的平台（见图4.40）。

第一跖趾关节的伸展其实是个复杂的运动：

---

6 关于跖列究竟包含几块骨骼的说法不一，有些观点认为只有跖骨和楔骨应当包含在内，另一些则认为还应包含足舟骨甚至跟骨。

7 尽管跖骨的长度与肱骨和股骨相比是很短的，但是它们仍然因为自身形状被归类为长骨。

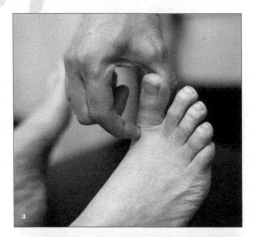

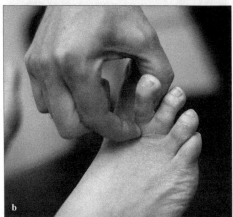

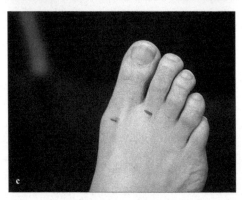

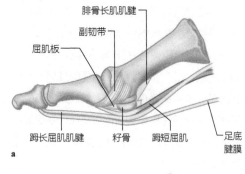

腓骨长肌肌腱

副韧带

屈肌板

姆长屈肌肌腱   籽骨   姆短屈肌   足底腱膜

a

b

外生骨疣

c   d

图4.40   第一跖趾关节伸展（a）需要一系列事件协调发生。当脚跟上提，跖趾关节线从0°伸展至20°（b），在10°~50°的范围第一跖骨必须通过自身跖屈而被向后拉，腓骨长肌对此能起到部分作用。（c）第一跖骨跖屈时会在籽骨上方轻微向后滑动，这一运动能为关节打开更多空间，以使骨骼能进一步运动至更大的伸展幅度（c）。如果没能产生轻微的后滑，那么骨骼表面之间便会相互挤压，并可能引起外生骨疣（骨质增生），而这会进一步限制关节活动度（d）

图4.39   分别伸展第一跖趾关节（a）和第二跖趾关节（b）便能找到对应关节线所在的位置。在不移动表面皮肤的条件下在关节线处用笔画出记号，然后在中立位（c）对比各关节的位置

跖骨头会在籽骨上"滚动"，但是由于第一跖骨体积较大，其跖骨头也拥有更大的表面积，

因此能增大关节伸展时的滚动半径。要想让距骨头有足够的滚动幅度，第一跖骨还要具备另一个关键特征，即自身有跖屈的能力。

当脚跟抬起时前足与脚趾要接触地面，所以跖趾关节会运动至伸展位。在这一运动中，跖趾关节如同铰链一样运动，但是当脚跟上提时腓骨长肌能够把第一跖骨向后、向下拉，这能使第一跖趾关节拥有更多空间来做额外的伸展运动。借助两块籽骨光滑的表面，第一跖骨头向后的滑动得以实现（译者注：关节内部伴随发生的附属运动，距骨头向前滚动的同时产生向后的滑动，对维持正常活动度十分重要）。因而籽骨要正确地位于跖骨头下方也至关重要——此因素常常与肌肉不平衡或错误的人体力学相互影响。

鉧趾伸展幅度不足可能引起很多后果，比如步长缩小或者为了避开关节而把足部旋向内侧或外侧（在第8章中会探讨伸展活动度减小的原因）。足部的旋转又会导致茧子形成，而茧子的生长模式能用来判断人体的代偿策略。其实分析茧子并不难，因为它们的存在代表这个区域受力更多。当然，光靠茧子并不能得出结论，我们只能把它当作判断受压更高区域的指标。

之前提到过，第二跖骨头位置长茧子可能意味着有莫顿足。不过，第一跖列活动度过大或者不稳定同样能导致这类茧子。两种情况都能使第二跖骨受到更多应力并且使该处长出茧子。

更长的第二跖骨以及过度灵活的第一跖列同时出现于一只脚的情况很常见。第一跖列过度灵活可能让问题加剧，使人在脚趾离地阶段更需要尝试移动足部来找到稳定的支点，这会改变力学传导从而显著影响到人体的其他部分。

很多因素都能影响脚趾离地时足部的位置——踝关节灵活性、胫骨扭转、脚趾的稳定性与活动度等。沿着身体向上和向下去寻找问题真正的根源是很有必要的，仅凭茧子并不能得出结论，因为上述各种因素中的任何一个都可能导致相似的茧子形成。这部分内容的目的并不是深入探讨复杂的鉴别诊断过程，而是想让读者理解它的基础，这有利于后续理解各个测试的意义。

远端足横弓

关于横弓的术语还存在部分争议，一些资料中，足横弓被分为近端和远端足横弓，另一些资料则只提到了近端足横弓。根据之前的讨论，楔骨和骰骨构成的足横弓结构毫无疑问是具有重要作用的。但是远端足横弓并不像近端足横弓一样有骨骼的支撑，这也是为什么有些人认为它不应当被归为足横弓。实际上，在足旋前与旋后运动中，足横弓依赖的是一系列软组织来维持自身。

足旋前有两个主要作用——缓冲和帮助足部适应地面。足旋前时关节之间的空间会轻微增大，使足部能更加灵活并能在走路时弯曲扭转来适应不同地形。在第7章中会讲到，足部骨骼轻微分散有利于足部小肌群发挥更多力量。跖骨头之间有一定程度的分离与自由运动有利于提升前足的适应能力，实现这一过程的是一系列跨过并拉紧跖骨头的软组织。

跖骨的近端更为稳定（由于关节处于闭锁位），而远端则更加灵活。跖骨头周围的关节囊由深层的横韧带固定在一起（见图7.14），这使得各跖骨虽然连结在一起，但是彼此之间又能发生运动，而这进一步增加了脚趾整体的活动度。足部这种从近端到远端灵活性逐渐增加的特点与手的腕骨和掌骨之间的关系十分相像。

趾骨与脚趾

跖趾关节位于距骨与趾骨交界处，它并不完全属于只能做屈曲和伸展的铰链关节，其关节面稍呈球形，应被归类为髁状关节。从脚趾的屈伸动作中便能轻松观察到这一点，和手指也很类似。当脚趾屈曲时会伴随有内收，即向中间弯曲并拢如同抓握；当脚趾伸展时会伴随有外展，就如同把抓住的物体松开一样。用足部也能够控制和放下工具，这一功能对于不得不用足部来代替手的人来说非常重要。

足部包含14块趾骨，除了跗趾由2块趾骨组成以外，其他脚趾都由3块趾骨组成。跗趾因此只具有一个趾间关节，而其他脚趾则有近端与远端两个趾间关节。尽管趾间关节属于运动相对简单的铰链关节，但是其动作却需要一系列复杂的软组织来控制，第7章会具体探讨相关内容。

总结

足部骨骼的结构与其功能紧密关联在一起，要想完全理解足部就要深入了解这两方面。运动中足部会受到各种较大的力，所以它必须作为一个整体来运转才能应对所受的力。在脚跟触地时足部要担起缓冲的任务，接下来要变得灵活以适应各种地形表面，之后在脚趾离地阶段又需要变成坚固的杠杆来提供支撑，这些功能都需要足部各部分作为一个功能整体一起协作方能实现。分析各个局部有利于理解整体，但同时，只有在其功能情境下去理解局部的形状与结构才能融会贯通。总之，在学习过程中我们需要不断回顾已学内容，以与新知识相联系。

重力、身体动量与地面反作用力都会作用于足部独特的结构，并且帮助其在旋前与旋后运动间来回切换。当各块成形的骨骼受到不同方向的力时，我们往往能够在相当程度上预测其反应[8]。

在本章开头介绍的那个练习中，当人向右转体时，左脚会旋前而右脚则会旋后，理解这一现象所需的大部分知识到目前为止都已经讲过了。首先，当你向右转体时，躯干和骨盆会跟随头部一同右旋。骨盆的旋转会带动股骨一同转向右侧，但是左侧股骨会内旋，而右侧股骨则会外旋。两侧的胫骨以及腓骨也会跟随股骨一起运动，因此远端的内踝和外踝也会跟随着一起旋转。之前提到过，由于距小腿关节呈榫卯结构，内踝和外踝会与距骨一同旋转。

左侧距骨向内旋转会促使跟骨向内倾斜，并由此解锁足部的骨性结构。与此同时，右脚的骨骼聚拢在一起形成闭锁位，成为更坚固的结构——这一反应是由内踝、外踝外旋时引起后足发生耦合运动所引起的。处于旋后位置且形成闭锁位的足部会变得更加稳定，并且能够应对在脚趾离地阶段相关的各种力。如果在脚趾离地阶段，足部能到达旋后位且前足最终是通过第一、第二跖趾关节接触地面的，即所说的"高速挡"脚趾离地，则会更有利于跖趾关节和距小腿关节的良好排列，并且能够让运动顺利地向上传导至身体其他部位。

脚趾离地时足部旋后并成为坚固的杠杆，离不开下列支持要素。

• 位置齐平的第一和第二跖趾关节。

---

8 请留意，骨骼关节间发生的连锁反应是能够由软组织和神经系统的介入而被改变的：我们并不是只受骨骼、各种力与肌肉反应的控制。本书的目的只是让读者初步了解身体的大致规律。

- 中足复合关节不规则的形状。
- 足横弓呈楔形的骨骼。
- 载距突对距骨的支撑。
- 内踝、外踝与距骨之间的旋转耦合运动。

　　熟悉这些相互关系有助于我们理解后续章节会讲到的肌筋膜产生的力学反应。骨骼的形态为肌肉和肌腱提供了通过的轨道，这些软组织拉紧时有利于维持复合结构的整体性并形成坚固的杠杆。尽管骨骼和软组织是在不同章节分开讲解的，但是这些内容应当被放到整个系统中去综合理解。下一章（第5章）会大致介绍软组织为人体运动带来的好处，之后（第6章与第7章）会探讨各块肌肉的功能。

第5章

软组织与其功能

> 永远不要忘了，仅知道一块肌肉的
> 运动功能不等于了解其功能的全部。
>
> ——杰克·斯特恩（Jack Stern, 2003）

▪ 引言

解剖著作通常给我们留下这样的印象，即肌肉的功能就是让身体产生运动。然而，真相却远比这有趣得多。之前章节中探讨骨骼时，介绍了重力和地面反作用力。现在，当我们要探讨软组织的作用和影响时，就必须得把第3个因素纳入考虑范围，即动量[1]。接下来大家将会看到，肌肉发挥其运动功能时远比我们想象得复杂多变：在不同时机，肌肉能够产生不同方向的力；肌肉能在不改变自身长度的条件下进行收缩；在周围组织被拉长时，肌纤维能够缩短。

动作中一旦涉及动量，肌肉便能与周边软

组织共同协作，通过利用弹性势能以及调节刚性程度来使运动效率最大化。

我相信很多人都曾因为解剖课所学与临床实际脱节而苦恼过。为了通过考试，我们必须列出各个肌肉的运动功能，然而在现实中观察人体运动时却发现和所学的知识经常对应不上。当所学与所看到的不一致时，我们可能便会编造出很多虚构的解剖故事，即用解剖书上的内容来强行解释现实中的运动。最好的情况下，这些故事会有一些正确之处，可是更多时候往往会错得离谱。但要是当我们先从人体运动入手研究，然后再去了解解剖，整个学习过程便会轻松得多。

读到这里，相信大家也能发现，掌握解剖中的描述用语是我们在学习中面临的主要问题之一。不过，幸好有一些不错的工具和词汇能帮助我们全面理解运动背后的解剖原理。可惜的是，在解剖教学中很多工具都没有被恰当地或者充分地利用，这使得大家所学的解剖脱离了三维情境。接下来要提到的各个概念都很关键，它们中的每一个都值得用一本书的篇幅来阐述。各位读者如果想要进一步了解可以自行

---

[1] 动量的定义为质量与速度的乘积。我在书中描述运动时使用了通俗叫法，以避免各种烦琐的公式加重大家头脑的负担。有关动量的参考资料有非常多，感兴趣的读者可以自行查阅。

查阅相关资料。本书的目标只是想为大家打好坚实的基础，并能够利用所学的知识来加深对人体运动与解剖结构之间相互作用的理解。

在走路这一常见的动作中，足部是身体最先接触地面的部位，也是最后离开地面的部位，而且行走过程中其软组织会承受相当大的力。足部必须缓冲一部分力，同时吸收和再利用一部分力，以减轻肌肉的工作量。想要真正理解足部的功能，需要先了解其功能解剖的一些基本内容。这一章会探讨开链与闭链运动、动量的作用、肌肉力量–长度与速度间的关系、肌肉的结构以及如何从肌肉形态分析功能。通过学习本章内容，你将了解与筋膜组织相关的动力学，这里所说的不仅是肌肉自身外部的筋膜，也包括其腔室。

刚才提到了很多知识点，你也许听说过其中一部分，甚至曾经被其困扰。本章将会把这些概念整合到一起，来展示它们彼此之间的相互作用以及真正含义。尽管有时候各种术语会让人觉得枯燥，但是熟悉这些概念还是非常有必要的，你所学到的每一个词语都有助于你在更高层面上理解整个观点。如果提到的这些内容对你而言是全新的，那么我建议你先快速浏览一遍本章并继续阅读本书后续内容，读完本书后再以新的视角阅读这部分。

这一章是整本书中我最喜欢的部分，我希望它也会是你最喜欢的一章。

■ 运动功能不等于肌肉功能的全部

就像本章开头引用的斯特恩的话一样，我们所学的肌肉的运动功能并不等同于其具有的全部功能。虽然把二者当成一回事会让整个思维过程简化很多，但是要想理解身体在日常动作中究竟发生了什么，也许我们应当少一点自大，这样才能真正结合肌肉所处的环境来审视它。莫顿曾多次提及"相互作用"，并认为身体应当被视为复杂的生态系统，其中任一组织或者任一部位发生改变都将影响到其余部分。如果我们也认同人体，尤其是运动中的人体是个生态系统这一观点，就会逐渐看到其内在的复杂性。

在这里可以对生态系统的观点做一点延伸。生态学被定义为对有机体以及有机体与其所在环境的相互作用的研究。第2章曾经讲过，气候改变和树木覆盖率降低常被视为驱动人类进化至双足动物的原因。在中新世末期，当气候变得更加炎热且森林变得更为稀疏时，直立行走显然是更好的选择，因为它不仅效率更高，而且能减少人体暴露在阳光下的面积，还可以获取更好的视野——不再被高耸的草丛遮挡视线。所以说，不仅人体内部是一个生态系统，人体作为一个整体也是广阔的生态环境中的一部分，而且身体形状与功能会因外部条件的改变而发生适应。

分析复杂系统时面临的一个问题是，如何监测、衡量和描述系统由于某一变量改变而发生的外部波动。就拿经常被举例的蝴蝶效应来说，如果日本的一只蝴蝶扇动翅膀会引发美国三藩市的一场暴风雨，那么有人能把这一过程中所有相互影响的因素全部列出来吗？这个问题其实也反映出了生物力学领域中存在的一个误区，就是所使用的术语通常是线性的，即"如果X，则Y"。这种方法在现实中是站不住脚的，因为在X和Y之间还存在着其他的干预因素。由于人体是个复杂系统，我们必须让自己逐渐适应这一点，并能够在无法得出确切答案的条件下仍然力争顺利完成对身体受力与反应的分析。

摒弃解剖教科书中将肌肉的运动功能等同于其全部功能的这种自大，是我们能迈出的第一步。关于臀肌运动功能的一个例子能很好地展示出，我们如何把"如果X，则Y"这种思维强行套用在对软组织的理解上。臀肌具有髋外展的功能，因而被归类为髋外展肌，但是它更常见的作用却是防止髋关节过度内收，而非主动产生外展动作。当我们单腿站立时，由于站立腿向上的支撑与作用于身体重心向下的重力之间存在偏距（译者注：二者不在同一条直线上，所以重力会使骨盆相对股骨下降，即产生相对的髋内收运动，而髋外展肌能防止这一趋势出现），臀肌必须参与控制（见图5.1）。这一偏距与之前提到的距骨和跟骨之间的偏距类似。

在行走的站立期阶段，臀肌并没有产生主动的髋外展运动，而是防止髋关节出现过度内收，即阻止骨盆向摆动腿一侧下降过多。在行走的每一步中，臀肌都需要发挥控制髋内收幅度的功能，因为身体重心与地面反作用力之间存在偏距。这一偏距最初看上去似乎是身体系统中的一个薄弱环节，但事实上每一部分都有其存在的作用。之后我们便会看到，加入动量以后身体是如何对它加以利用的。

动量能帮助我们运动，但同时它也必须得到控制。人体的滑膜关节内部非常光滑，几乎不存在摩擦力。所以一旦我们开始运动，就需要借助调控机制来控制动作的速度，以防止身体一直加速并错过要到达的目标。肌肉既能产生动量又能控制它，不过这一点在最初并没有那么容易被看出来。肌肉收缩能够克服身体的惰性并产生运动，但之后身体的运动又需要通过肌肉张力来控制——类似髋外展肌在行走中防止髋关节过度内收出现的功能。莫顿把肌肉

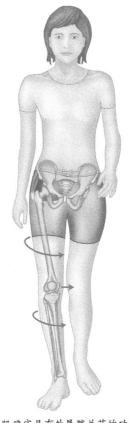

图5.1 臀肌确实具有外展髋关节的功能，只不过它更常见的作用是在走路时减速并控制髋关节的内收与旋转。当另一条腿向前摆动时，臀肌维持骨盆侧向稳定的能力有助于双足直立行走顺利进行

的调节作用类比成操控轮椅是十分贴切的：在某些阶段，肌肉需要主动收缩来产生动作，有时肌肉又需要阻止某些运动发生，还有些时候肌肉只需稍做调整来维持适当的动量。

要想结合情境来理解什么是对动量的控制，我们不妨以足部4个摇杆中的第一个为例，即脚跟摇杆。

脚跟触地之后踝关节会立即跖屈（译者注：由地面反作用力引起踝跖屈，直至足底平放在地面），如果没能有控制地做踝跖屈运动，就会导致足底过快着地。这一现象是中风后的常见

影响之一，因为胫骨前肌的神经控制会消失或被抑制。在这种情况中，胫骨前肌丧失的功能并非其主动引起踝背屈，而是对踝跖屈的减速与控制，也就是肌肉有控制地延展（见图5.2）。

***

> 我更倾向于把肌肉的两端，不管是由肌纤维还是肌腱构成的都称为止点或附着点，而非使用起点这一称谓。
>
> 埃利斯（1889）

***

初学解剖时你可能以为只有自己会感到沮丧、气馁，但事实上，就如你在上方引文中看到的，早在1889年就有人在抱怨肌肉起止点这一让人混淆的概念了。尽管埃利斯对此提出了异议，很多解剖著作仍然在用肌肉向心收缩的概念来描述肌肉功能，也就是把止点拉向起点。与这一过程相反的就是离心收缩（译者注：肌肉的起点与止点相互远离），等长收缩则意味着肌肉两端的间距没有改变。切记，解剖书籍（以及解剖考试）大多将肌肉向心收缩置于其他的收缩形式之上了。

很多教材习惯于列举肌肉的起点、止点和运动功能，这是因为它们把人体想象成在空间中悬浮的物体，且四肢也可以自由飘动。这么做的好处就是能把很多复杂因素（重力、地面反作用力以及动量等）从公式中移除，并且让肌肉的运动功能变得非常直观。但是，把身体看成悬浮体的后果就是，人们会认为肌肉收缩时只会拉动更轻的身体部位。事实上，每一部解剖著作都应该在开头便提醒读者，书中列举的肌肉运动功能描述的是单块肌肉从解剖位开始做的开链运动。不过，我读过的所有书籍都

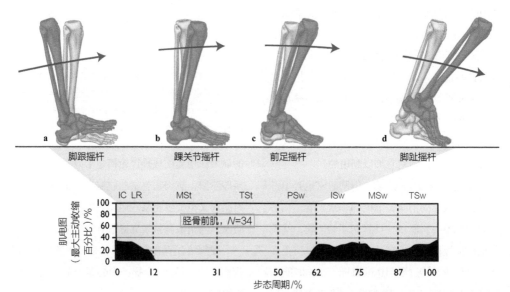

IC——脚跟触地，LR——承重反应，MSt——站立中期，TSt——站立末期，PSw——预摆动期，ISw——摆动初期，MSw——摆动中期，TSw——摆动末期

图5.2 脚跟触地时踝关节是背屈的，之后便会立即跖屈。从肌电图中我们能看到，胫骨前肌在摆动期（62%~100%）是活跃的，它的作用是将足部拉到背屈位，以此为即将到来的脚跟触地做好准备。然而，在脚跟触地（0~2%）之后踝关节跖屈的阶段里，胫骨前肌仍然处于活跃状态，此时它的作用是让足部能够有控制地下放到地面（译者注：即有控制地跖屈）（修改自 Perry and Burnfield, 2010；N表示受试者数目）

没有针对这一容易引起错误理解的概念做出明确表述。

开链与闭链这两个词被用来区分肢体在不同位置情况下所做的运动。在开链动作中，四肢远端并未固定，因此能够相对躯干自由移动——教科书中所提到的肌肉运动功能指的便是这一类运动。与之相反的是闭链动作，即肢体远端以某种方式被固定（例如足部踩在地面上），躯干则相对四肢移动。

之前所说的足部摇杆便是一个闭链动作的例子，当足部暂时固定于地面时，身体便在其上方运动（见图5.3）。然而，一旦脚趾离地之后，该侧下肢便开始做开链运动，相对于身体向前摆动并为下一次脚跟触地做好准备。因此，行走其实是一种开链与闭链交替进行的动作模式。

在身体经过足部上方时，腿部肌肉必须要控制该运动并防止躯干向前加速过快。借助肌电图（见图5.4）能够直观地看出肌肉在身体运动中的活动情况，因为肌电图读数能表明肌肉激活的确切时机以及用力的程度。然而，我们并不能通过肌电图了解肌纤维长度改变的方向，或者是否发生了长度改变。此外，肌电信号只能说明肌肉是否在工作，但无法说明肌肉工作的形式是向心、离心还是等长收缩。要想了解肌肉长度的改变，我们得把肌电图读数和步态周期中与肌肉相关的关节运动结合起来。

图5.4中的肌电图读数显示，踝跖屈肌群在踝背屈时便开始活跃，而且一直保持活跃状态——控制踝背屈——直至脚趾离地（主要在步态周期的12%~50%）。如果我们局限于解剖书上有关肌肉运动功能的描述，那么肌电图读数是说不通的。可一旦我们结合现实生活的实际情境来分析肌肉的功能（更多内容将在第6章中探讨），便能顺理成章。

要想理解踝跖屈肌群在行走中发挥的作用，就得把站立期分解为不同的阶段，因为在不同阶段中肌肉的功能会改变。在脚跟触地之后，

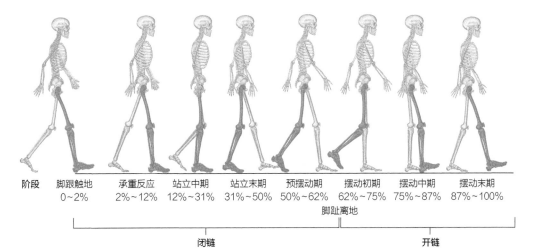

| 阶段 | 脚跟触地
0~2% | 承重反应
2%~12% | 站立中期
12%~31% | 站立末期
31%~50% | 预摆动期
50%~62% | 摆动初期
62%~75% | 摆动中期
75%~87% | 摆动末期
87%~100% |

脚趾离地

闭链　　　　　　　　　　　　　　开链

图5.3 在站立期阶段，足部固定于地面，身体其他部分相对足部向前运动并产生了闭链动作。当一条腿向前摆动时，该运动则属于开链动作

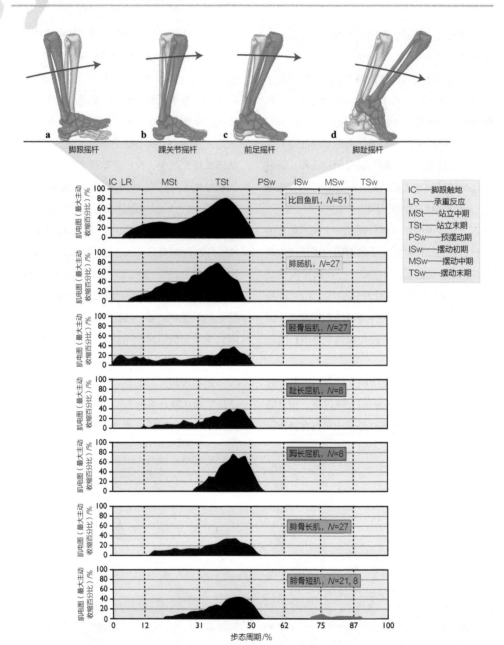

图5.4　本书后续章节会进一步探讨踝跖屈肌的功能，现在先来看主要跖屈肌（比目鱼肌、腓肠肌和胫骨后肌）在步态周期中的参与情况。在踝关节背屈之后的整个站立期内（12%~50%），主要的踝跖屈肌都是活跃的且被拉长。脚趾在伸展位时（31%~62%），趾长屈肌处于活跃状态，而且整个跖屈肌群在脚跟抬起（31%）之后都参与工作，以防止足踝出现支撑不足。在脚跟抬起（31%）与脚趾离地（62%）之间的阶段，肌肉张力为足旋后的力闭合效应助力。当我们把肌肉活动和关节运动关联在一起时，肌电图读数就变得生动且易于理解。不过这需要一定的时间和练习，以及摒弃教科书用向心收缩来描述肌肉功能的方法（修改自 Perry and Burnfield, 2010；N 表示受试者数目）

足部开始踩实地面并在该侧下肢形成了闭合的动力链。与此同时，另一条向前摆动的腿在做开链运动，并且为身体创造了向前的动量。前摆一侧的下肢带来的动量能将支撑一侧的足部带动至背屈位，从而使脚跟抬离地面、踝关节跖屈。

在上述运动中，踝跖屈肌群一直处于活跃状态。首先，在脚跟离地并过渡至前足摇杆时要减速并控制踝背屈。脚跟抬起之后，身体向前移动并准备行进至脚趾离地阶段，在此期间跖屈肌群仍然保持活跃，以防止背屈运动以及足部因支持不足而垮塌。

有观点认为，脚跟抬离地面之后，踝关节就开始做跖屈运动是因为跖屈肌主动发力了。对此我并不完全认同，虽然刚才所说的踝跖屈可以由跖屈肌收缩引起，但是我认为身体向前的动量以及髋关节的反应也能产生这一效应。对侧的摆动腿产生的动量以及站立侧下肢到达行走中伸髋的终末位置都能带动脚跟上抬。可以做一做下面的练习，然后重读刚才的有关解释。

练习5.1

1. 站在有一定摩擦阻力的地面上或者穿软底鞋，以中立位为起始姿势。接着向前迈出一只脚，在保证安全的前提下迈得尽可能远，并体会后足发生了什么，脚跟是否抬起来了？

2. 两脚前后跨步站立，找到一个合适的间距，让后侧腿的脚跟几乎快要抬起但仍能不费力地保持在地面上，而且也要能感觉髋前方的组织有一定拉紧的感觉。在进行下一步动作时，不需要刻意将脚跟踩在地面上，而是让它自然地跟随身体的反应运动。

3. 从上一步骤的位置开始，保持躯干与头部竖直，就像走路迈步时那样。接下来弯曲前侧

腿的膝关节，让身体重量前移。

- 当身体前移时，后侧的足部发生了什么运动？
- 后侧腿的髋关节发生了什么运动？

你是否感觉到了，前侧腿膝关节弯曲时会促使后侧腿的髋关节伸展？一旦伸髋运动到达极限，后侧腿的脚跟就开始抬起。我承认，现在我正引领大家走近我倾向的结论，即后侧脚跟的上抬并不是被跖屈肌发力所推动，而是由于髋关节伸展幅度有限而被自然地向前拉起。

站立期踝关节的跖屈并不一定要直接通过跖屈肌收缩来实现，跖屈肌群处于活跃状态，主要是为了在脚跟抬起时防止足踝向下垮塌并帮助足部形成坚固的杠杆。当然，脚跟上抬确实能由跖屈肌主动收缩引起。只不过根据个人的临床经验，这种情况通常会导致走路时重心出现过大的颠簸与弹跳。若是走路时较少依赖肌肉主动收缩且更多依靠身体的自然反应，行进便会流畅得多。

要理解足部和小腿的软组织（身体其他部位也一样），我们需要转换对肌肉张力所引发效应的认知。我们必须保持开放的心态并认识到，一个运动（例如踝跖屈）是怎样产生的也许看似明朗且流畅，但实则背后存在着多种原因。到目前为止，我们已经弄清了开链与闭链运动之间的区别。引入动量之后，我们将会看到肌肉是如何超越自身所在的关节向身体其他部位施加影响的。

行走时，踝、膝与髋关节之间存在相互影响并作为一个整体运动（见图5.5）。在站立期的较早阶段，当踝开始背屈时，跖屈肌群需要让胫骨与腓骨减速。当一只脚固定在地面上并处于闭链状态、另一只脚向前摆动时，产生的反向力通过髋关节作用于骨盆，并引起其旋转

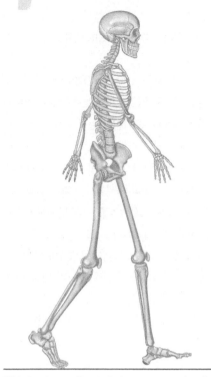

图5.5　当一只脚固定在地面上时，另外一条腿向前摆动，这会产生作用于骨盆的两个方向相反的力。前摆的腿会将骨盆向前拉，而站立侧的腿则能够将骨盆向后拉。站立侧下肢对身体动量的自然反应是伸展髋关节与膝关节，这会让步长进一步增加。站立侧下肢在脚趾离地前的最后阶段中的排列是脚趾伸展、踝跖屈、膝关节与髋关节伸展的组合，这些运动都是由固定于地面的腿和摆动腿共同引发的

和倾斜以及站立侧的髋关节伸展。也可以说，髋关节伸展是由同侧踝跖屈肌的收缩引起的。

　　假如跖屈肌并没有让小腿减速，且假设支撑一侧的脚与地面之间也不存在摩擦力，那么当对侧腿向前摆动时，站立侧的腿也会被一同拉向前方。然而，踝跖屈肌提供的阻力能让站立侧的腿相对摆动腿减速（译者注：因为现实中地面并不是光滑的，所以跖屈肌收缩控制踝背屈运动时会与地面产生摩擦力，进而使下肢减速），两条腿之间由此便形成了速度上的差

异，并引起站立腿髋关节的伸展。这便是踝跖屈肌群能促进同侧髋关节的伸展的原因。而髋关节运动到自然的受限位置（12°~16°）时，便会引起脚跟上抬并进一步加深跖屈和脚趾伸展的程度。

　　跖屈肌群在诸如行走等闭链动作中有辅助髋关节伸展的作用，而髋关节能向前带动腿部并促使脚跟上抬。在这一情境中，踝跖屈肌相当于髋伸肌，而髋屈肌（以及所有跨过髋前方的其他组织）能起到踝跖屈肌和脚趾伸肌的作用（见图5.5）。

■ 肌肉收缩与弹性势能

　　踝跖屈肌群是一组勤劳的肌肉，不过幸好其结构设计使其能胜任这样的工作。跖屈肌群不仅要在走路时的每一步中短暂撑起身体，也要在跑步、跳高以及跳跃等运动中的落地阶段起到减速缓冲的作用。这些运动往往会产生相当于数倍体重的冲击（见图5.6），然而跖屈肌群的很多特性能很好地应对在走、跑与跳跃中承受的高负荷。跖屈肌群拥有的胶原纤维组织类型与数量是所有特性中最为明显的一个。长且粗壮的跟腱、比目鱼肌厚厚的腱膜以及脚趾屈肌纤细的肌腱——每个结构都在应对外力的方面发挥着重要作用。不过，诸如肌纤维走向与长度等肌肉自身的结构特点也属于很重要的方面。

　　这部分内容会回顾一些肌筋膜的解剖特征，并讨论各个特征的优势与劣势。分析与理解各组织的作用有助于弄清人体运动中各部分之间复杂的相互作用。没有任何一块肌肉只拥有一个功能，各肌肉都必须适应受力方向与大小的持续改变。就像胫骨前肌与跖屈肌群一样（见图5.2和图5.4），要理解组织中发生了什么就必须要结合受力来分析。只有当运动与受力情

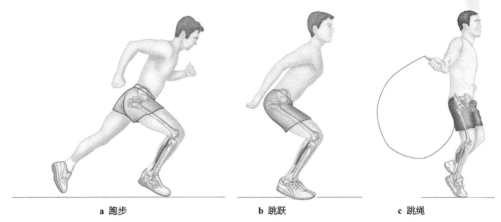

a 跑步　　　　　　　　　b 跳跃　　　　　　　　　c 跳绳

图5.6　很多运动都需要踝背屈减速，但这会使踝跖屈肌群承受负荷。由于所受的应力，跖屈肌群能够在反应中以更大的力与更高效率推进身体向前或向上

况都被纳入情境中，我们才能解读肌肉的活动。把自己局限在教科书所描述的肌肉运动功能中会限制我们的理解力，我们应当把肌肉活动描绘得更为全面、丰富且准确。

肌肉向心收缩时能够克服惯性并产生动量，可是一旦身体开始运动，我们必须有能力控制已产生的动量。肌肉的离心功能可以帮助身体对抗重力并免于摔倒，或者防止加速过快和失控。当肌做功时，不管是向心收缩产生的正功还是减速时所做的所谓负功[2]，代谢系统都会耗费能量。肌肉主动收缩或延长时需要不断消耗三磷酸腺苷（ATP）以及其他满足肌肉代谢需求的化合物（见图5.7）。粗肌丝上的肌球蛋白与细肌丝上的肌动蛋白之间的横桥每次发生锁定和解锁都要通过转化ATP来实现，而之后的ATP补充则会使身体付出能量代谢上的代价。尽可能减少横桥转化的数目，也就是说向心和离心收缩，便能降低能量消耗率，这对任何生物体而言都可能在关键时刻起到救命的作用。

第3章分析骨骼这一致密的组织时提到，

身体会一直尝试在自身重量与力量之间取得最佳平衡。肌肉与其力学感受器节约能量的策略似乎是将肌纤维长度与方向以及组织的弹性特质组合在一起。就如同很多生理过程，这些特征中的任何一个都不是孤立存在的，而是会彼此交叉重叠。同一组织在运动中也可发挥多种作用。正常情况下，本体感受器能监测出作用于肌肉的各种力，并调整肌肉张力和长度来使各个特性得到最佳利用。

比如，当观察某人运动时，我们可能认为一块肌肉跨过的关节要是打开，那么肌肉也会被拉长。然而，很多研究者发现，如果动作中产生的动量是重复且有节律的，就像在平地上走路和跑步那样，那么肌肉可以采用近似等长收缩的工作方式。在这种类似等长收缩的状态下，肌肉会让其跨过关节的胶原纤维组织在动能的作用下延长。这些以胶原纤维为基础的组织能吸收一部分动能并将其运用在反向动作中，就像人拉长弹弓上的橡皮筋然后松手之后，便能使小球弹射向目标。将动能转化为弹性势能并加以利用能够减少肌肉中活跃的横桥数目，因而能减少总体热量消耗。

---

2 当肌肉让身体减速时便做了负功。收缩形式既可以是向心，也可以是离心，具体要看牵涉的力。

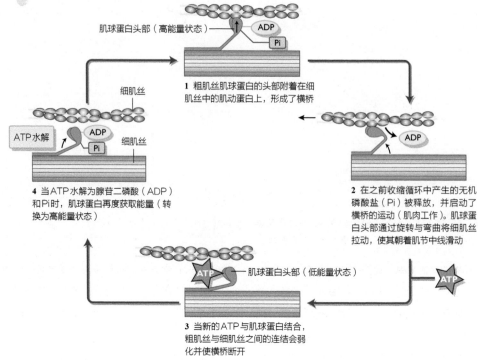

肌球蛋白头部（高能量状态）

ADP

Pi

1 粗肌丝肌球蛋白的头部附着在细肌丝中的肌动蛋白上，形成了横桥

细肌丝

ATP水解

ADP

Pi

细肌丝

4 当ATP水解为腺苷二磷酸（ADP）和Pi时，肌球蛋白再度获取能量（转换为高能量状态）

ADP

2 在之前收缩循环中产生的无机磷酸盐（Pi）被释放，并启动了横桥的运动（肌肉工作）。肌球蛋白头部通过旋转与弯曲将细肌丝拉动，使其朝着肌节中线滑动

ATP

肌球蛋白头部（低能量状态）

ATP

3 当新的ATP与肌球蛋白结合，粗肌丝与细肌丝之间的连结会弱化并使横桥断开

图5.7   关于肌肉收缩的肌丝滑行理论展示了粗肌丝与细肌丝之间如何通过相互锁定来实现肌纤维的延长和缩短。肌丝之间交替进行的锁定与解锁需要能量交换，这组成了肌肉活动中代谢能耗的一部分（修改自Pearson Educational, 2006）

> 对肌肉的特质以及这些特质是如何
> 既能节省机体能量又能保证正常功能的，
> 我们获得了更深刻的理解。
>
> ——莫顿（1952）

胶原纤维组织回收动能的过程在过去这些年里获得了不少关注，这在一定程度上要归功于麦克尼尔·亚历山大（McNeill Alexander）、川上（Kawakami）以及福永（Fukunaga）等人的研究。在过去，当我们看到肌肉肌腱单元整体长度增加时，通常会认为是肌纤维被拉长了。现在我们知道，实际上是肌腱被拉长了，但是肌纤维能保持等长收缩。不过，这只是系统相互作用中的诸多特征之一。

通过实时超声波测试，多个研究者（尤其是利德斯通等（Lidstone et al., 2018）发现，在肌肉肌腱单元整体长度增加时，肌纤维可以自由进行离心、等长或向心收缩。这在一开始听上去是不可思议的，但实际上肌肉会根据要控制的动量以及需要的组织总体刚性来选择让自身拉长还是缩短（之后会进一步探讨刚性）。利用这部分知识，我们可以更直观地看到肌纤维如何在其弹性外膜内部引导和调控组织长度。包裹在外部的筋膜自身具有弹性，并允许内部的肌纤维能在一定程度上自由选择运动的方向。根据动作中的需求，肌肉可以收缩、拉长或保持原有长度，就像莫顿有关操控轮椅的比喻一样。

莫顿想指出骨骼肌与包围在内脏四周的平滑肌之间存在的一点区别，即胶原纤维的含量。骨骼肌具有更多的胶原纤维，因为它更易受到外力的牵拉。心肌平滑肌极少受到与骨骼肌形式相同的牵拉，而且也不需要应对运动中产生的高负荷——内脏被多层润滑良好的浆膜保护，这能使它们免受来自腹壁与胸壁的外力（见图5.8）。

骨骼肌肉系统就是被设计来承受各种压力（应力）与应变的。这些术语也许会令人困惑，不过就如在第3章解释的那样，压力简单来讲就是作用在某一物体上的力的大小，而在生物力学中，应变则用来衡量物体对压力的反应。我们可以说某一物体在压力作用下发生了应变。

可结合图5.9来进一步理解相关词汇。压力大小被绘制在了 y 轴，产生的应变则在 x 轴。图5.9中展示了两个变量间的线性关系：当一个增加时，另一个以恒定的比率增加。A线和B线代表了两个假想的物体，面对压力时发生形变的比例不同。压力增加2个单位时，A拉长的程度是B的两倍。也就是说，当压力增加2个单位时，B线上的应变会增加2个单位，A线上的应变则会增加4个单位。另一种表达方法是，物体B比物体A的刚性更高。这是因为在相同的外力的作用下，A变长的程度更高。

正如第3章所述，刚性大小反映了物质在应力作用下产生应变的程度。每个物体又因其物质组成而具有不同程度的刚性（见图3.4）。比如，橡皮筋的刚性比绳索就低很多。用全力拉一条绳索，它可能也不会明显变长，但是以同样的力去拉橡皮筋的话，就可能会超过它能承受的极限并使其断裂。

对任何物质施加足够大的应力，最终都会引起断裂，但是每种物质能够被延长的程度各

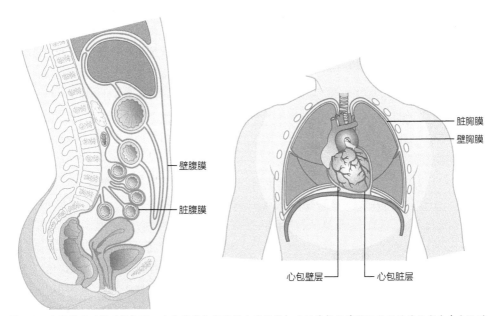

图5.8　内脏被多层浆膜所包围，这使胸腔与腹腔的内容物能相对于外部的骨骼肌肉运动系统发生自由运动。浆膜分层的排列方式能减少到达内脏组织的外力

壁腹膜

脏腹膜

脏胸膜

壁胸膜

心包壁层

心包脏层

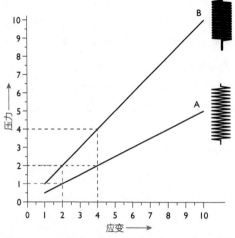

图5.9 压力（以单位面积受力来衡量）被描绘在 y 轴上，应变（以长度改变来衡量）被描绘在 x 轴上。两条线（A和B）代表了具有不同刚性的两个物体，它们面对压力增大时发生形变的程度会有所不同。想要让两个物体的长度都增加2个单位，需要对B施加的压力是A的2倍。B线的斜率代表B抵抗形变的能力更强。虚线也能展示出B具有更高的刚性——长度从2个单位增加到4个单位（x 轴），A只需要1个单位的压力，而B则需要2个单位的压力

有不同。例如混凝土（见图5.10a）这类刚性非常高的物质能够承受相当大的应力，但在其被破坏之前并不会发生多少形变（应变）。与之相反，橡皮筋在被拉断之前能被拉长至几倍于原长的程度。这两种特性没有好坏之分，具体看该部位的需要。有些部位需要更多稳定性，因而需要刚性更高的物质，但是需要更多灵活性的地方也就不再需要那么高的刚性了。生物组织比起人造物质的一个优势便是能够随长度变化而改变其刚性。

探讨骨骼的特性时我们看到，生物体中的物质并未呈现出应力与应变之间的简单线性关系。大多数生物体结构的刚性会随着应变程度增加而提升。从图5.11b中的J形曲线能够看出，肌腱在最初阶段很容易被拉长（应变是用来衡

量长度改变的），类似橡皮筋。之后曲线斜率会改变，在后期阶段更接近混凝土的应力-应变曲线。J形曲线展示出，肌腱在一开始更容易被拉长，但是随着长度增加，它会变得更能抵抗外力。

当肌腱处于更短的状态时，它的刚性更低，随着它被拉长，刚性会逐渐提高。组织的刚性在人体运动中发挥着重要作用，因为它与灵活性、稳定性与弹性都相关。在解剖学与工程学中，刚性一词的含义是中性的，它只是物质被研究的各种特性之一。有些时候我们需要更高的刚性，另一些时候我们则希望组织能更容易延展。

人体组织在承受较大应力时会自然地提升刚性，这是合理的。以跳跃时足部着地为例，踝跖屈肌会被拉长而且其胶原纤维组织会产生应变，但它们也会提升刚性以阻止自身进一步被拉长。这一特点使我们的组织具有了适应性。毕竟人体所处的状况并非一成不变。当我们跳跃时，高度和速度都会变化，我们也能在不同的气候和温度下运动。生物体组织的奇妙之处就在于它们能适应各种条件。

组织被拉长需要外部能量，其中的一部分能被组织吸收并帮助其回到原有长度。这种动力学被称为弹性（elasticity）。弹性在提升人体运动效率方面发挥着重要作用，因为它可以在运动时回收动能。

如果我们能平衡动作中的动量与组织刚性，便能使能量回收最大化，从而进一步提升动作效率。组织在被拉长的最初和最后阶段中并不能吸收多少能量，如图5.11b所示。因此，施加的应力要足够大，以使组织的应变到达应力/应变曲线中部的位置，这最有利于吸收动能。但是不能将组织过度拉长至其塑性阶段以

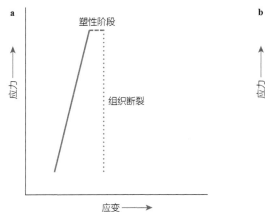
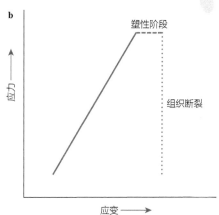

图5.10 （a）刚性更高的物质，比如假想例子中的混凝土，延展能力较弱（体现在x轴），但是在自身断裂前能承受更大的应力（体现在y轴）。刚性更高的物质通常也会具有更短的塑性阶段——物质能被继续拉长，但是不能再返回原有长度。通常把物质塑性阶段较短的这种特性称为脆性。（b）刚性更低的物质在到达塑性阶段（不再能返回原有长度）和组织断裂点之前能发生更多形变。被拉长后能重返原有长度的特性被称为弹性（发生形变并能还原的能力）。举一个现实中的例子，老年人的骨骼的脆性更高，与儿童相比，他们的骨骼在受力并断裂之前发生的形变更少。骨骼和软组织的弹性在人的一生中会持续变化，并且也会受饮食和锻炼的影响

及断裂点。

有很多内部因素能影响组织的刚性。主要的因素包括体温、组织含水量、年龄、组织类型、透明质酸（筋膜组织中的一种亲水性润滑剂）含量、激素水平，以及胶原纤维类型。人体中有很多种不同种类的胶原纤维，每一种都有不同的刚性（Zügel et al., 2018）。

不同的动作需要身体整体以及各部分之间具有不同程度的刚性。刚性太高会减少活动度，刚性太低则会导致失稳与活动度相对过大。身体必须要根据需求来不断调整和改变局部区域的刚性。以站立期的足部为例，脚趾离地阶段需要足部成为坚固的杠杆，提供止点来应对身体动量、地面反作用力和重力。骨骼能一起协作来锁定与解锁足部，以此改变其刚性。此外，当足部在站立期从灵活状态切换到坚固的杠杆时，软组织也能随之调整适应。

软组织必须响应来自动作的外部需求。另外，尽管重力一直不变，但是地面反作用力、动量和身体位置却会持续改变。要想成功完成动作，就得持续监测软组织的状态——各种力如何作用于身体，身体的反应是怎样的，身体是否更加靠近目标了，身体运动的效率如何？

监测以上这些问题是身体本体感受系统中的一部分——力学感受器的功能。它们也会以反馈闭环的形式工作，和骨细胞引导骨骼重塑的过程类似。力学感受器能与肌肉进行直接或间接的沟通，然后调整肌肉张力来改变所在区域的整体张力，这一过程是根据包含了很多变量的复杂算法来完成的。

肌肉会不断根据实际需求做出反应，收缩或延长自身。如果需要产生运动，肌肉便进行向心收缩来拉动身体。如果拮抗肌在向心收缩（译者注：拮抗肌为运动功能相反的肌群），那么肌肉就会根据拮抗肌收缩的速度进行离心收缩来退让，以此产生有控制的动作。当动量作

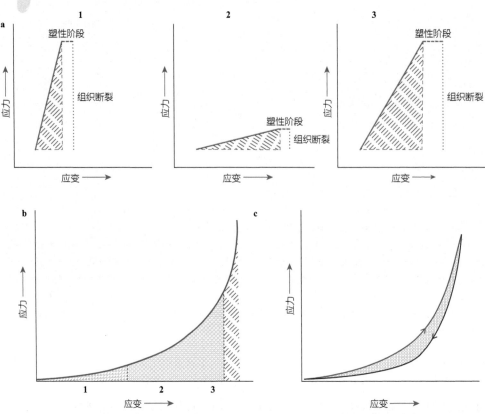

图5.11   曲线下方的面积代表了当某物质发生应变时产生的势能。(a)如果组织刚性很高,那么其长度就难以增加,因此只能吸收很少的能量。(1)如果组织在较小应力条件下就能轻松延长,那么意味着引起其应变所需的能量会更少。(2)刚性属于平均程度的物质能吸收更多能量,但是提供的稳定性会少于刚性更高的物质。(3)而且灵活性也会小于刚性更低的物质。(b)生物体组织,例如肌腱,能在其被拉长时具有不同程度的刚性,而且能利用低、中与高水平刚性带来的不同好处。在被拉长的早期(1),仅需要较少的应力而且组织吸收的能量(三角形区域)也较少。在拉长的最后阶段(3),组织的刚性更高且能更多保护关节,此时其能被拉长的程度更低,可吸收的能量也更少,因而能利用在反向运动中的能量(斜线区域)也更少。在中间阶段(2),组织可吸收并且在反向运动中利用的能量(圆形区域)才是最多的。(c)并不是所有吸收的能量都能用在反向弹回的运动中,因为摩擦和产热也会消耗部分能量。这些能量损失也被称为滞后现象,是可变的而且会受到很多因素影响,包括承担荷与解除负荷的时机、组织健康状态以及组织黏性

用于肌肉组织时,肌纤维会根据受力来做出反应,以确保人体朝着动作目标运动。所以说,肌肉组织能被看成主动的"刚性调节系统",能够根据需要来缩短、延长或保持长度不变(Sawicki et al., 2009)。

不间断地监测本体感觉似乎是个艰苦的工作,但事实上信息不需要持续地传送到脊髓或脑部,只需在局部处理即可(Huijing et al., 2003)。

微调肌纤维的长度与张力就能直接影响到其相关胶原纤维组织的弹性与刚性。在功能最佳化的系统中,肌肉仅需要最低程度的长度改

变，就能通过动量来让肌腱和周边胶原纤维组织吸收能量并提升刚性，以此来为整个系统提供数个好处，其中包括提高动作效率。组织长度的中间范围最有利于利用弹性势能来做反向运动——此范围的特性可以设想成在混凝土和橡皮筋两个极端特质之间（见图5.11b）。肌肉在组织长度的中间范围工作时，延长肌腱等弹性组织所需的力也处于合理的程度，所吸收的动能可以被用来辅助反向运动。

组织刚性与力量输出

弹性势能并非是唯一能利用的优势，肌纤维在最佳长度范围内也有利于自身工作。在长度范围的两端，肌纤维能产生的力量会更小（见图5.12），肌腱的胶原纤维能在动量作用下被拉长，从而能让肌肉维持在最佳的力量–长度关系，因而有利于产生最大的力量——尤其是在

特别需要动作稳定控制的关节活动极限范围。利用动量来延长胶原纤维组织也能使肌纤维更接近等长收缩状态，从而消耗更少的能量。

体育运动常常利用反向动作这一策略来产生更大的力量以及提升效率。在投掷、跳跃以及其他需要发挥更多力量的运动中，先做反向动作能借助肌筋膜组织的天然特性获得很多好处。当肌肉以更快的速度收缩时，能产生的力量会打折扣（见图5.13），但是通过让弹性组织受力，就能让其利用弹性来提升一部分动作速度，而不是完全依赖肌纤维收缩。肌肉周围的胶原纤维组织发生弹性回弹时能比只靠肌肉自身收缩产生更快的速度，这样一来，利用更快收缩的弹性组织，肌肉就能收缩得慢一些，以免快速收缩影响其发挥力量。两种类型的力（来自肌肉和弹性组织）之间的相互作用有助于充分利用两种组织的优势，一个适合精细控

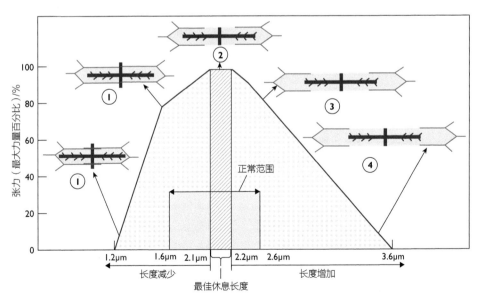

图5.12 粗肌丝与细肌丝之间存在理想的重叠程度，在这范围内肌肉收缩能产生最大的力量。如果纤维位于过度缩短的位置，那么留给其进一步收缩的空间会更少。如果肌肉被过度拉长（3和4），那么粗肌丝与细肌丝之间的重叠程度会降低，因此肌纤维收缩能产生的力量也会减弱。只有当重叠程度处于最佳范围时，肌肉收缩才能产生最大的力量（2）

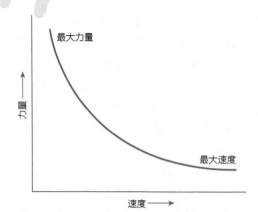

图 5.13 肌肉的力量输出会随着收缩速度提高而降低。这意味着，当一块肌肉募集其肌纤维进行快速收缩时，能发挥的力量会更弱。当肌纤维周围的弹性组织延长时，整个肌肉肌腱单元能够利用弹性势能收缩得更快，但同时肌纤维能以更慢的速度收缩，或者说以更有利于其产生最佳力量输出的速度进行收缩

制（肌肉），另一个有利于更快、效率更高地产生更大的力量（弹性组织）。

反向动作的策略能利用很多组织自身的动力学——弹性、刚性、组织力量以及力量-速度关系。运动相关的科研文献中经常会引用反向动作（有时也称为牵张-缩短循环或者牵张-回弹循环），但是在普通人体动作中却鲜有提及。可是实际上，只要是动量作用于关节，上述提到的各种力学优势在辅助回程动作中都能利用得上。

相比于体育运动中的各种动作，日常动作中产生的弹性势能更少，但尽管如此，肌纤维仍然会保持近似等长收缩的方式，同时胶原纤维组织会发生一定程度上的延长并提升刚性。筋膜组织的刚性提升有利于辅助动作进行减速，并且能为肌肉组织的收缩在四周提供稳固支持。肌肉的筋膜这一支持结构如果被拉紧，就能在肌肉收缩时更快地反应并传导力。

即使在行走站立期这一相对低负荷的动作中，跟腱仍然会延长7毫米，以使肌纤维长度增加的长度尽量最短（Fukunaga et al., 2001）。肌腱的回弹能辅助脚趾离地阶段并减轻肌肉的工作负担，此外，肌腱延长时的刚性提升也有这个作用。如果肌腱不能延长，那么肌肉在脚趾离地阶段进行收缩时就必须要先把相对松弛的肌腱拉紧，这样收缩的力量才能作用到踝关节。

举一个夸张但形象的例子，如果把肌腱比作一条绑在椅子腿上的纤细橡皮筋，那么拉动橡皮筋会使其自身延长，但并不会移动椅子。如果把橡皮筋替换成刚性更高的绳索，那么拉绳索时其本身仅会有轻微的延长，然后便会带动椅子。从图5.11b中我们看到，当胶原纤维组织被拉长时，其刚性也会变得更加接近绳索的特性，并且更加远离橡皮筋的特性。反向动作能充分利用应变曲线中的初期阶段，让关节运动到其活动度的中间至结束范围，以此来拉紧关节周围的胶原纤维组织。这样做主要有两个好处，一个是能为关节提供一定程度的保护，另一个是更有利于高效传导肌纤维收缩产生的力，并以此来控制动作。减慢组织的拉长速度以及产生回程运动时的组织收缩都需要控制，显然，用"绳索"而非"纤细的橡皮筋"来传导肌肉的收缩力更有利于控制身体动作。

肌肉在动作中发挥的作用直接受到其肌纤维排列方式的影响。梭形肌的力量、长度与速度关系和具有更短且倾斜成角肌纤维的羽状肌有着明显区别（见图5.14a）。梭形肌的肌纤维彼此平行且直接连接肌肉的两端，因而它能收缩得更快且活动范围也更大。羽状肌的纤维长度更短，因此能收缩的距离也更短，但是在有着相同体积的情况下却能比梭形肌产生更大的

力量（见图5.14b）。

我们必须将多个因素拆解，才能分析它们在对运动表现的影响中的相互关系。这些因素包括肌肉体积（也被称为解剖横截面积）、肌纤维数目（用生理横截面积来衡量）以及肌纤维的排列方式（见图5.15）。每一种特征都有

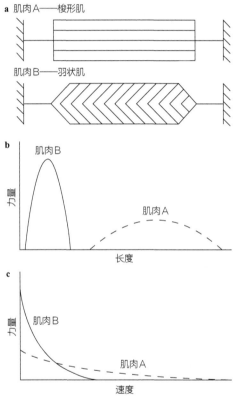

图5.14 不同结构肌肉的力量–长度曲线与力量–速度曲线。（a）肌肉A（梭形肌）的纤维较长，从肌肉肌腱单元的一端延伸至另一端。肌肉B（羽状肌）与之相反，纤维排列倾斜成角，如同羽毛一般。因此，羽状肌的纤维相对较短，并能被分成单羽肌、双羽肌和多羽肌。（b）长度上的差异导致两种肌肉的力量–长度曲线存在明显区别。肌肉B比肌肉A的长度短，却能产生更大的力量。（c）尽管肌肉A产生的力量比肌肉B小，但由于其收缩能力比肌肉B强，产生的运动速度范围比肌肉B大（来自Wilson & Lichtwork 2011）

其优点和缺点，能够影响肌肉功能以及身体运动。某些身体部位需要发挥更大的力量，有些需要收缩得更快，有些要应对来自身体外部较大的力，还有一些（译者注：如呼吸肌群）需要更多参与从身体内部产生的运动。让组织的结构符合其所在的身体区域的需求能够提升组织生长发育的总体效率，并减少动作中的能量消耗。

走路或跑步时，肢体最远端相对其余身体部位移动得最多。让四肢远端的重量尽可能小能够帮助人体在长途行进时有效节省能量，这也是为什么跑鞋制造商会将跑鞋设计得更为轻便。我们的身体早在很久以前就发现了这一点，并让小腿后群肌中含有羽状肌。利用羽状肌的结构特点，肌肉在更小的体积内能容纳更多的肌纤维。图5.15对比了解剖横截面积与生理横截面积，其中每一块肌肉都有着相同大小的解剖横截面积，这意味着肌腹的体积是相等的而且重力相同，但是它们产生力量的能力却有所不同。

肌肉力量输出的潜力取决于其含有的肌纤维数目，横切梭形肌肌纤维的解剖横截面积明显小于羽状肌的实际横截面积。如果我们必须要求横切所有肌纤维，而不是直接横跨肌肉长轴取横截面，那么对于梭形肌而言横切方向并不会发生变化，但是羽状肌则需要倾斜一定角度。这种横切所有肌纤维并且可采用倾斜角度的方式所得出的横截面积被称为生理横截面积，想要衡量肌肉产生力量的真实情况，这种方式无疑更准确。

肌纤维的排列方式既能解释为什么各肌肉产生力量的潜力有所不同，也能说明为何肌肉发挥的作用各有不同。羽状肌能产生更大的力量，同时也能控制动量给身体带来的高负荷。

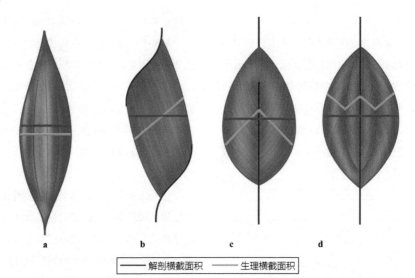

a   b   c   d

―――― 解剖横截面积   ―――― 生理横截面积

图5.15　组成一块肌肉的肌纤维数目与其能产生的力量大小直接相关，肌纤维数目可以用肌肉的横截面积来估算，且应当横切每一条肌纤维。采用直接横切肌肉长轴的方式能够横切梭形肌的每条肌纤维（a），但是并不能横切羽状肌的所有肌纤维。对羽状肌而言，横切的方向应当倾斜成角（b、c和d）。肌肉体积与其横截面积相关，并且会影响自身重量。因此，有两种能估量肌肉运动表现的方式——衡量体积的解剖横截面积，以及衡量肌纤维数目和肌肉力量输出能力的生理横截面积。对于梭形肌而言，两种测量方式得出的结果没有区别。但是在相同解剖横截面积条件下，拥有更短且更多肌纤维的羽状肌会具有更大的生理横截面积

具有同等解剖横截面积的梭形肌则能应对相对较小的力，但是能以更快的速度来产生更大幅度的运动。看看肱二头肌和比目鱼肌之间的区别就清楚了——肱二头肌由较长且平行排列的肌纤维组成，跨过肘关节且具有较大的活动度，但是能发挥的力量相对较小。比目鱼肌这一多羽肌能够承受高负荷，但活动度却较小。

　　肌肉的结构会根据需求进化。肱二头肌的常见功能是用来完成各种开链动作，协助并引导手部到达不同的目标位置。比目鱼肌主要参与各种闭链动作，有助于提升张力来控制和减速踝背屈，尤其是在跳跃落地缓冲或者跑步时。比目鱼肌多羽肌的纤维排列方式能使其在不过多增加体积与肢体远端重量的前提下，产生更大的力量。

　　小腿后群肌不仅有倾斜成角的肌纤维排列，

还有长且有弹性的肌腱，这使得它们能回收更多动能。之前提到过，肌腱具有弹性并且能发生应变来吸收动作中产生的一部分应力，比如在跳跃落地缓冲等动作中，而受力引起的肌腱拉长则由肌纤维来控制。当肌腱被拉长时，肌纤维能向心、离心或等长收缩，具体要根据动作的要求以及不同组织的力量、刚性以及控制动作的能力。

■ 利用曲线的上升部

　　筋膜组织能为人体运动提供3个主要的好处：更高的效率、放大力量的效应以及缓冲。切记，这些功能并非单独分开运作的。各个功能彼此之间相互重叠，即便某个功能因为当前的动作需求而被突显更多。萨维茨基（Sawicki）和惠晶（Huijing）在研究中提到过，本体感觉

系统（在大多数情况下）会下意识监测人体运动的需求并对肌纤维的张力和长度进行必要调整，以微调组织刚性与力量输出。

就如之前看到的，筋膜组织的弹性特质有利于最大化肌肉的力量发挥并提升爆发力。肌腱变长而非肌纤维拉长能使肌肉保持最佳的力量–长度关系。从力量–长度（见图5.12和图5.16）曲线中能观察到，存在着一个较小的长度范围，在这一范围内肌肉能产生更大的力量。所以让肌肉保持在这个长度范围便可增强其控制动作的能力。然而，当肌肉被动量的作用过度拉长而超过曲线的顶点时，可能会出现问题。

一旦越过了力量–长度曲线的顶点，肌肉的力量输出能力便会开始减弱（见图5.16）。如果长度继续增加就会显著弱化肌肉，使其产生力量的能力降低。对那些被设计来为动作减速的肌肉来说，其长度增加超过曲线顶点就会出

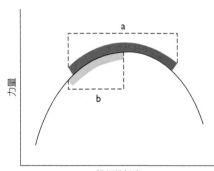

图5.16　肌纤维拥有一个最佳的力量–长度比例（见图5.12），让肌肉的长度超过曲线顶点会减少其力量输出（红色标注的a）。简单来讲，当肌被拉长的程度超过了曲线顶点时，肌肉就会变得相对薄弱，而且它控制身体运动的能力也会减弱。如果调节肌纤维长度并使其在曲线的上升部分工作，当肌肉延长时，其力量输出便可增加（蓝色标注的b）。所以肌肉的正常功能运转范围会保持在最佳的力量–长度关系

现问题，动量会使肌肉继续被拉长并减弱其力量输出能力，但事实上肌肉在此时本应发挥更多力量。

幸好人体的肌肉组织想出了一个很好的解决方法，那就是让自身主要在曲线的上升区间工作。多个研究（Rubenson et al., 2012; Lieber and Ward, 2011; Ishikawai et al., 2007）发现，肌纤维长度会让自己保持在力量–长度曲线的上升部分（见图5.17）。从相对较短的位置开始工作，那么当肌肉被拉长时就会变得更强。如果被调节为在快接近顶点的位置开始工作，那么肌肉一旦被拉长，其力量就会被快速提升，紧接着便会急剧减弱。在曲线下降部分那一侧工作对于肌肉功能运转是不合理的，因为当关节打开与力臂变长时正是需要更多肌肉力量的时候。另外，当某一部位运动到活动度末端时，提供额外的保护也是必要的。

行走与跑步中的肌电图与踝关节位置表明，比目鱼肌的活跃程度会随着踝关节进一步运动至背屈位时提高，然后在踝跖屈以及运动至脚趾离地的过程中会逐渐降低。这一规律与练习5.1（第107页）所展示的道理类似，是身体的动量与身体其他关节的位置以及相关组织的张力之间的共同协作促进了脚跟上抬与踝跖屈。

在图5.17c中，肌纤维长度改变的方向展示了肌肉面对高负荷时的不同反应。在走路这

踝跖屈肌群虽然能够"抬高"身体，但它们也同样有防止足部在身体下方垮塌的作用。下一章会更多探讨所谓踝跖屈肌的间接作用，即它们能在脚趾离地阶段中的足旋后过程中给予足部结构力量支撑。跖屈肌群通过提升足部整体结构的刚性也能控制身体动量引起的向前的力。

一低负荷运动中，肌纤维在缩短之前会被轻微拉长。这与跑步时的情况相反，来自地面更大的冲击会将踝关节带动至背屈位。虽然我们观察到踝关节在跑步时短暂的站立期中会发生背

屈，但实际上肌纤维却在主动缩短。所以说，跑步时总体的组织长度增加来自相关的肌腱和周围的筋膜组织。别忘了，肌纤维在筋膜组织被拉长时自身能缩短。牵拉胶原纤维为主的组

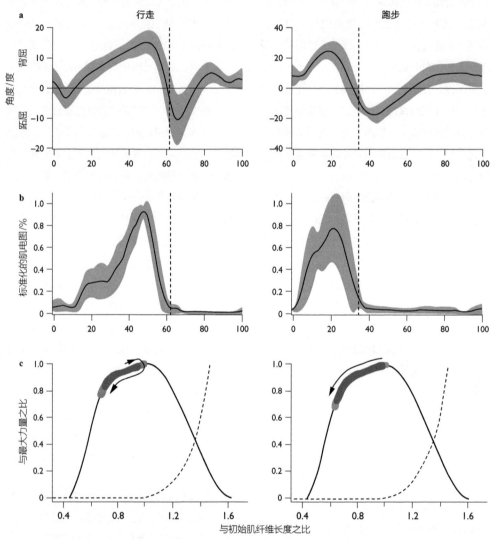

图5.17　关节角度（a）和肌电图（b）在行走和跑步中各有不同。脚趾离地在行走步态周期的62%和跑步步态周期的36%处，用垂直的虚线表示，在走路与跑步中，比目鱼肌都是在其力量-长度曲线的上升部分工作，以达到最佳的力量输出。（c）箭头代表长度改变的方向，在行走和跑步时，比目鱼肌的肌纤维除了在行走的站立期的较早阶段先被拉长，然后才缩短，在其他时候都在曲线的上升区间内收缩发力。但是在跑步的站立期中，尽管肌肉肌腱单元的总体长度有所增加，肌纤维却缩短了，这表明肌肉在向心收缩的同时肌腱则被拉长（修改自Rubenson et al., 2012）

织的能量能被系统回收并且在之后的踝跖屈运动中被再利用，以辅助身体向前推进。

可以回收动能并不是筋膜组织在代谢上的唯一优势，整个运动系统同样会受益于筋膜组织能延长以及在动量作用下能被拉紧的这些特性。身体能利用动量来使胶原纤维组织产生应变，并以此改变肌肉工作的长度范围（Ishikawa et al., 2007; Rubenson et al., 2012）。筋膜组织的应变与刚性提升能让肌肉在力量-长度曲线的上升部分主动收缩（见图5.17c），而不是在曲线的下降部分。

如果被调节成在力量-长度曲线顶点附近的位置工作，那么在筋膜组织尝试让动量减速时，便会被移动到曲线的下降部分。这会导致当关节打开以及朝接近活动度末端运动时，肌肉处于更薄弱的状态。然而，筋膜组织在曲线上升部分工作便能提供保护机制——通过调节肌纤维长度来防止肌纤维被过度拉长。

力的控制——减速与减震

除了提升动作效率和增强力量输出，筋膜组织还有第三个力学特性，就是减震作用。减震[3]或者衰减是指有控制地减速以停止运动和分散暂时储存在之前拉长的弹性组织中的能量（见图5.18c）。研究表明（Roberts and Azizi, 2011），跳跃落地缓冲时肌腱的拉长能让强大的外力得以迅速进入肌肉肌腱系统。这些力对肌肉来讲是难以应付且危险的，也是损伤的原因。但是通过让冲击力分散进入胶原纤维组织，肌纤维就能以更慢的速度收缩并弱化冲击带来的能量。别忘了，肌肉收缩得越快，能产生的力就越小。罗伯茨（Roberts）和阿齐兹

3　减震（damping）意为将力分散。

（Azizi）还指出，肌腱不仅能让肌肉产生的力量更大，也能让肌肉与没有肌腱作用时相比得以缓冲更高的负荷。

冲击力作用在身体上十分迅速，无论肌纤维是否能收缩得够迅速，但带来的力却大得足以控制冲击之后的反应。肌肉难以在快速收缩时产生较大的力量，所以让冲击力绕路进入筋膜组织以便肌肉能发生"类等长收缩"，从而让肌纤维能以更慢的速度拉长并保持控制力。

足踝在日常生活中承受了身体大部分的冲击，因而其缓冲力的功能尤其重要。不管是跑步时中足先着地还是从一定高度上跳下，都很可能出现迅速的踝背屈。这些动作涉及的主要关节，如膝关节与髋关节，都有着强大的肌肉来控制关节屈曲，但是小腿后群的大多数肌肉体积较小且纤细。不过，这些肌肉都有羽状的肌纤维排列并连结到修长的肌腱上，每块肌肉外层被自身肌外膜包裹，而且不同的肌肉被筋膜腔室聚拢在一起。所以说，筋膜能为应对受力提供一系列的支持。

超越边界的力学传导与筋膜腔室

> 肌肉的力除了能施加在肌腱和其他在骨骼上的肌肉附着处，还有相当一部分会施加在肌肉腔室的结缔组织上。让力传导到腔室外壁能够提升其刚性，进而形成从骨骼延伸出来的结缔组织"框架"。
> ——惠晶等（Huijing et al., 2003）

描述骨骼肌肉系统时，解剖书往往更加强调其组织的纵向排列。然而，力在纵向的传导

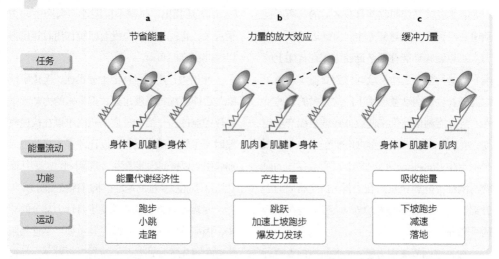

图5.18　减震（c）是筋膜的3个力学机制中的最后一个，罗伯茨和阿齐兹在其论文中借助弹簧的作用对其进行了描述。运动中的落地缓冲会将组织拉长，而此时产生的高负荷也需要被控制。当肌肉收缩速度加快时，其产生的力量会减弱，因此在缓冲地面冲击时若想提供足够的力量，便不能进行过快的离心收缩。为了避免快速拉长引起力量损失，在着地缓冲时肌纤维会保持近似等长收缩的状态（让肌肉处于最佳力量－长度关系），而胶原纤维组织（肌腱）则被拉长来控制冲击力。这种方式让肌肉得以更缓慢地离心收缩（因而能产生更大的力量）来缓冲肌腱吸收的弹性势能。另一个力学机制在之前已经探讨过了，即节省能量。肌纤维会保持在贴近理想长度的状态，让肌腱吸收身体动量带来的动能，以此增强能量利用的经济性（a）。通过预先紧张组织（b）来让产生的力量获得放大效应（这一点的好处会在下两章中探讨）（修改自Roberts & Azzizi, 2011）

仅仅是力学传导过程中的一部分。虽然它是很重要的一环，但是力除了纵向也能水平地从一块肌肉传导至其邻近结构以及更远的部位。研究者正在关注一个相对更新的领域，即筋膜组织的网状延续所带来的诸多好处，因为它们似乎在力的传导和放大以及促进本体感觉等方面发挥着重要作用。

　　力在传导时能够越过肌肉的"正常"边界这一说法难免会让人惊讶，毕竟在解剖著作中都是分开探讨各组织结构的。有一个生动形象的比喻经常用来揭示解剖的结构特点，就是将橙子横向切开便能看出其整体性以及局部之间的连结。横切面不仅展示了橙子内部的各个部分以及"边界"，也展示了纤维从一个部分至

另一部分的连续性。我们把橙子划分成各个组成部分是因为对其做了详细解剖，人体划分有各块肌肉也是一样的道理。

　　将力传导至肌肉肌腱单元之外的能力被称为肌肉外的力学传导（extramuscular force transmissioni），这一过程依靠纤维的延续性实现。不同部位的组织拥有不同的功能，它们的结构组成也会相应调整以适应需求，但是从肌腱到韧带和关节囊，或者从肌外膜到疏松结缔组织（见图1.13）的这些变化，其实都是彼此连接的各类细胞之间的相互过渡。除了发生意外事故和做外科手术，人体本身不会产生任何分隔。

　　在开始深入探讨跨过肌肉的力学传导之前，我们还是得强调一下在解剖中一直存在的一个

问题，即描述用语。将身体划分成一个个解剖部位容易给人带来这样一个印象，那就是各个部位是相互独立运作的。诚然，描述一块肌肉的形态与功能时，难免会让人觉得它是一个独立的单元。把身体划分成一个个局部并命名的确方便描述，也能加深对人体的认识。但是，这种孤立的描述方式也把某一部分从它所在的环境中剥离出来了，并且不利于理解它与边界之外的部分间的相互关系。当我们想要弄清人体中的各种相互作用，尤其是在运动中的相互作用时，应首先承认解剖的描述用语存在一定的局限，这样才能构建更宏大的整体观。所以说，橙子的各个部分之所以存在，是因为我们人为地将其整体进行了划分。同样地，采用将解剖整体分解成各个功能组成部分的描述方式，只是为了在表达上能更为明确。

小腿能被划分为4个腔室[4]——前侧（胫骨前肌、趾长伸肌和跗长伸肌），外侧（腓骨长肌和腓骨短肌），后侧（腓肠肌、比目鱼肌和跗肌），后侧深层（胫骨后肌、趾长屈肌和跗长屈肌）。足部也能被划分为4个或9个腔室，具体看选择哪种参考方式（后续内容中会采用4个腔室的划分方法）。

腔室并不是下肢独有的特征，全身各处都存在，把不同的功能单元"分装在袋子中"具有很多好处。这种分隔能让筋膜腔室彼此间更好地滑动，并且当感染或出血时能阻止其扩散到相邻腔室。不过，当腔室内部压力提升时，有可能会挤压血管和/或神经，从而可能引发腔室综合征。情况严重时可能需要切开腔室外周来释放压力，这一处理被称为筋膜切开术（fasciotomy）。

---

4 这些只是各个腔室中的主要肌肉，后续章节会更详细地探讨各腔室中的组织。

腔室内压也有其好处，就像人体系统的其他方面一样，什么事情都会存在一定的度。在正常运动中，我们会得益于腔室内压力的提升，因为它能提高组织的刚性并提高动作效率。

惠晶教授针对腔室内与腔室间的力学传导做了诸多研究。惠晶教授陈述的观点中有很多都值得摘录，不过，到目前为止他所提到的筋膜动力学中的大部分内容，本书都已经探讨过了，其中组织刚性的调节最为重要。在其所进行的众多实验中，惠晶发现应力与应变能够跨越一块肌肉本身并进入邻近组织，而结缔组织网络中的任何破损都会打断力学传导。

在实验条件下对小鼠的前侧腔室实施筋膜切开术之后，在某些时候腔室内的肌肉的力量输出有所提升，但是更多情况下结果会是力量减弱（Huijing et al., 2003）。破坏外周"袋子"（即筋膜）的完整性会影响肌肉的力学传导。筋膜腔室提供的压缩力如果减少，似乎能使整体的组织刚性降低并减弱传导肌肉收缩力的能力。筋膜切开术会降低腔室内的压力，但同时也会使刚性降低以及力量输出减少。

对筋膜腔室的形成目前尚未有足够研究，但根据目前了解，腔室在组织刚性的调节中发挥着重要作用。下一章会讲到，肌肉被腔室划分为一个个功能群组。例如，胫骨前肌具有踝背屈和内翻的功能，它与其他踝背屈肌群——趾长伸肌和趾短伸肌都位于前侧腔室中。所有跨过踝关节的肌肉都在小腿筋膜内部被分隔成群组。

对关节的控制极少由单一肌肉完成，通常需要很多肌肉协作才能使一个关节兼具灵活与稳定。在功能上来讲，在主动收缩胫骨前肌时一并提升其协同肌群周围结缔组织的刚性，是合理的。包裹肌肉的筋膜如果是紧绷且坚固的，肌肉收缩时便能产生更大的力量且费力程度也会降低。由于筋膜网络能将肌肉力量传导至其外部，这一积极作用也能惠及其他腔室。

要想更好地理解筋膜网络在功能上发挥的作用，可以将骨小梁和筋膜组织所属的组织功能层级进行比较。骨小梁作为拥有自组织能力的"微观骨骼"，能为"宏观骨骼"，也就是其所在的骨头，提供刚性。骨小梁这一内层骨骼能适应生活中经年累月重复出现的应力和应变，同样地，拥有适应能力的软组织在"宏观骨骼"的外部又形成了另一层"软组织骨骼"，它具有可收缩性的部分并且能自动、无意识地根据身体发生的应变来微调其刚性。在寻求最省力和最节约能量的工作方式的过程中，对电信号极为敏感的肌肉组织能监测和调整自身张力，以此来使力学传导以及能量消耗达到理想的状态。

各层级组织会利用某种形式的持续反馈闭环来在组织合成的花费、组织强度和材料重量之间寻求平衡。这一反馈闭环就如在之前章节讲骨骼形成中提到的那样，会利用力学感受器来持续感知筋膜组织网络中的力。

筋膜的本体感受功能与刚性调节系统

各腔室之间共同提升张力和刚性的动力学可能也具有传递信息的功能。一位荷兰研究者范德华（van der Wal, 2009）发现，由胶原纤维构成的筋膜组织内部包含了力学感受器。他的研究结果表明，肌肉、肌腱、韧带与关节囊是彼此串联的，而非像入门解剖书中展示的那样是相互平行排列的，这无疑挑战了组织孤立分层的传统概念。

力学感受器位于负责传导力的连续网络之中是符合功能需求的。范德华认为，辅助本体

感觉反馈的是多种因素的组合，包括组织类型的构造设计与所在位置之间的相互作用、组织的功能角色以及相应力学感受器所在的位置。超越组织自身边界的力学传导能通过胶原纤维组织与邻近区域交换有关局部张力和刚性改变的信息。如果工作得当，身体在胶原纤维组织和神经系统两个层面都能调节自身刚性至最合适的程度，以应对眼前的任务。

力可以经由肌筋膜传导至肌肉边界之外（Huijing et al., 2003）、筋膜组织间存在连续性并且其中包含力学感受器（van der Wal, 2009），这两点构成了萨维茨基刚性调节系统（Sawicki et al., 2009）的基础。骨骼肌肉系统完成眼前任务的方式是通过控制与产生必要的力来持续调节自身刚性，了解到这一点后，我对动作解剖学的认知发生了很大改变。

总结

组织的构造与功能相互交织在一起，二者间存在着复杂关系。因此，想要公正、定量地描述组织应力和应变、肌纤维方向以及肌肉收缩等方面带来的好处，同时避免将其以割裂的方式来呈现，是十分困难的。我们需要回到生态学的理念上，将身体视作一个各部分相互连接且彼此依存的系统。

描述解剖学中的任何一个方面都不是孤立存在的，但是我们还是不得不分开探讨各部分并衡量其功能。一旦对各部分的动力学有了足够了解，我们就可以开始像拼拼图那样把所有内容整合到一起，以此来建立对功能解剖的整体观。

每个肌肉肌腱单元都有自己的结构特点，拥有不同的肌纤维走向与长度、肌腱长度以及刚性。各肌肉肌腱单元在身体所处的位置会有

其独有的受力方式（重力、地面反作用力与动量），而且其结构也会逐渐演化，从而适应外界需求：有时对长度的要求更高，但是对力量的需求较低；有时需要富有弹性的肌腱以及较强的力量；有时会是其他不同形式的需求。

由于粗肌丝与细肌丝的结构特点，肌肉在其长度的中间范围工作时能发挥最大的力量。肌肉周围的胶原纤维筋膜组织似乎能发生部分应变，使肌肉的工作区间能够保持在其力量–长度关系曲线的顶点附近以及力量–速度关系的最佳范围。肌肉与胶原纤维组织通过互补的特性协调工作，以达到对动作的控制，其中肌纤维的作用是产生、减速或控制动量并在此过程中根据需求进行向心、离心或等长收缩。

肌肉肌腱单元会受到力学感受器的调控，因而能快速调整自身刚性并根据情况需要持续做出反应。位于筋膜网络中的力学感受器能监测张力是否平衡并传导信号来让组织做出适当的反应。

美国著名的物理治疗师，被称作"功能训练之父"的格雷（Gray）讲过，我们应当寻找动作背后的真相。每一个成功完成的动作都离不开对力进行控制，以达到想要的结果，而对力的控制则需要产生合适的刚性。

第**6**章

外部肌群

足部呈现的规律绝非偶然。
在陆地上双足直立行走时，身体的
重量全部压在了人类祖先的足部上，
然而足部骨骼的体积并未因
显著增加的应力而增大。

——莫顿（1952）

■ 引言

尽管跟骨的体积形状逐渐发生了变化，人类足部整体的体积却并未因双足直立行走带来的额外受力而增大。在第3章与第4章里我们看到，股骨产生的应变因包围在其周围的肌肉的力量带来的稳定作用而减少了。没有哪一块单独的肌肉能够负担起足部骨骼全部的稳定功能，更不用说稳定在足部上方运动的整个身体了。足部的各块肌肉需要一起工作，这样才能通过肌肉张力提升足部的刚性并促进平衡以及对动作的控制。

外部肌群以不同角度连结到足部且附着在不同位置，在脚跟抬起后进行到脚趾离地阶段

时，外部肌群能产生力闭合作用并提升足部的刚性。肌肉之间的协调工作所形成的合力以及产生了最佳适应的肌肉组织形态使修长的足部骨骼得以保持原状，而不必增大自身体积。

本章会重点介绍足部的外部肌群。这些较长的肌肉从足部连接到胫骨、腓骨与股骨上。第7章会探讨位于足内部的更短的小肌群，不过，很重要的一点是，各章节中讲到的软组织通常都具有多重作用并且其功能会与其他组织的功能相互重叠。结合上一章筋膜动力学的相关内容来理解肌肉的运动功能，对于我们构建整体观很有帮助。

骨骼肌肉的功能解剖中的很多内容是相当直观的，简单来说，功能解剖关注的就是肌肉所在的位置以及肌肉有什么作用。因此可以化繁为简：我们需要知道的就是肌肉跨过了哪些关节以及肌肉走向。把这两点弄清，也就了解了有关肌肉的基本信息。

当然，我们并不是只想把肌肉的运动功能一一列出来，而是也想理解为什么肌肉的形状是那样的，为什么它的肌腱有特定的长度和形状。分析其形状能让我们进一步理解运动中各

组织之间的关联与相互作用。

　　只有当我们看到肌肉所处的整个环境，包括动作要求时，才能真正理解它的形状为何如此。形状与功能就很多方面而言是同一种东西，二者互相影响，仅理解其中一个而不去理解另一个是不行的。

　　本章会给出一些重要的建议和技巧来帮助大家学习肌肉的运动功能及其特质，了解这部分内容也有助于更好地理解上一章。如果之前章节中的部分内容仍然难以消化，不妨先通读第6章和第7章，然后再返回去重读第3章~第5章。我用了30年时间才能将这些知识融会贯通，所以说大家无须强迫自己在阅读本书几小时后就领会全部内容。

　　如果你不太熟悉这些肌肉，不妨快速浏览这两章，然后过渡到第8章和第9章中的评估与练习。本书中的评估与练习简明直观，且有助于你理解肌肉的功能解剖。当然，本书并不是一本足部的百科全书，而是想作为比较全面的索引，来引导读者一步步深入学习。

■ 名称的含义是什么

　　解剖学令人沮丧的诸多方面之一便是，似乎没有人能够规范统一身体各部位的名称。探讨中足的复合关节时我们就遇到了这一问题，在某些情况下人们会使用解剖上的标准名称，在一些时候则会使用那些以早已去世的法国外科医生的名字命名的名称。

　　在术语上存在的一个冲突是命名肌肉时遵循哪个传统。描述肌肉可通过位置、功能或形状进行描述，小腿和足部的肌肉名称包含了以上方面。一旦术语的含义与命名规则被解释清楚，这三方面的命名传统能为我们提供很多有用的信息。不过，只根据形状来命名并不会让

我们了解肌肉的位置和功能。比如，大家比较熟悉的肩部肌肉——菱形肌和斜方肌，就传达不出有关其位置和功能的信息。不过，这些名字却能透露出肌肉的作用：近似方形的菱形肌可能只能沿某一直线方向收缩，因而更可能发挥稳定功能；肌纤维走向覆盖了更大范围的斜方肌可能产生多个方向的收缩力，因而能提供更多运动功能。

　　依据位置来命名肌肉能让我们大致了解其位置，比如说胫骨前肌肯定是在胫骨的前方。从这一称谓还能推导出更多内容。骨骼的另一侧通常也存在名字相反的肌肉，如果有胫骨前肌，那么会存在胫骨后肌。这一原则也适用于功能相反的肌肉——如果有屈肌（例如踇长屈肌），很可能也会有伸肌（例如踇长伸肌），内收肌会有对应的外展肌等。这些启发性的原则适用于之后会讲到的大部分肌肉，不过在髋关节处会存在例外，这里有一组内收肌被命名为"收肌"（例如长收肌、短收肌、大收肌等），但是髋外展肌通常按照其所在位置来命名，比如各臀肌（位于臀部）。

　　根据解剖位置来命名看起来并不会提供有关肌肉功能的信息，根据肌肉功能来命名似乎也不会传达出其所在位置，然而肌肉所处位置和其功能之间是有着紧密关联的。比如，如果一块肌肉跨过了距小腿关节（踝关节）的前方，那么它肯定是一块踝背屈肌；如果它跨过关节后方，那么一定是具有跖屈功能的肌肉。反过来叙述也可以，即跖屈肌必定跨过踝关节后方，背屈肌必定跨过踝关节前方。

　　能从功能推断出结构或者能从结构推断出功能，这说明了两者之间存在着紧密的相互关联（见图3.3）。肌肉跨过关节的角度决定了其功能，利用命名的依据我们能合理推断出，在

距小腿关节前方的胫骨前肌是踝背屈肌，胫骨后肌跨过了踝关节后方，因而有踝跖屈的功能。可以说，肌肉的位置能决定其功能是一个确定的规律。

利用相同的逻辑，我们也能根据肌肉的功能来猜想其位置。比如，跛长屈肌肯定位于足部的跖侧（足底）并向上延伸至小腿背面。我们也能推断出，跛长屈肌可能有一块对应的功能相反的肌肉叫作跛长伸肌，它会位于足背一侧和小腿。上半身的情况有所不同，屈肌会跨过关节前方，而伸肌则跨过关节后方。下半身的情况与上半身相反，是因为在胚胎发育过程中肢芽会发生扭转，使下肢原本朝前的一侧转向后方（见图6.1）。下肢的扭转解释了为何足背表面在足部上方，我们用"足背屈"这一术语来描述足背向小腿靠近的运动[1]。

了解肌肉的命名依据有助于我们理解解剖，因为每个名字背后都存在着道理与逻辑。如果没能理解这些规律，学习肌肉的解剖和运动功能也许就成了死记硬背的过程。不过，科学中的传统也需要时间才能改变，比如腓骨肌群（fibularii muscles）早在多年前更改了叫法，但是一些资料中仍然在采用腓骨肌群的旧名称（peroneals）。这两个词源于不同的语言，

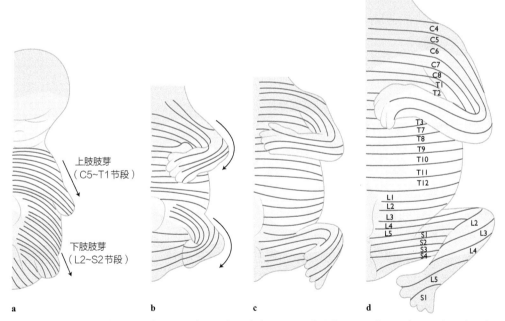

图6.1　上肢的肢芽在胚胎发育的大约第四周出现（a），下肢肢芽则在一周后出现。在之后的两到三周，上肢和下肢远端开始变得扁平，出现了类似手和足部的船桨形状，上肢逐渐朝外旋转，而下肢则向内扭转（b）和（c）。小腿继续扭转，使跛趾位于内侧（d）。各条线划分的区域代表各脊柱节段支配的皮肤区域（也称为皮节），在这里画出来是为了更清晰地呈现四肢在发育中所发生的扭转

---

1 说到背侧，可以想想鲸鱼或鲨鱼身体上方强大且起到保护作用的背鳍。通常指身体前方的腹侧则包含了更精细的结构。发生扭转后的下肢也具有这种关系，其原来的背侧表面（扭转后在身体前方）比原来的腹侧面（扭转后在身体后方）更加结实且提供更多保护，很多结构精细的血管都是从小腿后方延伸至足部的。

peroneal源自希腊语，而fibularis则源自拉丁文，二者的意思都指形似图钉的腓骨（很多非人类物种的腓骨确实曾被制造成骨针）。用拉丁文来命名腓骨，但是却用希腊语来命名附着于其上的肌肉，这在语言上是冲突的。然而，胫骨与其相关肌肉都是用拉丁文来命名的，所以后来人们建议用fibularri这一拉丁文词汇代替原有的希腊文名字peroneals。但是，并不是所有人都改变了对其的称呼方式，在一些经过同行评审的科研文献中仍然在用peroneal muscles指代腓骨肌群。

另一个令人迷惑的解剖用语就是内收与外展，它们在形容足部作为整体产生运动和足内部的运动时具有不同的含义。内收和外展运动的参考点有两个，一个是相对于身体的正中线（见图6.2），另一个是以沿第二脚趾的足中线为标准。下一章讲述足内部的小肌群时便会采用足中线这一参考点，这些肌肉的命名方式也以第二脚趾作为参照标准[2]。

以足中线作为参照标准描述的是脚趾的运动，以身体正中线作为参照标准则用来描述足部整体发生的运动。具体采用哪个参照标准，要看描述的是哪里的运动。比如，将脚趾张开就是各脚趾相对第二脚趾所在直线做的外展运动，而楔舟关节外展指的就是相对身体正中线所做的运动了。

■ 肌肉、外囊与滑轮

在第5章中讲到了软组织提升动作效率的3种机制：肌腱弹簧般的特质让肌肉能保持近似等长收缩；筋膜能帮助肌肉维持在理想的力量-长度和力量-速度比例，从而增大力量输

出；肌腱能帮助肌肉以最有利于发挥力量的长度和速度进行离心收缩，以此缓冲应变（见图5.18）。肌肉组织的多功能特性也可以划分为：抵抗重力的支柱、弹性的控制器、产生加速作用的发动机以及吸收弹性势能的缓冲器（Farris & Raiteri, 2017a&b）。

作为肌肉肌腱单元共同作用时，肌肉和筋膜会持续寻找动作中最佳程度的刚性。即使是安静站立也要依赖特定肌肉主动产生的张力——肌肉肌腱单元的抗重力支柱作用。人体的本体感受器之间的沟通大都是下意识进行的，其中相当一部分感觉输入来自足底和足踝的其他组织。组织状况与鞋子不仅对足部健康很重要，也在身体的平衡与协调中发挥关键作用[3]。

正如莫顿所言，足部需要因应对一系列极大的力，尤其是重力。尽管他并没有直接讲到动量，但是在其著作中有关肌肉产生与控制动作功能的内容对此有所提及。莫顿把身体对弹性势能的吸收与回收描述为能够直接帮助提升动作经济性的"深层现象"，但是把重力的重要性置于动量之上。对我们来说，重力比较容易理解，要理解动量的角色以及它如何影响软组织则更困难。向前、向后以及旋转性的动量能拉长那些想要控制身体动作的组织，这一离心负荷有助于组织的预先拉紧以及利用回弹的动力学，就像在前一章中所描述的。

人体相对呈直线的足部为行走中向前的"滚动"运动提供了不同的摇杆（脚跟、踝关节、前足与脚趾），这一向前的动量必须通过

---

2 给手和手指运动命名也存在相似的问题，但是手部的参照惯例是中指，而不是食指。

3 本体感觉输入对整个身体功能而言都是极为关键的，花再多精力去研究都不为过。想进一步了解相关内容，建议了解艾米莉·斯普里查尔（Emily Splichal）博士和纳博索科技公司（Naboso Technology）的研究。

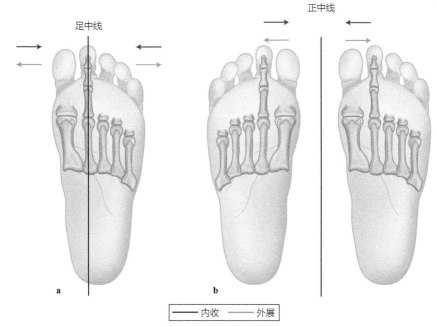

图 6.2 描述足的内收与外展有两种方式。(a) 一种方式是以通过第二脚趾的足中线为参考,描述距骨和脚趾的运动和位置关系。(b) 另一种方式是以身体的正中线为参考,通常用来描述整个足部的运动,而非脚趾

软组织来控制和减速。骨骼形状、关节排列和软组织走向的角度的共同作用使人体成为一个高效的系统,它能通过足部3个主要的接触点支撑起高且竖直的骨架,并且能流畅地向前推进身体。当我们把一切都简化到基本的组成部分来看,就会非常明显且直观。

理解足踝整体布局的关键,就是弄清踝部两个关节的排列以及肌肉从小腿跨至足部的角度(见图6.3)。在距小腿关节后方有7块主要肌肉的肌腱跨过[4],这表明了足跖屈的重要性(肌肉作为加速器)以及控制踝背屈运动所需的力有多么大(肌肉起到缓冲器与支柱的作用)。

踝部关节(译者注:距小腿关节与距下关

_____

4 如果把薄弱的跖肌也包括在内就有8块肌肉,其余是比目鱼肌、腓肠肌、腓骨长肌、腓骨短肌、胫骨后肌、蹈短屈肌和趾短屈肌。

节)的两条运动轴线有助于提升我们双足站立的平衡性。足部在踝关节前方的长度比后方更长,因此人体稍向前倾斜的平衡方式会更容易,而且距小腿关节轴线后方的肌肉也更多(无论是体积还是数目上),这也有利于控制身体向前的倾斜。但是狭长的足部的宽度很小,这不利于在侧向动作中保持平衡。再加上跟骨与距骨在距下关节轴线上的偏距(标记为U–U[1],见图6.3b),足踝在侧方本身就更容易出现晃动,因此需要两侧的肌肉来控制与平衡侧向的倾斜。

在之前的章节中我们看到,跟骨倾斜是触发足部旋前到解锁位的运动之一,跟骨与距骨之间的骨骼排列让足局部会承受高负荷且趋于不稳定。但是这种不稳定却对承受冲击时的缓冲功能有利,而且引起的足旋前运动会使其

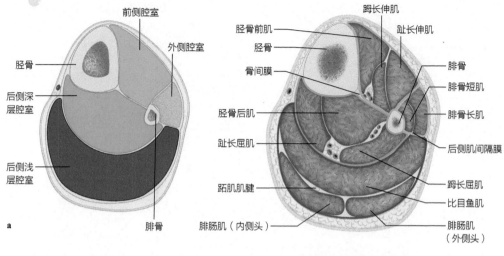

- 前侧腔室
- 后侧深层腔室
- 外侧腔室
- 后侧浅层腔室

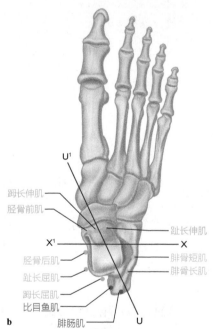

图6.3 （a）位于不同腔室的肌肉与足部的不同侧面相关联，并且在不同方向跨过踝关节。（b）距小腿关节和距下关节需要来自外部肌群的控制。距小腿关节发生的跖屈与背屈运动沿X-X¹轴进行。所有跨过这一轴线后方的肌肉都有跖屈的功能，而跨过前方的肌肉则有背屈的功能。距下关节发生的内翻与外翻运动是沿U-U¹进行的。跨过距下关节轴线内侧的肌肉会有内翻的功能，而跨过外侧的肌群则能产生外翻运动。距小腿关节后方的肌肉具有让踝背屈减速的作用，这在踝关节摇杆阶段对踝背屈的控制以及跳跃落地缓冲时的控制非常关键。在距下关节轴线内侧的肌肉能减速足外翻运动，足外翻属于行走时足部接触地面后产生的足旋前运动的一部分。此外，这些肌肉还能在脚趾离地之前的阶段中协助足内翻（足旋后运动的一部分）（改编自Kapandji, 2018）

支持作用的软组织发生应变并吸收能量，并将能量用于脚趾离地前的准备阶段，以辅助足部旋后并且成为坚固的杠杆。

这里我们又能看到，在更需要支持、减速和纠正关节位置的一侧会有更多的肌腱跨过。足部穹顶形的天然结构、跟骨与距骨的偏距以及向内倾斜的距下关节组合在了一起，引起了足内侧的不稳。不过，之前提过的七条主要肌肉的肌腱都跨过了距下关节内侧[5]，它们的角度与辅助位置各有不同，能充分利用一系列策略来纠正足旋前运动并能够在动作中的不同阶段中促进足旋后运动。

莫顿（1952）对比了小腿后群肌与上肢肌群的力量，并指出即使是小孩子也能用踝关节轻松支撑起自己50磅的体重（译者注：1磅为0.454千克），但是成年人双手拿起50磅重的物体却会感到费力。不过，莫顿所做的对比并不是太公平，因为小腿肌肉工作时足部几乎是位于重心的正下方，而不是像杂耍人那样要弯曲肘部。但尽管如此，这一对比还是反映出事实的一部分，即上肢与下肢的解剖特征类似，具有的相对力量却有很大区别。小腿和足部的肌肉在加速（例如跑步与走路）以及减速（落地缓冲）中控制身体的动量时，通常都是在前足着地且脚跟离地的条件下进行的。

当脚跟抬起时，作为支撑点的前足与重力穿过踝关节复合体的位置之间存在偏距。足部"长杠杆"是由多块骨骼组成的，而不是像胫骨和股骨这类杠杆。股骨能依靠周围的肌肉来提供支持和压缩力，胫骨则靠自身横截面呈三角形的结构以及附着其上的软组织来提供支持和

支持带——不只是肌腱的绑带

解剖学在描述复杂结构以及它们之间相互作用时具有一定的局限性。支持带的名字源自拉丁文retinere，意为限制。这个名字使得我们对支持带作用的理解出现了偏差。不过幸好，在意大利帕多瓦由斯泰科（Stecco）领导的研究小组做出了杰出贡献，让我们对支持带功能的认识更为清晰和全面（Stecco et al., 2010）。

在以不同方法研究了27条小腿之后，斯泰科小组发现，踝关节的支持带为小腿深筋膜的延续。尽管支持带与其他的深层筋膜紧密相连，但由于其组织的厚度，它可以被轻易辨认出来。

和小腿筋膜的其余部分一样，支持带也由3层平行排列的胶原纤维组织组成。各层的纤维排列方向相互交叉，中间一层为较厚的疏松结缔组织。尽管支持带是小腿筋膜的增厚部分，但是斯泰科等人认为它的强韧程度不足以使其成为滑轮系统中的重要一环，就像传统观点通常认为的那样。

他们的研究发现，由于和诸多肌肉、肌腱与骨骼相连，支持带对张力和位置非常敏感。支持带富含神经纤维与本体感受器，因此它不仅仅是被动的稳定结构，作为发生了特殊改变的筋膜，它也能够感知踝关节的位置与运动。

压缩力。而足部则必须有能力让一长列有着特殊形状的骨骼形成稳定的杠杆。第4章提到了骨骼之间交错形成的形闭合，也讲到了软组织引发的力闭合效应，下面会对此进一步详细探讨。

肌肉肌腱单元从小腿跨至足部，是足部力闭合的重要机制之一。它们发挥功能要靠自身

5 在距下关节内侧的主要肌腱包括比目鱼肌、腓肠肌、胫骨后肌、踇长屈肌、趾长屈肌、胫骨前肌与踇长伸肌。

的结构，另外其通过的踝周围的滑轮系统也会起到辅助作用（见图4.6）。小腿的4个腔室中，有3个腔室的肌腱都位于距小腿关节的后方，因此能在前足支撑时给予足部支持[6]。它们在跖屈中共同产生的力量是前部腔室中的肌群所产生的背屈力量的4倍以上。

比目鱼肌和腓肠肌是跖屈肌中最强大的两块肌肉，它们附着于足部的跟骨，而其他跖屈肌的肌腱则绕过内踝继续向远端附着于中足和前足。比目鱼肌和腓肠肌位置更加贴近中线，但是在后侧深层腔室中的其他跖屈肌却跨过足内侧，来自外侧腔室的肌肉则从足外侧绕过外踝。各个腔室中的肌肉在足部的平衡与运动中具有不同作用，这些强大的肌肉拥有长且富有弹性的肌腱，有助于足部运用多种功能。肌肉在推进和平衡身体时需要产生力量和减震，同时尽可能少地消耗能量。在此过程中肌肉必须持续调节刚性和收缩方向，而这需要周边张力与受力情况的相关信息。

外侧与后侧深层腔室肌肉长长的肌腱在距骨周围绕过，通过骨骼的各个角落，并且其走向被支持带这一筋膜增厚部分所固定（见图6.4）。支持带覆盖在肌腱前方表层，能够防止肌腱向前弹出（想象一下，如果胫骨前肌肌腱从小腿中部直接向前下方连接到距骨，而不是被支持带固定在踝关节前方更贴近小腿的位置）。但是支持带的作用不仅是固定和引导肌腱，它们也有提供本体感觉的重要功能。

支持带含有特殊的力学感受器，能够感知足旋前和旋后运动中的肌肉张力（Adstrum et al., 2017）。支持带作为小腿筋膜的增厚部分，也与大腿的阔筋膜相连，这一层连续的结缔组

6 跖屈肌群也能帮助落地缓冲时从前足过渡至脚跟这一运动减速。

织有可能将异常的牵引力传导至支持带，从而影响踝部的本体感觉系统（Stecco et al., 2010）。

现实中的支持带和教科书上的支持带外观不尽相同，其边界是随意的并且会因个体解剖差异和使用规律而改变。由于组织上存在连续性，支持带对深层肌腱的应变以及更远端部位的力学非常敏感。当踝关节稳定与控制出现问题时，可利用支持带来评估髋关节以及大腿组织的功能与应变，因为它们能导致这些位于远端且可感知力学的组织产生异常应变。

■ 结缔组织腔室

筋膜腔室在应对受力的方面具有重要作用，但是它的价值却往往被低估。尽管要完全理解与它相关的动力学还需要做很多研究，但是目前筋膜所具有的很多力学优势已经为我们所知。其中之一就是踝关节周围形成的支持带，以及有众多肌肉附着于其上的筋膜腔室，二者都能挤压深层组织并提升其刚性。

包裹着小腿的深层筋膜——小腿筋膜是大腿阔筋膜的延续，它包裹并扩展至多块肌肉，包括股二头肌、缝匠肌、股薄肌、半腱肌与半膜肌（Standring, 2008）。小腿筋膜也与内踝和外踝的骨膜融合在一起，其近端和前部尤其致密，在融合处也和胫骨前肌与趾长伸肌的附着点相连。由于和大腿与小腿的肌肉都有连接，这些肌肉在控制踝关节与膝关节运动时，通过收缩也会拉紧小腿筋膜。

小腿筋膜连结并包裹小腿的其他肌肉，并且形成了前侧与后侧肌间隔，即小腿内部腔室之间的筋膜分隔，如图6.3所示。位于后侧浅层与深层腔室之间的深层横向筋膜包绕着腘肌，并且与半膜肌相连。胫骨和腓骨之间的骨间膜也与胫骨后肌融合，并延伸至远端胫腓关节。

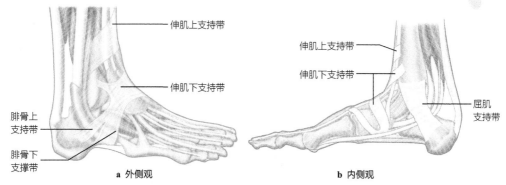

图6.4　肌腱通过内、外踝周围的骨性凹沟的同时也被具有力学感受功能的深筋膜增厚部分所固定。这些增厚部位（或者支持带）有着规则的纤维走向，并且在力学感知方面具有重要作用

这些腔室在被展示和讨论时经常被当作被动且孤立地包围着肌肉的组织，但其实它们在生物力学上是活跃且能做出反应的。这些组织的外层与位于深层的肌肉相连，也移行于韧带和关节囊。每一层筋膜组织都属于身体的力学感受系统中的一部分，它们相互协作并能控制与支持人体运动。

尽管我们应当把筋膜看作延续性的组织，但是在解剖上把身体分为不同部位来描述的确会方便一些。这里会涉及在描述解剖中会遇到的那个问题——是遵循只关注解剖结构的传统，并以此避开人体运动中各种复杂的变量，还是遵循更注重理解整体功能的这一传统，但是却不得不在一开始就面临更大的挑战，面对同时出现的诸多因素？在讲解小腿的4个腔室分区时会将这两种传统结合起来，因为这样做既能够有条理地描述结构，又能分析其功能的各个方面。

后侧浅层腔室

后侧浅层腔室包括3块肌肉——腓肠肌、比目鱼肌、跖肌，以及也许是人体中最出名的解剖结构——跟腱（见图6.5）。跟腱由小腿三

在书中列举各肌肉的附着点以及运动功能只是为了提供更多信息，这些内容在其他解剖教材上也能找到。但由于人体解剖的差异和不同作者的观点倾向，这些信息在不同资料中也会存在一定差别。第5章中提到过，大多解剖著作都没有讲明所列举的肌肉运动功能只适用于开链运动，并且还是在肌肉不抗阻的条件下。而这种情况显然不符合实际。

由于长期遵循这种描述习惯，肌肉自然地根据其运动功能被划分成不同群组，比如跖屈肌群或足内翻肌群，而这种命名方式对全面理解肌肉的功能自然是不利的。在理解肌肉的功能时一定要保持开放的心态，并记住肌肉在控制动作时发挥的作用往往和传统上它们被认为具有的运动功能是相反的。

本书列举肌肉附着点和运动功能时所利用的资料是安德鲁·比尔（Anderw Biel）的《推拿按摩的解剖学基础：肌骨触点与扳机点》（*Trail Guide to the Body*）（第五版）。这本书把表面解剖学和触诊介绍得很详细，而且也很适合作为人体解剖3D展示的扩展资料。

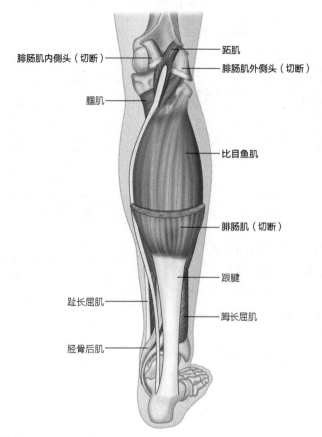

跖肌

腓肠肌内侧头（切断）

腓肠肌外侧头（切断）

腘肌

比目鱼肌

腓肠肌（切断）

跟腱

趾长屈肌

跗长屈肌

胫骨后肌

图6.5 后侧浅层腔室

比目鱼肌：近端附着点——比目鱼肌线、胫骨背侧以及腓骨头背侧；远端附着点——通过跟腱附着于跟骨背面内侧；运动功能——踝跖屈。

腓肠肌：近端附着点——股骨内外侧髁背面；远端附着点——通过跟腱附着于跟骨背面外侧；运动功能——踝跖屈。

跖肌：近端附着点——股骨外侧髁上方；远端附着点——通过跟腱附着于跟骨；运动功能——踝跖屈和膝关节屈曲（微弱）

头肌（triceps surae，拉丁文中suare意为小腿肚）共同组成，小腿三头肌包括腓肠肌和比目鱼肌。

这两块小腿肌肉共同组成了身体中最粗壮的肌腱，而且它们在踝跖屈运动中提供了约93%的力量，此外也经常在踝背屈的控制与减速中发挥作用。跟腱所在的位置以及具有的强韧度使得它具有减速器的功能，并且在重复、有节律的运动如行走、原地小跳或跑步中能够回收能量。

来自比目鱼肌和腓肠肌的纤维相互围绕交织在一起，且比目鱼肌附着在跟骨背侧更偏内的位置，因此跟腱的纤维排列呈螺旋状。这有利于增加肌腱的长度并增强弹性，使原本15cm[7]的纵向长度得以增加4%。跟腱卷曲的纤维在

———————————
7 15cm是平均长度，每个人的解剖结构会存在差异。

产生应变时能更好地利用自身的弹性特质。然而，应变时跟腱被拉长超过4%可造成其纤维被破坏，并进入塑性阶段；如果应变超过8%，则可导致跟腱的纤维完全断裂。因此，在爆发性运动中，跟腱断裂是种常见损伤。

在短跑的开始阶段，仅靠肌肉力量不足以提供充足的推进力（Lai et al., 2016）。人体必须利用跟腱的应变来使力量－长度和力量－速度关系达到理想的状态，并以此来提供额外的力量。常见的动作策略是，在最初加速时下压脚跟来产生跟腱应变。脚跟下降会驱使踝关节背屈，并能利用这一反向运动来引起跟腱的迅速拉长。快速拉长（能使肌腱刚性提升并降低其应变能力）与极大受力这两种因素组合在一起可能造成肌腱应变过大，从而引起跟腱断裂，当损伤发生时旁观者能听到断裂的弹响声。

相比于黑猩猩，人类跟腱更长且重量是其两倍（Aiello & Dean, 2002），这种特点更有利于人体利用跟腱的弹性势能。因为一个部位具有的结缔组织越多，也就能在应变时产生越多的弹性势能，不过应变程度必须靠连接着跟腱的肌肉来控制。生理横截面积和肌纤维长度影响比目鱼肌在小腿肌肉中能发挥最大的力量输出（见图6.6）。每个人的比目鱼肌具有的肌纤维数目不同，不过大体上来说，跟腱约三分之二的纤维来自比目鱼肌。

有研究发现，跟腱纤维的组成比例中，比目鱼肌肌纤维比腓肠肌肌纤维更高的情况占52%（Dalmau-Pastor et al., 2014）。跟腱中更多纤维来自强大的比目鱼肌是合理的，因为这样能更好地利用比目鱼肌承受高负荷的能力。足旋前运动发生时会伴随有跟骨向内侧的倾斜，跟骨向内倾斜也能引起足旋前，比目鱼肌附着在跟骨背侧更靠内的位置，因而非常有利于缓

冲时产生的足旋前运动，并且能协助足部重新朝着旋后方向运动。

观察比目鱼肌的纤维长度时（见图6.6），也许有人会认为它对踝关节功能的影响范围较小，但事实并非如此。与比目鱼肌相反，股薄肌与半腱肌的肌纤维很长，这使得它们能够在更大范围影响下肢的运动。解剖学中的传统观点认为，肌肉会牺牲长度来换取更大的力量，比如羽状肌就能以更小的体积发挥更大的力量，但通常其较短的长度也减少了肌肉工作的范围。不过，要想全面地分析组织构造的成本－收益关系，要将筋膜组织也考虑在内才行。肌肉实际的功能长度并非只取决于自身肌纤维长度，也会被肌腱的长度与刚性影响。

所有的踝跖屈肌，尤其是比目鱼肌和腓肠肌，都具有较短的肌纤维，但是与其连接的肌腱却较长且富有弹性。由于所处位置，肌腱在运动中会承受较高负荷。在走路、跑步和跳跃落地时产生的各种力都需要被强大的肌肉吸收和控制，而这些过程中都需要利用胶原纤维组织（即肌腱）的力学特性。因为肌腱具有弹性且能被拉长，所以肌肉在受力时就不需要过多延长，这有利于维持肌纤维理想的力量－长度和力量－速度关系。要理解这些组织的作用，就得结合身体在足部上方运动时的情况来分析，比如跑步、原地小跳或落地缓冲。也就是说，我们应当在使用功能的环境中来理解解剖结构。

与腓肠肌不同的是，比目鱼肌只跨过了距小腿关节（踝关节），而腓肠肌还跨过了膝关节后方。腓肠肌和比目鱼肌在跟骨背侧附着的位置不同，这更有利于腓肠肌和强大的比目鱼肌协同控制足内翻/外翻。就像我们在之前看到的，距骨内嵌在足部的半穹顶中，足着地承受冲击时跟骨会向内倾斜，而骨骼的位置会

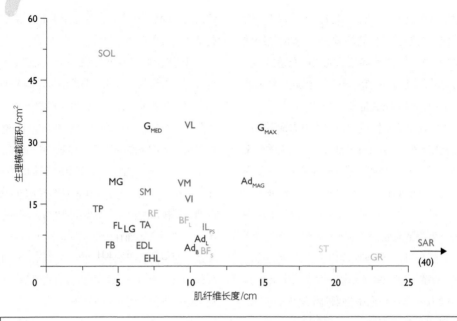

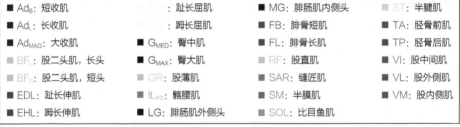

■ Ad_B: 短收肌		: 趾长屈肌	■ MG: 腓肠肌内侧头	▦ ST: 半腱肌
■ Ad_L: 长收肌		: 跆长屈肌	■ FB: 腓骨短肌	■ TA: 胫骨前肌
■ Ad_MAG: 大收肌	■ G_MED: 臀中肌	■ FL: 腓骨长肌	■ TP: 胫骨后肌
▦ BF_L: 股二头肌, 长头	■ G_MAX: 臀大肌	▦ RF: 股直肌	■ VI: 股中间肌
▦ BF_S: 股二头肌, 短头	▦ GR: 股薄肌	▦ SAR: 缝匠肌	■ VL: 股外侧肌
■ EDL: 趾长伸肌	▦ IL_PS: 髂腰肌	■ SM: 半膜肌	▦ VM: 股内侧肌
■ EHL: 跆长伸肌	■ LG: 腓肠肌外侧头	▦ SOL: 比目鱼肌	

图6.6 下肢肌纤维长度和生理横截面积的散布图, 也见图5.14。肌纤维长度与肌肉延长和缩短的能力相关, 更长的肌纤维意味着可产生运动的幅度更大, 生理横截面积则与肌肉可产生的最大力量相关 (改编自 Lieber & Ward, 2011)

直接影响到足部的功能 (灵活的缓冲器或坚固的杠杆)。强大的比目鱼肌仅跨过了踝关节, 而且附着在跟骨背侧偏内, 这有利于它更好地控制跟骨向内倾斜, 同时不受膝关节屈伸的影响。

腓肠肌的长度会被股骨位置影响, 并改变其力量–长度关系, 但是比目鱼肌则只会被踝关节的位置影响。当人体落地缓冲时, 下肢关节的自然反应 (见图4.8c) 是踝背屈以及膝关节和髋关节屈曲, 同时地面反作用力引起足旋前。膝关节处的屈曲使腓肠肌缩短, 这使

其在足踝的控制力减弱。然而, 比目鱼肌的力量–长度关系不会被膝关节屈曲影响, 因此能提供更加局部和独立的控制。通过自身肌纤维的延长, 比目鱼肌能够对踝背屈以及足旋前进行减速。

比目鱼肌还能起到外周血管泵的作用, 可以将下肢血液向上传递。之前提到过, 人类足部的结构更有利于身体在站立时围绕踝关节轻微向前倾斜, 并使前足承受更多身体重量。站姿中的相对踝背屈会使比目鱼肌 (由耐疲劳的

Ⅰ型纤维组成）这块抗重力肌持续处于一定的紧张状态，并在其致密的筋膜包裹的帮助下促进静脉回流。

与强壮、稳定，但由慢肌纤维组成的比目鱼肌相反，腓肠肌由更多快肌纤维组成并因此能产生更快的运动。在肌肉构造上，腓肠肌被视作梭形肌或羽状肌都是可以的。这一冲突现象也表明了其多变的解剖结构与功能。具有更多Ⅱ型快肌纤维和更少的羽状排列纤维使腓肠肌的发力速度快于比目鱼肌。不过，腓肠肌自身肌纤维的长度也相对较短，所以和比目鱼肌类似，腓肠肌的肌肉肌腱单元也需要利用长且粗壮的跟腱。

后侧浅层腔室的另一块肌肉是跖肌（plan-taris，拉丁文意为枝条）。跖肌含有的肌梭数量很多，这使得它在控制踝跖屈/背屈以及调节筋膜腔室的过程中能发挥本体感受器的作用。跖肌是块细小的梭形肌，相当于手部的掌长肌。不过掌长肌直接连接至掌腱膜，而跖肌却止于靠近足底腱膜的位置，前提是它存在[8]。跖肌对长度的敏感性以及与筋膜的连续使它主要在调节筋膜腔室的整体张力时发挥作用，而非直接辅助踝跖屈运动。因此，跖肌在手术中经常被选取来替代其他有损伤的肌腱。

外侧腔室

外侧腔室包含了一组有趣的肌肉，我们需要从不同角度来看待和分析其功能。腓骨肌群跨过距下关节外侧，所以通常会被归为足部的外翻肌，而足外翻又是足旋前运动中的一部分（见图6.7）。但是，腓骨肌群的外翻功能针对的是开链运动的情况，要想结合情境来分析其

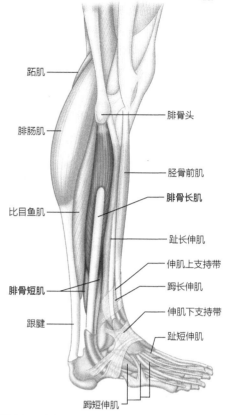

图6.7 外侧腔室

腓骨长肌：近端附着点——腓骨头和腓骨近端三分之二的侧面；远端附着点——第一跖骨基底和内侧楔骨；运动功能——距下关节外翻和踝跖屈。
腓骨短肌：近端附着点——腓骨下三分之二；远端附着点——第五跖骨粗隆；运动功能——距下关节外翻和踝跖屈

功能就得考虑足部在地面上的闭链动作难度较大。相对而言，理解后侧腔室中的肌肉在开链和闭链动作如何切换功能会更容易一些。

腓骨短肌附着在第五跖骨基底，腓骨长肌从骰骨下方跨过并经过足底附着于第一跖骨基底。因此，外侧腔室中的这两块肌肉分别附着在足部半穹顶形横向两侧，它们在走路时足部重新开始旋后的过程中能起到重要的支持作用。

---

8 5%~10%的人没有跖肌。

腓骨肌群从外踝后方经过，在开链运动中能够辅助踝跖屈，在闭链运动中则能够控制踝背屈。腓骨长肌与腓骨短肌的共同腱鞘在支持带下方穿过，二者分开后沿跟骨侧面在腓骨肌滑车两边跨过，并继续延伸至足部两侧各自的附着点（见图4.24b、图4.27a和图6.10）。

腓骨长肌在足底跨过了各块骨骼与跖长韧带间的凹沟，通常它会有两个分支，一个附着在第一跖骨基底的外侧面，另一个则附着在内侧楔骨的外侧面，并能够辅助稳定这两块骨骼。另外也偶见第三分支，附着在中间楔骨上。

腓骨长肌附着在第一跖骨上，因此能够将第一跖列拉向足部其他部分，此外，很重要的一个作用是在脚跟抬起且脚趾开始伸展时将第一跖列跖屈（见图4.40a~d）。如果腓骨长肌薄弱，那么足部旋后稳定的能力便会受到影响，而且脚趾伸展幅度也会受限。若脚趾伸展不能达到足够范围，就会使足底其他组织不能被拉紧而降低刚性，这将不利于实现力闭合效应。

腓骨短肌长度较短、力量强大且为羽状肌，它具有多个重要功能。腓骨短肌能将第五跖骨茎突拉向近端，这样能为腓骨长肌从骰骨下方跨过留出空间，并且也有利于从整体上支持足弓（见图6.8）。腓骨长肌和腓骨短肌跨过外踝后方时肌腱方向改变的角度很大，而腓骨长肌在骰骨下方还会再次转向，因而更容易损伤（Hallinan et al., 2019）。腓骨肌上支持带有时不能牢固地稳定住肌腱，所以肌腱会从外踝后的凹沟中脱出。反复从凹沟进入和脱出会在踝关节处产生弹响，并且会影响到腓骨肌群的力学优势和本体感觉输入。

腓骨短肌位于踝外侧，因而具有主动防止踝关节外侧扭伤的重要作用，同时第三腓骨肌也能辅助其完成这一任务（见图6.8）。第三腓

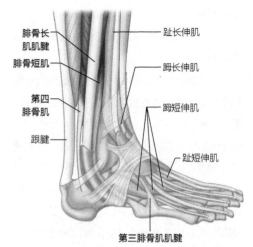

图6.8   腓骨肌群的肌腱在支持带的下方穿过并且被腱滑液鞘所保护，在外踝后方绕过位置的腱鞘有时可能会负荷过度而产生炎症。腓骨短肌能将第五跖骨向后拉，以此维持骰骨所在的外侧纵弓并且为在其下方第二次转向的腓骨长肌肌腱留出空间

骨肌不像腓骨长肌与腓骨短肌那样附着于足底两侧，而是附着在足背，因而具有踝背屈的功能（控制踝跖屈），并且由于其位置和不同的神经支配被归为前侧腔室的一部分[9]，而非外侧腔室。

第三腓骨肌与第四腓骨肌有时被认为是进化至双足直立行走中较晚发生的适应，这些小而多变的肌肉为人类所独有，但是只出现在大约8%的人身上[10]（Rios Nascimento et al., 2012）。虽然这两块肌肉在越来越多的人身上被发现，但是这也许只是因为它们得到的关注更多了，并且影像学技术也更先进了，而非人类又发生了新的进化。

第四腓骨肌在文献中经常出现，尽管它与

---

9 第三腓骨肌由腓深神经支配；外侧腔室的肌群由腓浅神经支配。

10 其他资料给出的范围为8%~26%（Rios Nascimento et al., 2012）。

多种不同症状有关，但其自身通常是无症状的。所以说，第四腓骨肌和功能紊乱之间存在相关性很可能仅仅是因为它们刚好在踝关节出问题的人身上被发现了。

■ 后侧深层腔室

位于后侧深层腔室并且其肌腱跨过踝内侧的胫骨后肌、趾长屈肌和拇长屈肌经常被称作 "Tom, Dick and Harry" [11]（见图6.9）。后侧深层腔室中的这些肌肉能够平衡外侧腔室肌群的力量，并且能进一步支持比目鱼肌的缓冲和足旋后功能。后侧深层腔室和外侧腔室就像学习骑自行车时后轮两旁的稳定轮，能够帮助足部主要向前行进，但同时又能朝两侧摇摆。这两个腔室内的肌肉贡献了踝关节复合体进行跖屈运动时所需的另外7%的力量，其中腓骨肌群发力占大部分，不过胫骨后肌却是两个腔室中的5块主要肌肉中最强壮的。

胫骨后肌附着在中足的不同位置，因而具有多个重要作用。从内踝的凹沟中绕过之后，胫骨后肌肌腱分成了两支（见图6.10）。较大的肌腱中的大部分附着在足舟骨，其他一部分附着在内侧楔骨和载距突尖端。更小的肌腱分支构成了足内部的小肌群、拇短屈肌和趾短屈肌的附着点，并连接到几块楔骨、第二到第五跖骨以及骰骨（经常与腓骨短肌相连）[12]。

与比目鱼肌不同，胫骨后肌尽管有足旋后功能，但是在站立时却并未处于激活状态。胫骨后肌在楔骨和距骨下方拥有诸多附着点，这使得

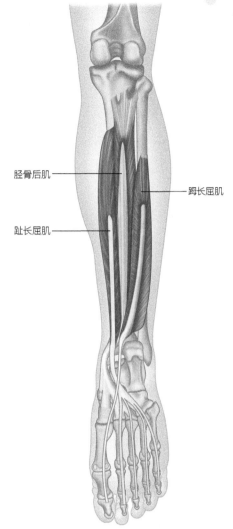

胫骨后肌

趾长屈肌

拇长屈肌

图6.9 后侧深层腔室

胫骨后肌：近端附着点——胫骨与腓骨的近端背侧面，骨间膜；远端附着点——足舟骨跖侧面、3块楔骨、骰骨以及第二到第五跖骨基底；运动功能——踝跖屈与足内翻。

趾长屈肌：近端附着点——胫骨背面中部；远端附着点——第二到第五脚趾的远端趾节；运动功能——微弱踝跖屈与足内翻。

拇长屈肌：近端附着点——腓骨背面的中部；远端附着点——拇趾的远端趾节；运动功能——拇趾屈曲（拇趾关节与趾间关节），踝跖屈与足内翻（微弱）。

---

11 这一助记符使用了3块肌肉的首字母即T、D、H。

12 胫骨后肌的附着位置并不固定，这里列出的是常见的附着点。奥列威克（Olewik）于2019年提出了对此的分类系统。

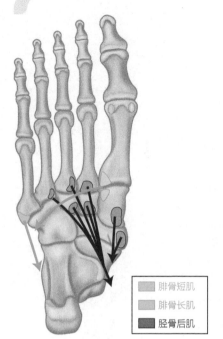

腓骨短肌
腓骨长肌
胫骨后肌

图6.10　胫骨后肌的肌腱分散开来并附着在中足大多数骨骼底部，肌肉张力能将这些骨骼拉到一起，两侧的腓骨肌群也能辅助支持这一过程，共同维持足部穹顶形结构的横向稳定

它能够将这些骨骼拉至一起。胫骨后肌真正发挥作用是在运动过程中，它的肌纤维呈羽状排列、长度较短且肌腱较长，这使得它在踝背屈时能很好地利用内踝这一滑轮。当踝背屈发生时，即使仅有10°~15°的程度也会拉紧胫骨后肌肌腱并提升其刚性，从而在中足产生力闭合效应并支持踝关节的韧带联合（见图6.11）。

　　尽管胫骨后肌的力量无法与比目鱼肌相提并论，但是它仍是跖屈肌中第三强大的。根据生理横截面积的测量结果（见图6.6），胫骨后肌甚至比股直肌、髂腰肌和股二头肌这些强大的肌肉拥有更大的力量输出潜力。胫骨后肌的生理横截面积很大，但是肌肉收缩幅度很小（仅为3~4cm），这一特点使得它很适合辅助比目鱼肌在运动中提供稳定。强大的比目鱼肌能

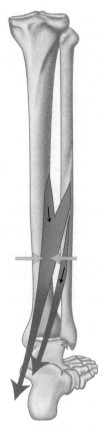

图6.11　胫骨后肌附着于腓骨、骨间膜与胫骨，因此在控制踝背屈时能将小腿的两块骨骼拉至一起。踝背屈时更宽的距骨前部会进入内外踝之间，因此将腓骨和胫骨拉向中间能够支持踝关节的韧带联合（修改自 Kapandji et al., 2019）

控制跟骨运动，但是胫骨后肌能控制足内侧，尤其是足舟骨，这能主动支持弹簧韧带以及足弓周围的诸多被动组织。

　　不过，胫骨后肌肌腱的损伤很常见，这一主要的动态稳定肌如果不能正常发挥其功能，则会使弹簧韧带这一内侧足纵弓的静态稳定结构发生更多应变。胫骨后肌如果力量薄弱，无论是过度使用、过少使用还是不当使用，都可能引发"获得性扁平足"[13]。这可能影响一个人

13　其也被称为"成年获得性扁平足畸形"。

整体的运动能力，并导致足内侧（韧带应变）或外侧（腓骨与跟骨之间）的疼痛。获得性扁平足长期可引起关节炎和骨质增生（见第8章和第9章中的评估与纠正训练）。

位于同一腔室中的跛长屈肌和趾长屈肌能够给予胫骨后肌一些额外支持，跛长屈肌的肌腱在通往跛趾远端趾节的路径中会直接经过载距突下方，因而有利于产生足旋后运动（见图4.4）。跛长屈肌较长且呈圆柱形的肌腱在跛趾背屈时很容易在足底被触摸到，利用跛趾伸展产生的绞盘机制能够上提内侧足纵弓，并以此促进足旋后运动。

跛趾伸展能够拉紧很多足底的组织（在第7章会更详细地探讨），但这一运动尤其有利于跛长屈肌肌腱上抬载距突，从而在脚趾离地前的脚跟离地过程中更好地支持足内侧。因此，脚趾伸展幅度受限会降低跛长屈肌肌腱的刚性并影响其上抬和支持载距突的能力。

跛长屈肌又被趾长屈肌所支持，两块肌肉在几乎位于足弓正下方的亨利结处彼此交叉（见图6.12）。尽管趾长屈肌能屈曲4个脚趾，但是它比跛长屈肌更小且更薄弱。

就像足踝周围的其他肌肉一样，趾长屈肌也有不同的附着点和分支，它和跛长屈肌可以彼此相连。趾长屈肌在接近脚趾的位置呈扇形散开并为短小的脚趾屈肌——蚓状肌提供了附着处，而其近端则移行于足底方肌。

传统教科书认为足底方肌（足底的方形肌肉，见图6.12和图7.10）在后方直接附着在跟骨并能够协助保持趾长屈肌的拉力线。如果趾长屈肌仍然会被用于抓握树枝，那么有关足底方肌的这一说法是没错的。但是从双足直立行走的功能角度去思考，足底方肌的方向与脚趾一样位于矢状面，因此在行走中的作用更多是

帮助趾长屈肌控制脚跟抬起的运动。

前侧腔室

小腿的每个腔室都有一定程度的扩张能力，以便肌肉正常收缩和促进体液循环，但是前侧腔室是4个腔室中可扩张程度最低的（Standring, 2008），所以腔室内容物的体积增加可能引起问题。损伤会导致腔室内容物体积迅速增大，诸如训练水平改变等因素则可在更长的时期内引起容积增加。腔室内压力增加可引发一系列症状，包括血流减少、疼痛与麻木以及活动度受限。一些急性状况需要手术干预，以释放腔室压力，但是更长期、缓慢的情况则可通过休息或调整运动强度得到改善。未经治疗的腔室综合征可能会威胁到小腿的组织健康，因为血流减少能引起组织坏死[14]，到那时手术介入就是不可避免的了。虽然手术能释放压力，但是就像第5章所介绍的，筋膜切开术会减弱肌肉的力量输出能力高达16%（Garfin et al., 1981）。

前侧腔室的另一个潜在薄弱点是腓总神经的走向[15]，它从腓骨颈旁边绕过，这种位置关系使其更加脆弱且容易损伤，从而引发踝背屈肌的松弛性瘫痪。背屈功能的丧失会显著影响行走，因为没有其他的肌肉能够直接代偿前侧腔室的背屈肌。

前侧腔室由3块主要肌肉组成——胫骨前肌、跛长伸肌和趾长伸肌（见图6.13）。它们共同负责向上朝着胫骨抬起脚背（即踝背屈），并且能够控制行走中脚跟着地后足部的下落

---

14 组织细胞会由于缺乏氧气和养分而凋亡。
15 有时仍然在用希腊文common peroneal nerve指代腓总神经，现正努力使用拉丁文称谓来作为统一的术语。

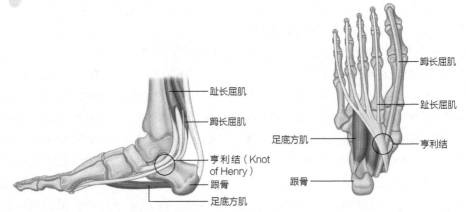

图6.12　蹞长屈肌和趾长屈肌在足舟骨下方交叉且能够为足弓提供一些张力上的支持。两块肌肉的肌腱被包裹在腱滑液鞘中，虽然此结构能促进肌腱运动，但是在受力较大的部位很容易出现炎症或撕裂（Rajakulasingam et al., 2019）

（即跖屈）。尽管前侧腔室的这些肌肉较短而且并不强大（见图6.6），但是它们对行走摆动期中足部离地以及脚跟触地后足部的减速至关重要（见图5.2和图6.14）。

在摆动期阶段，前侧腔室的肌肉使踝关节背屈并上抬脚趾，并能在脚跟着地之后让足部有控制地下降直至平放在地面。如果这些肌群的力量或控制功能丧失，在小腿前摆时脚趾就不能充分抬高，这会导致足部拖绊在地面。另外，脚跟着地后也会出现脚掌迅速拍地的现象，因为踝跖屈运动并未得到控制，所以发生得过于迅速。前侧腔室肌肉功能丧失的常见代偿模式包括：（1）摇摆步态，即通过身体倾斜向另一侧来抬高同侧的足部；（2）外摆步态，即通过外展前摆一侧的髋关节来帮助抬高足部；（3）跨阈步态，即通过增加屈髋程度来上抬足部。

前侧腔室肌肉的肌腱在强大的伸肌支持带下方穿过并继续向下附着于足部。支持带的上部跨过胫骨与腓骨，呈Y形的下部支持带则跨过跟骨外侧与内踝，并且绕过足背和足底深

层筋膜融合在一起（Aeillo & Dean, 2002）。

胫骨前肌在上下两个支持带之下穿过，并附着在第一跖骨内侧面和内侧楔骨[16]。胫骨前肌的作用不只是作为胫骨后肌的拮抗肌并与其共同控制踝跖屈/背屈运动，也是作为胫骨后肌的协同肌并与之一起产生距下关节的内翻（见图6.3）。胫骨前肌有足内翻的功能意味着它能在脚跟触地时应对地面的冲击（译者注：防止过度的足旋前出现），当腿部前摆时前侧腔室的肌群不仅能将足部朝背屈的方向拉动，而且胫骨前肌还能在此过程中产生一定的足内翻（见图6.14）。

蹞长伸肌和趾长伸肌也在支持带下方穿过，并对应在后侧深层腔室处于相反位置的蹞长屈肌和趾长屈肌。趾长伸肌的肌腱为蚓状肌提供了附着点，趾短伸肌也附着于这一位置。众多脚趾的长、短屈肌与伸肌相互交织在一

16 胫骨前肌可以均等或不均等地附着于内侧楔骨与第一跖骨。比如可以仅有单独一条肌腱附着于内侧楔骨，也可以由第二分支附着于内侧楔骨（Olewnik et al., 2019）。

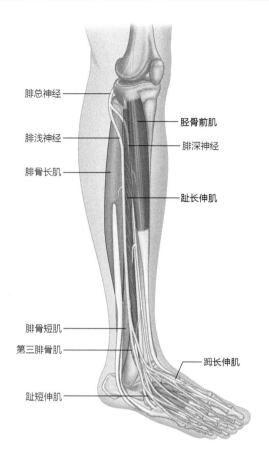

腓总神经

腓浅神经

腓骨长肌

胫骨前肌

腓深神经

趾长伸肌

腓骨短肌

第三腓骨肌

拇长伸肌

趾短伸肌

图6.13　前侧腔室

胫骨前肌： 近端附着点——胫骨外侧髁、腓骨前部和骨间膜；远端附着点——内侧楔骨和第一跖骨基底；运动功能——踝背屈和足内翻。

趾长伸肌： 近端附着点——胫骨外侧髁、腓骨近端前部和骨间膜；远端附着点——第二至第五脚趾的中节和远节；运动功能——第二至第五跖趾关节伸展和趾间关节伸展，踝背屈，足外翻。

拇长伸肌： 近端附着点——腓骨中段前部和骨间膜；远端附着点——拇趾远节；运动功能——拇趾伸展，踝背屈，足内翻

起形成了围绕脚趾关节结缔组织的复合体，下一章探讨足内部肌群时会更详细地介绍相关内容。

趾长伸肌的肌腱扩展并覆盖了脚趾近端，且分成了两个外侧分支和一个中央分支。中央分支附着在中间趾节，外侧分支则重新汇聚并附着在远端趾节基底。

之前提到过，前侧腔室还存在另一块肌肉，即第三腓骨肌。这一人类独有的肌肉看上去很像趾长伸肌额外的一个头，不过它与拇长伸肌不同——并未延伸到脚趾骨，而是附着在了第五跖骨。第三腓骨肌跨过了踝关节复合体，具有重要的本体感觉功能并能够感知突然出现的足内翻运动，以此保护距腓前韧带（人体中最常受伤的韧带）。

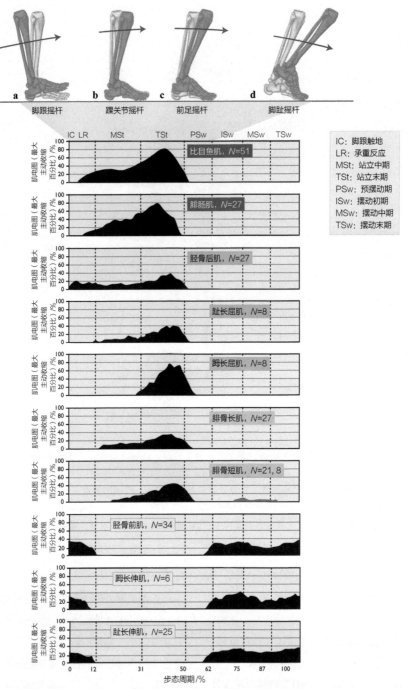

图6.14　行走中小腿肌肉的肌电图。留意前侧腔室与其他3个腔室肌肉在激活时机上的区别，它们的活跃阶段在摆动期（前侧腔室）至站立期（其他3个腔室）的过程中彼此交替（修改自 Perry and Burnfield, 2010; N 表示受试者数目）

■ 外部肌群在步态周期中的参与

在开始探讨步态分析之前，必须指出有几处值得警醒的地方。很重要的一点，便是要了解到，几乎所有的步态分析都是在平坦表面[17]上进行的，而且由受试者自行选择舒适的步速。但是正常情况下，行走时的速度与脚下的地面都是会变化的。步态分析中获取的信息是理想化的，目的是帮助我们直观理解肌肉在特定动作中如何工作，并以此进一步理解真实情况下的人体运动。

关于肌电图的准确性也存在争议，因为不同个体间测出的结果各有不同，而且会受到很多变量的影响，比如传感器所在的位置和其敏感性。不过，我们利用肌电图读数是为了了解肌肉激活时机的大致情况，所以不必在意一些细微差别。肌电图中的深蓝色区域（见图6.14）代表了肌肉处在活跃状态，高度则代表了收缩产生的力量。解读肌电图信号时的一个问题是，我们从中并不能得知肌肉收缩的形式——向心、离心或是等长收缩，所以我们只能根据对足踝的了解来对各肌肉的收缩方式做出假设。我希望通过下面介绍的肌电图读数能够帮助大家把之前章节的各部分内容串联到一起。

步态周期相关的术语较为复杂，不过我们只需看周期中所包括的两个主要阶段（见图6.14）：站立期（当足部与地面有接触，用绿色表示）和摆动期（当足部在向前摆动，以紫色表示）。划分这两个阶段的标志有两个，一个是脚趾离地，即足部即将离开地面，另一个是脚跟触地，也就是说足部将再度着地。为了便于沟通，一个完整的步态周期会针对其中一只脚的运动来描述，并以百分数表示（从0~100%）。因为行走是周期性动作，所以0和100%代表着相同的运动——摆动期结束后脚跟再度着地，也就是下一周期站立期的开端，然后这一周期运动会不断重复。

站立期和摆动期的分界标志之一是脚趾离地，位于步态周期的62%，这意味着在步态周期的前62%的时间里这只脚都是在地面上的，在剩余48%的时间里这只脚在空中摆动。脚趾离地这一过渡阶段在很多资料中被称作推离地面，但我更倾向于使用脚趾离地，因为推离地面意味着主动收缩——即利用肌肉向心收缩产生的力量将身体向前推进——而真实情况并不一定如此，尤其是在平坦地面上有节奏地行走时。

在图6.14中首先要留意的是三个跖屈肌群所在的腔室（后侧浅层、后侧深层和外侧）以及背屈肌群所在的腔室（前侧）之间的划分。三个跖屈肌腔室仅在站立期活跃，而前侧腔室则在脚趾离地之前激活并且在整个摆动期和站立期较早阶段保持活跃。

只有结合行走中的肌肉的功能才能理解肌电图读数所展示的前侧腔室肌肉的活动。踝背屈肌在摆动期中会通过向心收缩产生背屈运动，并以此让足部离地。在脚跟着地[18]时（步态周期的0%），背屈肌群必须通过离心收缩来控制脚跟摇杆阶段产生的踝跖屈运动，也就是说，它们在摆动期会缩短，而在脚跟着地后则

17　常见的是在跑步机上进行，而这又引起了争议，即在跑步机上行走所获取的信息是否能用来解读正常行走，毕竟跑步机的传送带会在足部下方自动持续移动，而真实情况中的行走并非如此。这个区别即使不是科学家也能看出来，但是科研中却仍然坚持以这种方式测试。

18　脚跟着地有时也被称为初始触地，这样更便于和跑步时的力学对比以及进行讨论，因为跑步时不一定总是脚跟先着地。

会拉长以对踝跖屈进行减速，使脚掌落地的运动得到控制（步态周期的0~12%）。这就是为何在解读肌电图信号时我们应当谨慎——读数并不能告诉我们肌肉是在向心、离心还是等长收缩，所以我们只能根据关节功能来进行推断。

在各块跖屈肌中，只有胫骨后肌在站立期较早阶段会被激活，在之后直至50%的阶段中则和其他跖屈肌一样，会一直保持活跃。尽管胫骨后肌在行走中并不会发挥其最大力量，但是通过肌电图读数我们能看到两个力量峰值。第一个在脚跟着地后便立即出现，此时胫骨后肌需要支持足部内侧，即其在足舟骨上的附着部分，以此为整个足部着地做好准备并且控制由地面冲击以及其他力产生的足旋前运动。

一旦前足完全落地（步态周期的12%），身体的动量便会带动小腿在足部上方围绕踝关节摇杆（距骨与胫骨之间）向前运动。踝关节开始从跖屈位朝背屈的方向运动，这一过程需要跖屈肌群的减速功能，在此阶段我们能看到在小腿后方其余的跖屈肌都会处于活跃状态。只有一块肌肉会与胫骨后肌一起被更早激活，那就是比目鱼肌，因为脚跟着地时产生的跟骨内侧倾斜会激活它。

脚跟着地之后膝关节会轻微弯曲，膝关节在之后的踝跖屈过程中则会逐渐伸直，这是因为骨盆在足部上方向前移动的同时，跖屈肌在使胫骨和腓骨减速。两块粗壮的跖屈肌——比目鱼肌和腓肠肌会通过收缩使沿踝关节摇杆向前移动的小腿减速（这会促进膝关节伸直）。不过，比目鱼肌开始活跃的时机较早，而腓肠肌则随着膝关节伸直和脚跟抬离地面才逐步提升张力。

在受控制的动作中，脚跟抬起是髋、膝以及踝关节到达各自正常的最大活动范围时所产生的结果。身体的动量会驱使身体向前运动，如果只考虑骨盆的运动轨迹，就不难看出当骨盆在足部上方向前移动时，髋关节会向后伸展。

一旦髋关节到达自然的最大伸展幅度，其韧带会被拉紧产生应变，此时唯一能继续让步长得以增大的就只有足部的摇杆了。身体先是在前足摇杆上滚动，之后又围绕脚趾摇杆滚动，以使骨盆进一步向前移动。在这一过程中，脚跟必须上抬且脚趾要开始伸展（我们在练习5.1中已经体会过这一动力学）。

在步态周期大约31%的阶段脚跟开始上抬，此时足部需要更多力量上的支持以维持自身稳定。在这一过程中膝关节会伸直并使跨双关节的腓肠肌产生应变，这有利于其进一步支持比目鱼肌这块单关节肌肉。通常在膝关节弯曲状态下，比目鱼肌会更多参与发力。单关节肌和双关节肌相互配合不仅能让比目鱼肌在屈膝状态下支持足部，也能利用膝关节自然伸直这一身体动作募集来自腓肠肌。

在整个步态周期中，比目鱼肌和腓肠肌这两块粗壮的肌肉在足部运动至脚跟摇杆阶段时收缩程度最高。它们的发力程度逐渐上升并结束于力量峰值，之后便会迅速转为安静状态。踇长屈肌和趾长屈肌在站立期的较晚阶段参与发力，其活跃时期相较于比目鱼肌和腓肠肌出现得稍迟一些。

趾长屈肌和踇长屈肌的激活模式与腓骨肌群相似，虽然收缩强度较低，但是在脚趾开始伸展的阶段出现了力量峰值。这说明，腓骨肌群并不只是踝跖屈肌和外翻肌，它们在足部稳定中也发挥着关键作用。此外，腓骨长肌让第一跖骨产生跖屈还有助于促进踇趾伸展（见图4.40）。

通过分析行走中的功能需求，我们能够更

好地理解当足部成为坚固杠杆时软组织是如何
提供力学支持的。

结合具体动作，我们能理解肌肉的激活时
机，我们也能更清楚地看到肌肉收缩的方向，
以及非常重要的一点——离心收缩是如何控制
身体动量的。

■ 总结

本章继续探讨了形态与功能间的关系，并
进一步结合了肌肉的构造、位置以及肌腱跨过
关节的角度来讲解。借助小腿的4个腔室以及
踝关节复合体的两条轴线这种分类方法，我希
望大家能更清晰地认识肌肉的运动功能。

跨过距小腿关节前方的肌肉被归为踝背屈
肌，而跨过关节后方的则有数量众多的跖屈肌。
人体拥有多块强大的跖屈肌是因为需要它们来
使过快的踝背屈减速，跖屈肌的力量通过其肌
纤维的羽状排列和长且坚韧的肌腱（尤其是纤
维方向存在扭转的跟腱）得到了强化。

跨过距下关节内侧与外侧的分别是足内
翻肌和外翻肌，它们负责在侧方稳定狭窄的足
部。内翻与外翻肌群中的大多数肌肉都具有跖

屈功能，因此踝背屈动作中受力较大时会被拉
紧。这些附着在中足的肌肉，尤其是胫骨后肌
和腓骨肌群，能够辅助足部旋后并产生力闭合
效应。

足部的外部肌群与足部的3个不同区域相
连，一组肌群附着在跟骨背面，一组附着于中
足，另一组延伸至脚趾并使其屈曲和伸展。姆
长屈肌和趾长屈肌跨过足部内侧，因而在行走
中的脚趾离地阶段发挥着重要的支撑作用。

总体而言，本章想要传达的重要信息就是，
我们应当从不同角度来看待和讲述肌肉的运动
功能，而且必须清楚肌肉是在向心收缩（就像
其运动功能）还是离心工作以使运动减速（通
常与其所谓的运动功能相反）。作用于身体的
力既可来自内部，即通过肌肉收缩产生，也可
来自外部并且需要肌肉来阻止或使身体的运动
减速。

熟知肌肉肌腱的走向（例如姆长屈肌）以
及常见的动作模式（例如行进至脚趾伸展）能
够帮助我们构建三维立体的解剖图画，这从二
维平面的解剖书上是难以获得的。

第7章

内部肌群

> 足部不应被当作一个孤立的单元来研究，因为其形态与功能早已成为人体运动中不可分割的一部分。虽然已经获得了人类的特征，足部并未完全丢失其最初的功能，它的生理构造只是为了支持人类特有的直立运动而发生了适应改变。
>
> ——莫顿，1935

■ 引言

群体发生学的遗传和进化动力使我们的足部与手拥有相似的结构——对于大多数普通人来说，各部位的总体基因蓝本差别不大，只是骨骼和软组织之间的具体布局不同。这一点也适用于我们以及灵长类表亲的足部。就如我们在第2章中看到的，相似点并非出于偶然——达尔文指出，进化往往先利用已有结构并对其进行目的重构。不过，在通往理解人体足部之路上有一块潜在的绊脚石，那就是足部常常被认为仍然是个具有抓握功能的器官。这个问题在最初可能并不明显，但是在为肌肉命名时便开始显现出来。

人类的诸多心理特质之一就是能够辨认出某一物体在形态与功能上的一致性，不管它的方向、大小或颜色如何改变。这种能力在文献中通常被称为知觉恒常性，而且对我们是有帮助的。正因为拥有这种能力，当我们在机场租车之后一上手就能顺利驾驶，即使以前从来没开过这一品牌或型号的汽车，或者也没在这里的道路上行驶过。原因就在于，大多数汽车和大多数道路的大致使用流程是相同的。

然而，当我们看到手与足部在结构上存在诸多相似之处时，知觉恒常性可能会导致问题出现。我们对手和其抓握能力是再熟悉不过了，人体手部和足部相对应的肌肉在基因遗传上是同源[1]的，所以我们遵循相同的命名传统给予了它们相似的名称。但是，拥有相似的形态和相近的遗传基因并不代表手与足部具有相同的功能。大家一定要记住，尽管某些结构看起来外观相同且处在类似的位置，但是它们的功能目标可能已经被重构。

---

1 同源（homologous）这一术语被用来描述具有相似遗传基因的结构。

其他灵长类动物在很多时间里会用双足行走，但是它们的足部却仍然能够抓握和操控物体。对大多数人类来说，足部早已不具备此类功能。某些对肌肉的命名传统会假定肌肉的功能与名称保持一致，但事实并非如此——软组织在功能上具有可塑性并且能够根据动作的需求来适应改变。这一点尤其适用于足部的组织。

早在20世纪40年代，解剖学家F. 伍德·琼斯（F. Wood Jones）便警示过我们，列举肌肉所谓的运动功能仅仅是出于学术目的，大多数文献与著作仍然错误地将足部看成与手部具有相似功能的结构。琼斯是这样描写的："足部是负责承重与推进身体的结构，它必须承受住地面反作用力带来的冲击，并且在身体于上方移动时提供稳定的支点来释放弹性势能。"通过这一段描写，琼斯帮助我们增进了对足部肌肉功能的理解。

琼斯最先抨击的一点，是把肌肉在开链且不受限制的动作中发挥的作用称为其运动功能，而这很明显不符合上一段中对足部的描述。因此，这样记忆肌肉运动功能恐怕也只能在考试中派上用场。琼斯抨击的另一点就是将肌肉的两头称为"起点"和"止点"，并认为通常是止点会向起点移动。这一点之前已经提到过，不过有趣的是，描述肌肉运动功能通常仍会遵循止点向起点移动这一传统，而且想根除这种做法并不容易[2]。举例来说，脚趾的屈肌确实能在跛趾伸进泳池轻点水面时让其屈曲，但是它们更常见的功能是在走路时的脚趾离地阶段将跛趾稳固于地面——让起点远离止点，这和第6章中讲到的跖屈肌的作用一样。

知觉恒常性是我们天然具备的直觉，但是却可能阻碍我们理解足部的功能。这些已经广为认可的肌肉名称也许会让人误解其功能。比如，脚趾的屈肌和伸肌听上去会让人觉得它们只是互为拮抗肌。然而，在现实的复杂情况中，它们会相互配合，以使多关节的脚趾及其伸肌协调运动。

要想真正理解一块肌肉，仅仅知道它的名字和运动功能是不够的（虽然熟知这两者会有帮助），还需了解其所在位置。肌肉附着在哪里？它们跨过哪些关节？在正常运动中它们要应对哪些力？

对于足部来说，其肌群的主要作用是防止它在承受冲击时散架，并能在走路时的足旋后运动中将各块骨骼重新聚拢在一起。因此，足部骨骼之间的组织必须保持各骨骼的排列完好且稳固在一起。肌肉的主要任务是促进稳定，而不是产生运动——大多数情况下，足部的运动是由位于其外部的肌群产生的，比如身体其他部位更具有力学优势的大肌群。通常足部要对其上方身体的运动做出反应，要持续改变和调整其形态与张力，以提供动作所需的稳定支点。

足部在发生适应时会对其诸多部分进行无意识的精细控制，其肌肉能够微调足部的张力，尤其是内部肌群具有此类作用，因而也被称为足部的核心（McKeon et al., 2014）。足内部的小肌群在近来获得越来越多的关注，这大部分归功于人们重拾赤足运动，以及更加理解足部是行走时人体和地面相互作用的主要部位——没有了厚重鞋底的约束，足部能更好地适应地面形态。地面的改变对足部是一种刺激，必须稳定足部骨骼的小肌群因而得到了训练。

---

2 讽刺的是，我自己也遵循了这一传统并在本书中列举了肌肉的运动功能。但如果不这样做，而是面面俱到地讲解功能，那么本书的内容就会过于冗长且令人困惑。

足内部的小肌群参与发力最多的时刻是脚趾离地阶段。坚固的鞋底虽然能够在脚跟抬起时提供更多外部支撑，但是轻薄的鞋子对足部的束缚却更少，因而能促使足内部的小肌群工作，以使足部成为坚固的杠杆。所以，每个训练方案都应该包括对足部的锻炼，使其善于适应、灵活且强壮。

理解足部的功能有利于我们改进训练手段，具体内容将在第9章讲到。虽然针对手部的物理治疗能利用各种抓握类工具（大多数情况是促使止点朝起点运动），可是足部却需要负重，需要接受来自更大受力的挑战，方能学会适应身体其他部分的位置与平衡上的改变（往往是起点远离止点）。仅利用抓握动作来孤立训练足部并不会取得理想的效果——不仅无法有效提升力量，也无法充分促进本体感觉和动作控制。

作为地面与身体其他部位之间的媒介，足部必须有能力感知压力与其方向的改变。尽管足部非常敏感，但它却能够应对相当于数倍体重的力。我们每天都在站立、行走、弹跳和跑动，而足部却往往被挤在受限的狭小空间之中——鞋子。不过尽管如此，足部却仍然能够通过皮肤与肌肉为人体提供本体感觉输入。足部骨骼之间的运动不仅可以牵拉内部小肌群并使其产生应变，以利用其预先拉紧带来的好处，也可以刺激到肌肉中的肌梭。具有力学感知作用的肌梭只是诸多信息源之一，富含汗腺且怕痒的皮肤[3]充满了能感知受力的细胞，在受到刺激时它们随时可被激活。

本章作为介绍足部解剖的最后一部分，会展示足部如何同时发挥两个看似相互矛盾的功能，即吸收较大的冲击力以及发挥感受器的功能。本章会将之前提到过的足部功能的诸多方面串联在一起，尤其是筋膜组织在强化力量方面的作用。后续的两章会介绍评估足部功能的工具以及改善功能的方法。

■ 背侧和跖侧——敏感的足底

之前我们讨论过，下肢在胚胎阶段会发生扭转，并且使身体的前面转向后方以及使后面转向前方（见图6.1）。在这一扭转过程中，足部仍然保持了背侧提供保护的原则，也就是足背主要由骨骼组成，且仅由较薄的皮肤和筋膜覆盖。大多数足部的软组织位于光滑无毛的跖侧，且拥有多种方法来承受日常运动中的应力和应变。

足部跖侧（足底）的皮肤较厚且拥有很多汗腺，如果在夏日去海边度假，那么足底的表皮和深层都会变厚以适应外界作用力的增加。就像从事手工劳动会让手掌起茧一样，赤足行走也会使足底的皮肤增厚，不过尽管其厚度增加了，触觉上的敏感度却不会减弱（Holowka et al., 2019）。

为了更好地缓冲，跟骨下方的皮肤还包含有厚且致密的脂肪层，而且被分隔成不同腔室以使其位置得到固定（见图7.1）。脚跟之下的脂肪垫厚约18毫米，纵向呈U形，并且被不同走向的弹性纤维加固。脚跟下方的脂肪垫需要承受冲击力，而跖骨头下方的脂肪垫则会受到脚趾离地阶段产生的压力和剪切力，因此二者存在区别（Standring, 2008）。

足部与地面之间的接触和摩擦（或者和袜子或鞋子之间）会固定相应部位的皮肤，但是内部的深层结构却仍具有一些动量，因此足部

---

3 实际上也能描述为光秃的皮肤，足底的皮肤具有密集的神经末梢和汗腺。

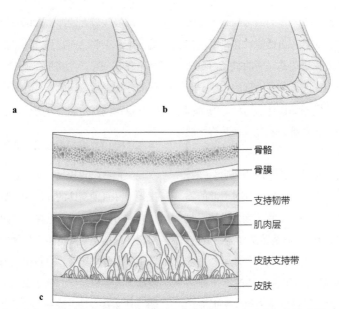

骨骼
骨膜
支持韧带
肌肉层
皮肤支持带
皮肤

图7.1　厚且致密的脂肪细胞层能保护跟骨免受过大的冲击力。脂肪细胞在纵向排列成U形（a和b），并由强韧且紧致的皮肤支持带所固定（c）

常常受到剪切力。各层皮肤与脂肪之间存在着强大的韧带，就如同船与锚之间的绳索，可起到固定组织位置的作用。这些竖直方向的韧带被称为皮肤支持带（retinacula cutis）（拉丁文中 retinere 意为保持，cutis 意为皮肤），它们能限制皮肤、脂肪垫、深层肌肉和足部骨骼之间的相互滑动。

如果没有皮肤支持带，足部骨骼就会在皮肤内四处滑动，使动作的控制极为困难。皮肤支持带在全身各处的长度与数量各不相同，在脸部、膝关节和下背部等处的皮肤通常具有显著的可动性（Nash et al., 2004）。试着比较一下足背和足底皮肤的可动性，便会发现足背皮肤可移动的范围明显更大。足底的皮肤各层之间被短且强韧的支持带所固定，使各层之间的力学传导更加直接，并能避免相互的摩擦。

脚跟下方的脂肪垫退化相当常见，尤其是在中年之后。脂肪垫萎缩可由胶原纤维的弹性降低导致，也可由自然衰老过程中胶原纤维类型比例发生改变引起。这一过程尤其常见于女性绝经后，雌激素水平较低可导致有弹性的Ⅲ型胶原纤维合成量减少以及弹性较差的Ⅰ型胶原纤维的合成量增加（Fede et al., 2019）。

除了缓冲与保护作用减弱，足底脂肪垫变薄和变弱的另一危害是影响力学感知能力。姿势控制会依靠一系列感觉输入，其中大部分下肢的局部反应都来自足底的感觉输入[4]。就像手掌一样，脚底也富含由神经支配的力学感受器并能对不同刺激做出反应，例如振动、牵拉与压力（Viseux, 2020；见图7.2）。

足部是提供身体重心、运动以及相对地面位置相关信息的主要来源，因此，足部能负责相当一部分本体感觉控制。人体维持平衡以及协调自身的能力会依靠内耳的半规管及其反射、

4 传入神经将信号传送至脊髓，从脊髓传送至效应器通过所谓的传出神经。

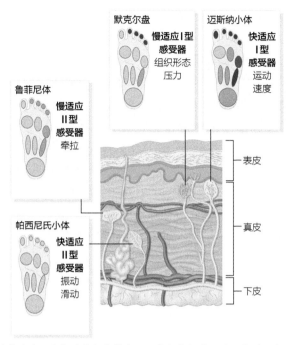

图7.2　足底真皮层内部包含4种类型的力学感受器，能向中枢神经系统传递信息。每种类型的感受器能够感知力学的不同方面。分布密度用不同颜色来表示，深色代表高密度，浅色代表低密度。神经末梢能感知刺激并在不同的时长内传递信号，根据其传递信号所需时间的长短被分为慢速或快速神经末梢（修改自Viseux, 2020）

眼睛和枕下肌群等，但是足部所处的独特位置使其能够反馈有关身体相对地面位置关系，而这一过程是通过足底皮肤中包含的力学感受器完成的。

皮肤内的神经末梢与另外一类力学感受器——肌梭相互配合，肌梭对肌肉的牵拉程度和速度非常敏感。再加上踝关节周围同样对受力敏感的支持带，足踝复合体便能为姿势控制提供相当程度的感觉输入，其中既利用了自主的反射，也包括有意识的控制（Viseux, 2020）。

由于姿势控制包括了有意识和下意识层面，确保感受器得到最佳刺激再结合平衡训练会很有帮助。鞋底轻薄且柔软有利于足底毫无障碍地获取与受力相关的信息，平常穿的鞋

子被证实会损害足部的位置觉（Holowka et al., 2019; Robbins et al., 1995）。

动作控制和协调都是可以被塑造的技能，因此能通过训练改善，这一事实对患有神经系统疾病的人尤其重要，例如帕金森患者（Olson et al., 2019）。训练既能提升技巧，也能强化力量，训练方案可以选择聚焦于二者之一。对于有神经系统疾病的人而言，理想的康复方案应当包括负重练习和平衡训练。

◼ 腔室

脂肪细胞需要被固定位置，肌肉也一样。全身很多部位都存在腔室，所以足部软组织被分隔成不同腔室并不奇怪（见图7.3）。不过，

腔室也会带来一些潜在的问题，就如同小腿的腔室。

拥有腔室的不利之处大多与腔室综合征有关，由损伤引起的肿胀会导致腔室内部的挤压并影响正常功能。足部的腔室综合征并不多见，它们主要由意外的急性创伤引起，而不是像小腿综合征那样，因为锻炼强度改变而引发腔室内的压力逐步升高。

不过，患有足部的腔室综合征还是有可能的，尤其是足部练习过于剧烈时，因此考虑功能紊乱的原因时需要将它包括在内。但是足部的腔室综合征不太可能会由你来评估（这超越了手法或运动治疗师的职责范畴），这对我们而言负担减轻了，对外科医生来说并非如此。他们必须得知道足部有多少个腔室、如何测量它们的压力以及应该切开哪里来释放过大的压力。

关于足部有多少个腔室一直存在争议，根据不同文献可分为3、4、5、8、9或10个（Reach et al., 2007）。得出不同结论的原因似乎与研究时间和方法有关，但是大部分研究将足部分为4个或9个腔室。本书将沿用常见的分类方法，即将足部划分为4个腔室。

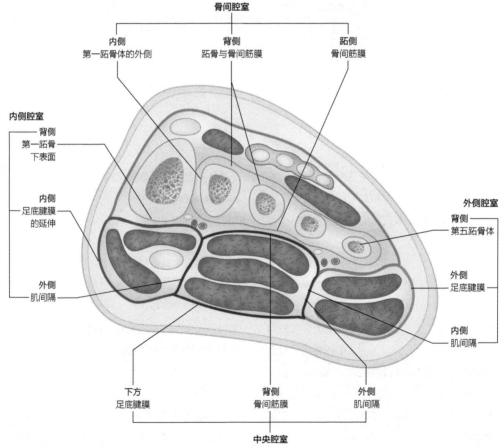

图7.3　4个主要腔室与其各自边界。研究方法上的不同导致划分腔室的方式也不同，如上图中所列出的从3个至10个不等（Reach et al., 2015）

足部肌群被包含于一个个腔室中，就像我们在第5章中看到的那样，这些腔室有助于肌肉发力。研究表明，脚趾屈肌在站立位比坐位能发挥更大的力量（Yamauchi and Koyama, 2019）。当受试者站立时，足部发生的形变[5]引起的旋前程度足以拉紧筋膜组织，与未负重的情况相比，在被拉紧的筋膜组织内收缩能提高脚趾屈肌的力量输出。

第5章介绍了液压放大效应以及合适的腔室内压力如何增强肌肉的力量输出，这一概念也适合足部的半穹顶形以及对内部肌群的设想——就像可充气的袋子一样，既能减震又能上抬脚背。

过多运用足内部小肌群会增加其体积和力量，这一点也被用来支撑赤足训练的理念——通过减弱鞋底的缓冲作用来让足部承担起应有的负荷，这对足部以及身体其他部位都是有好处的。有研究通过12周的跑步训练来测量这样做对健康跑者足部产生的效果（Miller et al., 2014）。33名跑者被随机分组，经过一系列测试发现，穿着轻薄跑鞋训练的人显著提升了足纵弓的刚性，且趾短屈肌和小趾展肌的生理横截面积有所增加。

科研结果正好得出了我们期待的结论——跑步时应当让足部承受其本该承担的负荷。任何肌肉通过提升工作负荷，并结合包含合理休息与恢复的适当训练计划，都能变得更强。我们知道，当肱二头肌和股四头肌变得更强时，自己便能举起更大的重量，不过也不要忘记它们是怎么变得更强壮的。当健身者在训练中不断追求肌肉的"泵感"时，看上去就像是给肌肉充了气一样。米勒（Miller）的研究已经展示了足弓支持系统被"充气"后带来的直接好处，足部小肌群的体积增大，也就意味着其力量会提升（Kurihara et al., 2014）。

下面按照常用的分类方法介绍足部的4个腔室。

1. 内侧腔室。蹞外展肌、蹞短屈肌、蹞长屈肌肌腱以及内侧跖动脉、静脉和神经。
2. 中央腔室。其分成3层，第一层包括蹞内收肌，第二层包括足底方肌、蚓状肌、附屈肌、蹞内收肌以及蹞长屈肌和趾长屈肌肌腱，第三层包括趾短屈肌。
3. 外侧腔室。小趾展肌、小趾短屈肌以及外侧跖动脉分支、静脉和神经。
4. 骨间腔室。其可分为背侧和跖侧面，背侧包括骨间背侧肌，跖侧部分包括骨间跖侧肌以及跖动脉、静脉和神经。

另一个腱鞘在骨间背侧腔室上方跨过，包含了趾长伸肌和趾短伸肌肌腱，这又可以被当作足部的第五个腔室。如果把骨间腔室一分为二，那就有了6个腔室。将中央腔室分成3个，那么总共就有了8个腔室。如果把中央腔室的跟骨部分单独划分出来以隔开足底方肌，那么就有了9个腔室。到后来，有关足部有多少个腔室变成了纯学术讨论，并且存在相当大的争议。

如果想确定是否患有腔室综合征，应当接受全面和正确的评估。不过，利用记忆口诀很容易记住腔室综合征的常见症状，就是5个P——疼痛（pain）、苍白（pallor）、感觉异常（paresthesia）、无力（paralysis）和脉搏消失（pulselessness）。这些症状并不难解释，因为腔室内压力提升会对神经和血管造成压迫，进而影响局部的神经传导和血液循环（引发疼痛和脉搏消失），组织损伤与肿胀与导致疼痛并改变皮肤颜色（苍白），神经信号受阻可能引

5 "形变"听起来像是发生了不好的变化，但事实上它只是指发生了轻微的足部外旋和外翻。

起刺痛（感觉异常）并减弱肌肉协调能力或者直接阻断（无力）。

四层肌肉

就像小腿在后方具有更多肌肉一样，足部在跖侧这一承担了大部分工作的部位拥有更多软组织。科学研究称，我们的灵长类表亲的足部仍具有抓握功能，因此跖侧肌肉也相应更发达（Aiello & Dean, 2002）。但是对此我们可以提出一点反驳，即人类相对更薄弱的足部肌群可能是由现代的鞋子和文化上排斥赤足所引起的。

解剖书中通常将足部小肌群分为4层，而且往往从浅层至深层一一列举。不过有趣的是，足底筋膜（也称为足底腱膜[6]）中强大且厚实的韧带却没有被包括在内，它通常被认为是一个单独的结构，不过我认为可以将它视作第一层的一部分。

之前提到过，解剖的描述用语在结构和功能方面经常令人混淆。当然，使用解剖术语的部分原因是为了便于分开描述不同结构，不过这并不利于完整理解功能。足底筋膜就是受害者之一，尽管它与周边肌肉的诸多关联已经被弄清。例如，伍德·琼斯在1944年将足底筋膜和趾短屈肌之间的关联描写为"牢固地连结于跟骨"。然而我们接下来便会看到，足底筋膜与很多其他肌肉是连结在一起的。因此，足底筋膜实际上是范德华的研究和其"动态韧带"的理念中所描述的那样，不单单是防止关节散架的被动结构，同时也是能通过周边肌肉调节

---

6 对这一结构的命名仍存在争论，主张将其称作足底筋膜的原因是它包裹在肌肉周围，也可称作足底腱膜是因为它与肌肉相连而且可被其移动。二者都有道理，所以我会交替使用足底筋膜和足底腱膜这两个称谓。

刚性的动态结构（van der Wal, 2009）。足底筋膜粗壮的中间部分在靠近跟骨附着处较为狭窄，并且朝各个脚趾分散开来（见图7.4）。贴近脚趾处的各分支由一系列横向韧带固定在一起，以防它们和脚趾散开过多。连结在五个分支之间的韧带能为跖骨头下方的脂肪垫提供锚点，并以此来更好地保护脚趾以及穿过骨骼之间的血管与神经。具有诸多重要功能的足底腱膜在受到压力时必须被固定在原有位置，而这正是皮肤支持带发挥的作用。

足底腱膜在外侧绕过小趾展肌，连结跟骨外侧和第五跖骨基底的足底腱膜外侧带也在此处形成。所以说，足底筋膜和小趾展肌覆盖了跟骨、骰骨交界处，这里也正是腓骨长肌经过的地方，这一区域在足旋前时会缩短，而足旋后运动中则必须被拉长。如果足部不能形成坚固的杠杆，那么还可能需要检查此处（具体的评估方法会在第8章讲解）。

人体的足底腱膜在形态和刚性程度上是独特的（见图7.5）。希克斯（Hicks）在20世纪50年代发表的一系列文章中提出了绞盘机制。从那以后，人们使用绞盘机制来解释人类足部能够在脚趾离地前的准备阶段能提升刚性这一现象，并认为其他灵长类动物无法做到这一点。然而，在最近的一个比较研究中发现，数个灵长类物种的足底筋膜也具有相当发达的中央带，能帮助其足部发挥一部分绞盘机制的作用（Sichting et al., 2020），这与以往的主流观点截然相反，具体见下文。

绞盘机制是为人类足部提供刚性的主要结构这一观点也在一项研究中被质疑了（Farris et al., 2020），他们认为足底腱膜不太可能在发挥弹性缓冲作用的同时又能具有足够的刚性将脚跟和脚趾牢牢地拉在一起。研究结果似乎表明，

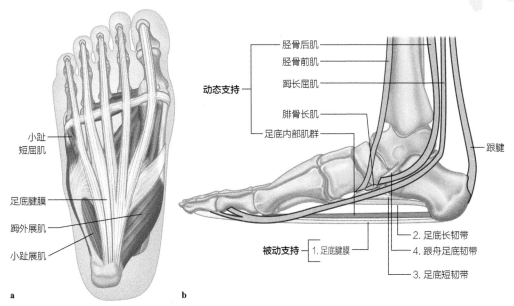

图7.4 （a）从下方能看到足底腱膜在跟骨处强大的近端附着点以及从中央带朝前足延伸出的各个分支，它们被横向纤维固定在一起。足底腱膜也向侧方延展并包裹了小趾展肌，也向内侧包绕蹈外展肌。（b）从内侧可以看到标准解剖中介绍的由外部肌群组成的足弓动态支持，就如上一章中所提到的，也能观察到被动支持的主要3层组织，包括足底腱膜（也称为足底筋膜）、蹈长韧带和足底短韧带（修改自 Wood Jones, 1944）

足底内部的小肌群在脚跟抬起过渡至脚趾伸展时能够发挥更重要的作用。

不过，更有可能的情况是，足部成为并保持坚固的杠杆并不是依靠单一机制，而是通过骨骼结构（跗中关节锁定）、足底筋膜、外部与内部肌群的混合作用来达成。在动作中，各类组织共同承担维持足部稳定的功能。

现在我们已经清楚，足底筋膜绝不仅是一条被动的韧带，但是我们仍需继续猜想它与可收缩性组织之间相连所产生的效果，这些组织包括跟腱、小趾展肌、蹈外展肌（Stecco，2015）以及趾短屈肌（Wood Jones, 1944）。由于足底筋膜富含力学感受器并且与诸多肌肉相连，斯泰科将其比作一个教练——指导足底各块肌肉并使各组织在动作中协调配合，这也进一步突显了这些彼此相连的组织间发生的相互

作用（见图7.6）。各类组织拥有各自的功能，并且能够和具有相同力学功能的不同层面的组织协作，尤其是在足旋后运动和脚趾离地这些受力较大的阶段中。

莫顿和伍德·琼斯都曾提醒我们，仅通过解剖教材无法理解具有功能性且在运动的人体。组织间的相互作用与结构上的连续性非常重要，而且直到近期才通过全面的功能性手段被研究分析。这些方面在西什丁（Sichting）等人在2020年的一篇论文中被很好地展示出来，他们绘制了不同灵长类动物足底筋膜纤维的主要方向（见图7.7）。只有人类足底筋膜的中央和外侧纤维从后向前排列，主要位于矢状面，其他的灵长类动物有些是从外向内排列的（见图7.7b，c和d），有些是从内指向外展的蹈趾（见图7.7a和e），这些力学传导方向与各物

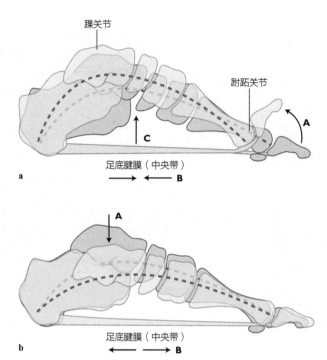

图7.5 自从希克斯的研究（1955和1956）展示了绞盘机制之后，足底筋膜就一直被视为使足部在脚趾离地阶段成为坚固杠杆的重要组成部分之一（a）。足底筋膜也会在受力时产生应变，以此吸收弹性势能并提升动作效率（b）。西什丁与同事认为这两方面的功能是相互排斥的，因为足底筋膜很难既有弹性又有刚性（修改自 Sichting et al., 2020）

种的行走模式相符（见图1.8），也从侧面反映了动作模式与组织构造间的一致性。

足底筋膜的纤维排列方向大致是从后向前，与行走时从脚跟到脚趾沿4个摇杆向前行进的方向相符。观察足部外部肌群的肌电图也能发现一个有趣的规律（见图6.14），在步态周期的后50%，它们的活跃程度都更低。因为在那一阶段里，脚跟开始抬起且脚趾正在伸展——踝关节稳定肌（外部肌群）的工作已经完成了，让足部成为坚固杠杆的责任要交给4层足内部小肌群（Farris et al., 2020; Zelik et al., 2014）。

1. 第一层——表层

小肌群中在跖侧的第一层从跟骨向脚趾

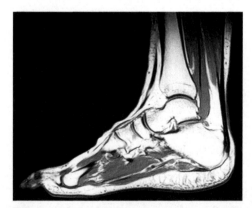

图7.6 核磁影响显示出跟腱围绕跟骨与足底筋膜相连，所以小腿三头肌能拉紧足底筋膜。从影像中还能看出，趾短屈肌紧贴并连接足底筋膜深层。范德华2009年的研究认为，韧带层应当被看作是肌肉的主动延伸，而且内部和外部肌群都能调整足底筋膜的张力

呈扇形散开，这和三角肌很像（见图7.8）。尽管位于中间的趾短屈肌是唯一被冠以屈肌名字的，但实际上第一层的这3块肌肉都有屈曲脚趾的功能（Mickle et al., 2012）。因此，每块肌肉都会参与脚趾伸展运动的减速和控制，在脚趾离地阶段它们也能在脚跟上抬时将跟骨拉向脚趾。就如我们之前所看到的，脚趾离地阶段的关节位置能拉紧足部内侧，并帮助足部发挥坚固的杠杆作用。

趾短屈肌是各个短肌中为数不多的比跨过同一关节的长肌位置更表浅的肌肉之一。趾长屈肌起自小腿后侧并附着至脚趾远端，位于趾短屈肌的深层。为了能让趾长屈肌一直延伸到脚趾远端，趾短屈肌的肌腱在脚趾近端处不得不分开（见图7.8中的局部放大部分）。

这是种并不寻常的位置关系，因为通常对组织排列而言，让更长的肌肉从深层组织之上跨过而非从其中穿过会更容易一些（见图7.11）。手掌肌肉的分布也是类似的，让更大、更强的肌肉附着在更需要抓握力量和控制的远端指节。

肌肉附着在不同指节更有利于准确地控制每个关节，但是当一块肌肉沿着指骨附着到其远端时，手部抓握的力学优势也会减少。为了弥补力学优势上的减少，可以让更强的肌肉附着在远端指骨，较短的小肌群则控制近端指间关节，以发挥更多力量。

让更长的外部肌群附着至远端指节会带来一系列好处。第一个好处就是刚才提到的，可以增加力量输出。第二个好处是能让更大、更重的肌肉位于更近端的位置，以避免让肢体远端过重和消耗更多能量。此外，附着在远端指节增加了肌肉长度，这使得肌肉可收缩的范围变得更大。因此，让更长的屈肌附着在指骨远端对提升握力和扩大活动范围都有帮助。

在之前提到过，多个研究发现足部小肌群的第一层与足底腱膜存在着紧密的关联，它们在跟骨前方混合附着的位置会产生一个高应力的局部。大多数文献都在强调肌肉在脚趾处的

跟腱、跟骨与足底筋膜——一个功能整体

足底筋膜与跟腱存在组织连续性这一观点自从1995年的研究（Snow et al.）之后就一直存在了。该研究发现，这两个结构在人出生之后就彼此紧密相连，但是会随年龄增大，连续性逐渐消失，因此说明这一连续性逐渐不再具有重要的功能。

下面两个研究有助于我们对跟骨周围的骨骼和软组织分布有更清晰的了解。其中一篇论文展示出跟腱和足底筋膜在形态学上具有相似性，具体体现在组织厚度和横截面积（Singh et al., 2021；见图7.6）。

一篇更早些的论文研究了9个成年人跟骨部位的表层骨组织（年龄28～93岁；Zwirner et al., 2020），研究报告指出，表层骨小梁的排列指向跟骨两侧的软组织。这部分的骨小梁从上至下的排列与其他部分呈倾斜扇形的骨小梁模式不同，二者都能在图7.6中清楚地被看到。

跟骨后方的表层骨质中被发现含有胶原纤维和脂肪细胞，这意味着之前存在连续性的软组织已经部分骨化了，但是仍然起到跟腱与足底筋膜之间功能连接的作用。在针对放松足底筋膜的治疗中用到小腿后群肌的拉伸与强化练习的原理正是基于这一功能连接。

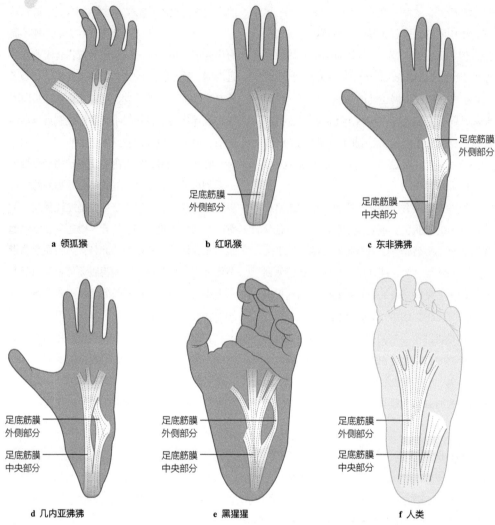

a 领狐猴

b 红吼猴

c 东非狒狒

足底筋膜
外侧部分

足底筋膜
外侧部分

足底筋膜
中央部分

d 几内亚狒狒

e 黑猩猩

f 人类

足底筋膜
外侧部分

足底筋膜
中央部分

足底筋膜
外侧部分

足底筋膜
中央部分

足底筋膜
外侧部分

足底筋膜
中央部分

图7.7　不同灵长类动物中的6种足部类型如上图所示，其中只有人类足部的足底筋膜组织排列方向是从后向前的。其他物种均在足底筋膜外侧或中央部分不同程度的方向偏移（修改自 Sichting et al., 2020）

运动功能，但我们也应当注意到这些肌肉在跟骨的附着位置相当狭小，尤其是足底腱膜的中央部分和趾短屈肌，它们的纤维排列方向正好与走路时脚趾离地阶段处于矢状面位置时的纤维排列方向一致。趾短屈肌和足底筋膜的附着位置非常接近，所以当这一区域出现疼痛时往往难以区分是二者中的哪一个疼痛。跟骨骨刺、足底筋膜炎、肌肉撕裂以及其他问题都可能发生在这一部位（见图7.9），因此必须进行正确诊断方能制定合理的治疗方案（Yi et al., 2011）。

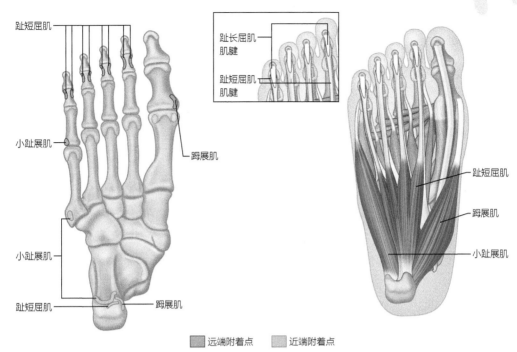

远端附着点　近端附着点

图7.8 内部肌群的第一层

趾短屈肌：近端附着点——跟骨结节内侧和足底腱膜；**远端附着点**——第二至第五脚趾的中间趾节；**运动功能**——第二至第五脚趾中节（近端趾间关节）屈曲。

跛展肌：近端附着点——跟骨结节内侧和足底腱膜；**远端附着点**——跛趾近端趾节；**运动功能**——外展跛趾，第一跖趾关节屈曲。

小趾展肌：近端附着点——跟骨结节外侧和足底腱膜；**远端附着点**——第五脚趾近端趾节；**运动功能**——第五脚趾（第五跖趾关节）屈曲，第五脚趾（第五跖趾关节）外展

2. 第二层

足底方肌有时也被称为附属趾长屈肌[7]，但是我觉得这个称谓会使我们误解肌肉的真正功能。其他灵长类动物的足部不具有足底方肌，是否还记得猿猴那摇摆的步态以及倾斜的足底腱膜排列角度？人类则拥有呈直线排列的足底腱膜以及主要朝正前方的行走方式。因此，足底方肌的主要功能并不是辅助趾长屈肌屈曲脚趾，而是在向前行进时将脚趾伸展控制在矢状面中。就像本书一直强调的，理解肌肉功能往往需要将其传统运动功能反过来思考。不过，大多数围绕足底方肌的角度和位置进行的讨论都鲜有提及它在脚跟抬起和脚趾离地阶段对足部的稳定作用。

作为脚趾的屈肌，足底方肌曾被认为会在快走需要额外力量时参与工作（Aiello & Dean, 2002）。当我们需要走得更快时，确实可能需要足底方肌来产生更多的力量，但是我们是否

[7] 还有另一块有时会在人体出现的肌肉，即附属趾长屈肌。令人迷惑的是，一些资料会提到此肌肉的偶然出现，却在后文中把足底方肌称作了附属趾屈肌。如果不知道足底方肌有时也被称作附属趾屈肌，那么可能会花上很长时间去查找事实上并不存在的附属趾短屈肌。

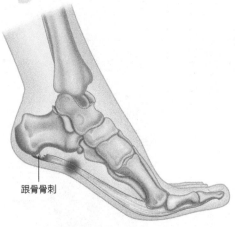

跟骨骨刺

图7.9　跟骨结节前方是一个受到高应力的位置，所以此处更容易长出跟骨骨刺，并引起疼痛与不适（但并不是一定会引起）。足底腱膜和第一层小肌群的附着位置同样可能产生一系列问题，因此需要专业的鉴别诊断

能够确定，额外产生的力量是否被用来向前推进身体，是否是足部对稳定的需求增加使足底方肌更多发力来补偿？这里只是个学术讨论，实际上两种动力学可以同时出现，而且两个需求也都必须被满足，因此这并非一个二者选其一的问题。足底方肌跨过了足底，这一位置关系使它能够产生脚趾屈曲的效应并提供额外的推进力，但是产生的额外力量同样可用来稳定足部的半穹顶结构。

在足部的摇杆上沿矢状面向前行进的过程中，首先通过足底腱膜的绞盘机制利用软组织来支持足部成为坚固杠杆，在脚趾进一步伸展时则更多依靠深层肌群。内部小肌群的第一层与足底腱膜紧密相连，而第二层（尤其是足底方肌）则与足部另一强大的韧带——足底长韧带相连（见图7.10）。

足底方肌分成两个头，起自跟骨前方，足底长韧带就位于这两个头之间。内侧头更大、更长，外侧头则附着于趾长屈肌外侧缘，因而较

为扁平且肌腱更长。

和其他很多肌肉一样，足底方肌也在个体间存有差异：有时它可能完全不存在或者缺失附着在第四脚趾、第五脚趾的外侧头，但也有大致9%的概率存在第三条分支（Pretterklieber，2018）。

蚓状肌是另一组很特别的小肌群，由4块小肌肉组成且起自趾长屈肌的肌腱，既能使脚趾屈曲也能使其伸展（见图7.10）。第一蚓状肌起自趾长屈肌肌腱的内侧，其他的部分则起自肌腱分叉处，因而分别与趾长屈肌的两条肌腱相连。

蚓状肌参与构成了脚趾关节周围的腱膜复合体，并且能协助趾长屈肌和脚趾伸肌更精准地控制脚趾运动。被称为伸肌套的这类腱膜不仅为诸多肌腱提供了附着位置，而且也能作为支持带来保持这些肌肉的拉力线。这一点尤其可以在蚓状肌上观察到，肌腱从深横韧带下经过，然后向上延伸至位于中间和远端趾节上方的伸肌套（见图7.11a）。

3. 第三层

这一组肌群所在的位置使其非常适合在深层控制跗骨和跖骨的运动。第一和第二层相对浅表的小肌群占据了跟骨上所有的附着位置，所以并未给第三层肌肉留出多余空间。因此，跨过中足和前足并予以支持的第三层肌群附着在了跗中关节与跗跖关节相关的骨骼上（见图7.12a），其纤维的四部分呈倾斜状并且在足底构成了类似盒子的排列形状，以此确保骨骼结构的整体性。

这些肌肉的3个头（踇收肌的斜向与横向头，以及踇短屈肌）就类似肩部的三角肌，它们能将足部拉紧至杯子状，以辅助抓握或从3

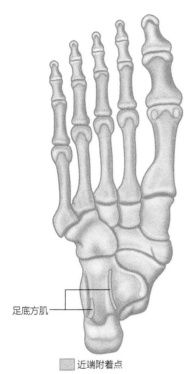

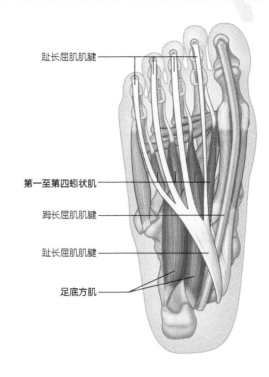

趾长屈肌肌腱

第一至第四蚓状肌

跨长屈肌肌腱

趾长屈肌肌腱

足底方肌

足底方肌

■ 近端附着点

图7.10　内部小肌群的第二层

足底方肌（也称为附属趾长屈肌）分成的两个头，起自跟骨前方并跨过中足，连结于趾长屈肌肌腱。趾长屈肌肌腱分成4支并连结在外侧4个脚趾，同时也为蚓状肌（继续向远端附着至第二至第五脚趾近端趾节）提供了附着点。

足底方肌：近端附着点——跟骨前方内侧与外侧；**远端附着点**——趾长屈肌肌腱的后侧与外侧；**运动功能**——协助趾长屈肌屈曲第二至第五脚趾，也常被认为能辅助保持趾长屈肌的拉力线。

蚓状肌：近端附着点——趾长屈肌肌腱；**远端附着点**——第二至第五脚趾近端趾节基底和趾长伸肌肌腱（在脚趾背侧面），是脚趾背侧伸肌套的一部分；**运动功能**——在跖趾关节处屈曲第二至第五脚趾，在趾间关节伸展第二至第五脚趾的中间和远端趾节

个不同角度稳固跨趾。横向头适合内收跨趾，同时也能支持它所跨过的跖骨头和韧带。在足旋前运动中横向头会产生应变，这能为肌纤维提供本体感觉信息并通过预先拉紧来支持筋膜组织和远端足横弓。另外两个头——跨收肌的斜向头和跨短屈肌则能辅助支持内侧足纵弓。这两块肌肉在近端趾节交汇处共享一个肌腱，但是它们的神经支配是不同的，因而可单独活动。不过，这组肌群的3个头在支持足部的半

穹顶形时是一起工作的——在足部抓握物体时形成了倒扣的杯形。

跨短屈肌在靠近跨趾的位置分叉，不同分支在内侧和外侧分别与跨收肌和跨展肌肌腱相连。这些粗壮的肌腱将两块籽骨包含在内，并构成了一个能容纳跨长屈肌肌腱的通道（见图7.13）。

小趾短屈肌的肌腱与小趾展肌相融合，这些融合在一起的肌腱附着于脚趾的不同位置并

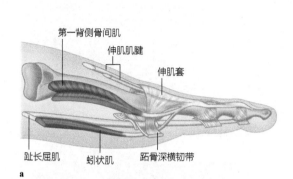

第一背侧骨间肌

伸肌肌腱

伸肌套

趾长屈肌   蚓状肌   跖骨深横韧带

a

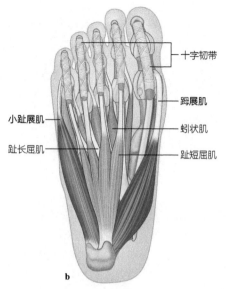

十字韧带

小趾展肌

拇展肌

蚓状肌

趾长屈肌

趾短屈肌

b

外侧4个脚趾的伸肌套

近端附着点：
• 近节趾骨背侧面的纤维延展

组成：
• 第二至第五脚趾的趾长伸肌肌腱
• 第二至第五脚趾的趾短伸肌肌腱
• 第二至第五脚趾的蚓状肌肌腱
• 第二脚趾和第三至第四脚趾间的背侧骨间肌肌腱
• 第三至第五脚趾的跖侧骨间肌肌腱

图7.11（a）伸肌延展部也称为伸肌套或背侧腱膜，它大部分是由伸肌肌腱组织的延伸部分组成的（也因此得名），同时也是蚓状肌和跖侧骨间肌的附着点。（b）脚趾周围的筋膜由足背筋膜组成，足背筋膜又与拇展肌和小趾展肌的肌腱以及图（a）中的伸肌相连。虽然被归类为铰链关节，但是趾间关节在骨骼上并不能限制自身的旋转，而是通过关节间的十字韧带来限制

为其他结构提供了坚固的附着点，这样虽然会减弱各块肌肉单独的控制能力和缩小控制范围，但是足部需要的本来也不是精准的操控能力，而是整体上的力量和稳定性。

这一层的3块肌肉的肌腱与跖趾关节周围的关节囊和韧带相融合，每块肌肉都对保持这些关节的结构完整和灵活性具有一定作用。走路时过渡到脚趾伸展位置时，跖骨头与近节趾骨组成的跖趾关节会承受相当大的压力。跖趾关节的关节囊会增厚其跖侧部分的组织。这些保护性的组织增厚被称为屈肌板，也属于足部强韧筋膜网络的一部分，并且与足底筋膜深层

相连（见图7.14）。

与距骨基底、各块楔骨和骰骨组成的更为牢固的近端关节相比，跖骨头和相关的屈肌板需要一定程度的灵活性。稳定与灵活必须兼备的问题通过跨过各跖骨头且包绕着屈肌板的跖骨深横韧带解决了，跖骨深横韧带和屈肌板形成了横向的绑带系统，能防止前足"散开"并且固定屈肌板的位置。

足底腱膜、屈肌板和跖骨深横韧带之间的连结使足部能够在旋前运动中出现一定程度的分散，而这能拉紧整个系统。足底腱膜位置表浅且跨过大部分足部，因而在足旋前运动中

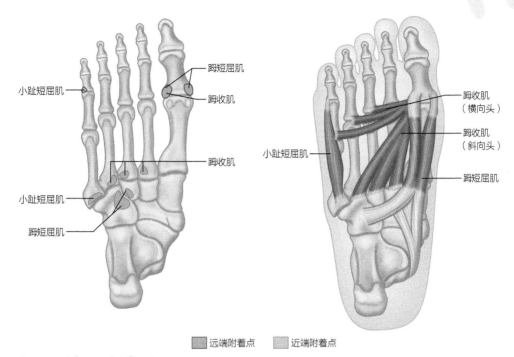

■远端附着点　　■近端附着点

图7.12　内部小肌群的第三层

这些肌肉在从外向内横跨足部的时候既可产生运动也可维持稳定。

跚短屈肌： 近端附着点——骰骨跖侧和外侧楔骨；**远端附着点**——跚趾近节基底的内侧和外侧面；**运动功能**——在跖趾关节处屈曲跚趾。

跚收肌： 近端附着点——第二至第四趾骨基底（斜向头），第三至第五跖趾关节的足底韧带（横向头）；**远端附着点**——跚趾近节基底的外侧面；**运动功能**——在跖趾关节处内收和屈曲跚趾，支持和维持足横弓。

小趾短屈肌： 近端附着点——第五跖骨基底；**远端附着点**——小趾近节基底；**运动功能**——在跖趾关节屈曲小趾

承受了最多的应力。表层的足底腱膜包围着深层的屈肌肌腱并连接在屈肌板上，这能够使这一绑带系统预先拉紧，所以在力学上是十分合理的。

　　跚收肌的横向头能通过收缩来监测与控制足部散开的程度，而且其与关节囊的连结也有利于足部的稳定。不过，尽管屈肌板的组织很致密并且也得到了加强，它还是很容易在损伤中撕裂，并导致距骨与周围的关节囊之间发生松散的运动（Stainsby, 1997）。

　　跖骨深横韧带松弛可能引起跚外翻，在早期的比较解剖学论文中，莫顿（1922）指出，人类的横韧带在第一和第二脚趾之间的部分相比于其他脚趾间的部分更为薄弱。

　　莫顿将这一点归咎于我们的树栖祖先对跚趾有着更高的灵活性需求，所以现代人类仍然保留了这部分解剖特点。长期以来人们认为，第一、第二跖骨之间缺乏固定会导致第一跖列相对第二跖列更容易向外偏移。这一观点也通过某尸体解剖研究得到部分支持，该研究发现跚外翻足部的跖骨深横韧带具有相对更低的强度（Abdalbary et al., 2016）。

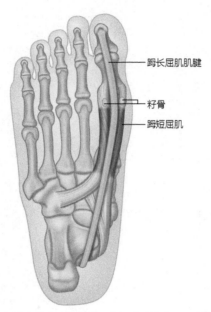

图7.13　蹬短屈肌分叉的两条肌腱内存在两块籽骨，它们为蹬长屈肌肌腱提供了一条通道，但是各种足部畸形（常见的是蹬外翻）可能会使其移位，且可能由于重复受到应力发生炎症

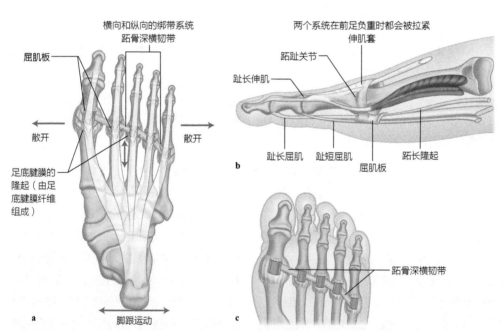

图7.14　（a）足部在负重时产生的旋前运动会使足部散开且拉紧足底组织。在此过程中，一系列不同方向和层级的组织能帮助维持足部结构完整。足底腱膜的纤维会连结至跖趾关节的关节囊并支持关节下方的屈肌板。（b）屈肌板具有缓冲作用并且能在运动中促进跖骨头滑动，包裹在周围的伸肌套则能固定其位置。（c）由莫顿发现的跖骨深横韧带（1922）

4. 第四层

两组骨间肌并非呈镜面对称，跖侧骨间肌仅覆盖了第三至第五脚趾，而且每个头对应一根脚趾。而背侧骨间肌是双羽肌，每个头起自相邻的两块跖骨，并且包括了第二脚趾（见图7.15）。

从功能上来说，脚趾屈曲运动中伴随内收是合理的，因为抓握时需要脚趾相互靠近。而松开一个物体时，比如某个工具或树枝，则需要脚趾伸展和外展动作的组合，以使脚趾相互打开。

跖侧骨间肌只覆盖了第三至第五脚趾，但是位于跖侧的其他肌肉却能给予其支持。在抓握时需要良好地控制脚趾屈曲，在控制脚趾的伸展动作时同样需要依靠屈肌的力量。

大多数情况下，脚趾的伸展是由行走中当身体在前足和脚趾摇杆上向前滚动时所产生的动量引起的，或者在脚趾离地后向前摆动的过程中抵抗更小的阻力将脚趾向上勾起。这两种情形中所需的力都很小，尤其是与缓冲时屈肌的发力相比。

脚趾伸肌

脚趾的短伸肌较为纤细且结构多变，有时被认为是一块肌肉分成4个头并且分别附着在第一至第四脚趾上（见图7.16）。除了在鞋带系得太紧导致脚背不舒服时，很多人甚至不会意识到它们的存在。

总结

足部的小肌群有着复杂的分层系统，有一些并不符合正常解剖中从浅层至深层、由长至短的排列方式。脚趾的关节被包裹在腱鞘中并

与多个肌腱的组织相连接，这为肌腱工作提供了通道，并使其能够朝近端或远端收缩来精准地控制关节。这种复杂的构造方式使脚趾的屈曲和伸展运动能被更好地控制，手部也拥有类似的构造。

不过，与手部不同的是，足部的主要功能是受力而非精细控制动作。除了在监测力学传导方面具有的重要作用，足部还能显著促进动作控制，帮助人体适应姿势和动作中的改变。随着对足部这些功能更加深入地理解，人们也更加关注内部小肌群，推进这一过程的是很多旨在探索赤足训练和轻薄鞋子的优点的相关研究。

有关足部支持和足旋后相关的绞盘机制的传统观点受到了挑战，同时足部小肌群的重要意义也越发引人瞩目。大多数内部小肌群是从后向前排列的，并且能协助控制我们自然的行走动作模式，这一点也可在沿相同方向发挥强化作用的足底筋膜上体现出来，而其他灵长类动物则明显不同。足部的自然形状使得很多肌肉的排列呈三角形，这无论是从功能还是从解剖结构上来说都是合理的。

通常我们认为足部接触地面时有3个主要支撑点——第一和第五跖骨头以及脚跟。我们既可以将这些肌肉看成是从脚跟向跖骨呈扇面散开，也可以认为是反过来，即在运动中当脚跟提起而前足固定在地面上时，足内外侧的肌肉朝着脚跟内侧汇聚。当分析脚趾离地阶段中足部对稳定的需求时，后一视角会更有帮助。

骨骼的自然构造能在足部旋后时提供一定程度的形闭合。在之前的章节中我们也看到，足部的外部肌群能够辅助力闭合，但是在行走过渡到足部两个摇杆时它们的活跃程度便开始降低。在后两个摇杆的阶段中，内部小肌群

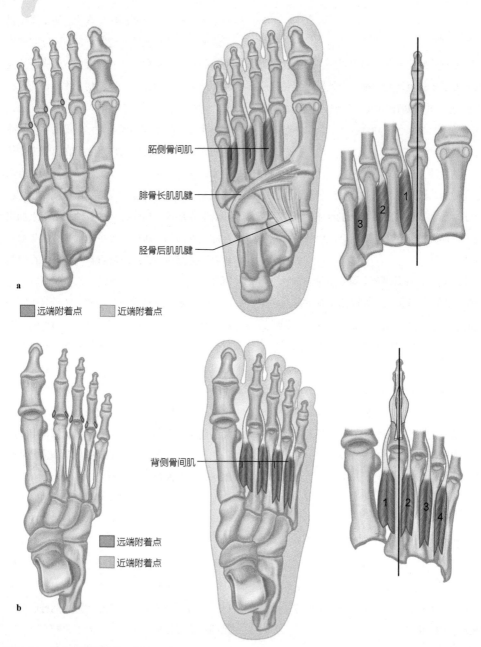

跖侧骨间肌

腓骨长肌肌腱

胫骨后肌肌腱

a

■ 远端附着点   ■ 近端附着点

背侧骨间肌

■ 远端附着点
■ 近端附着点

b

图7.15   内部小肌群的第四层

（a）跖侧最深层的组织包括胫骨后肌和腓骨长肌的肌腱（之前章节中已经讲过）以及背侧和跖侧骨间肌。记忆口诀P-AD（跖侧－内收）和D-AB（背侧－外展）可以用来辅助记忆骨间肌的运动功能，不过更简单的方法是直接屈曲和伸展脚趾来体会它们自然的运动方向，即屈曲时伴随内收，伸展时伴随外展。（b）从背面观察足部能看到背侧骨间肌以及姆短伸肌和趾短伸肌

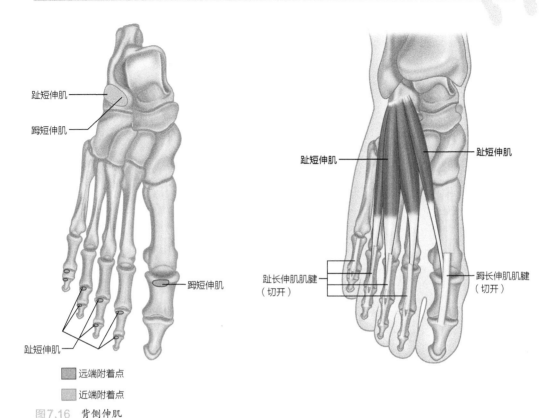

趾短伸肌

𧿹短伸肌

趾短伸肌

𧿹短伸肌

趾短伸肌

趾长伸肌肌腱
（切开）

趾短伸肌

𧿹长伸肌肌腱
（切开）

■ 远端附着点

■ 近端附着点

图7.16　背侧伸肌

𧿹短伸肌：近端附着点——跟骨背侧面；**远端附着点**——𧿹趾近端趾节；**运动功能**——在跖趾关节伸展𧿹趾。

趾短伸肌：近端附着点——跟骨背侧面；**远端附着点**——第二至第五脚趾的近端趾节；**运动功能**——在跖趾关节伸展第二至第五脚趾

会更多负责足部的稳定，它们形成了麦肯与其同事所说的"足部核心"。可惜的是，现在人们的生活方式使足部的核心逐渐变得薄弱——缺乏锻炼或者穿着缓冲功能过强的鞋子。

后几章中会讲解针对足部运动表现的评估手段，并介绍一些针对灵活性的练习，最后会探讨鞋子的功能。

第8章

足部的功能与其评估方法

与马克·帕菲特-琼斯（Mark Parfitt-Jones）合著

■ 引言

这些年来，我发现当人们在书中读到或参加工作进行到有关评估的部分时会出现不同的情绪，有些是因为问题的答案即将揭晓所带来的兴奋，有些则是因复杂的评估难以理解而引起的忧虑。本章的目标是让出现这两种情绪的人都能满意，毕竟完整的骨科评估超过了本书的范畴，也很可能超过了大多数读者的职业范畴。

实施评估的关键是要理解为何使用它们。到目前为止，本书已经为大家介绍了有关足部各组织功能的知识，每一章先聚焦细节内容，然后在结尾和过渡到下一章之前又会从整体角度讲解。本章将把所有内容串在一起并重新审视各组织之间的相互作用以及各自功能。对足部功能的充分理解会让你在实操评估和练习时更有信心。

本章不会枯燥地列出针对足部各韧带和关节的测试，而是会通过介绍评估方法来帮助你巩固之前已经学过的内容，并帮助你获知足部的真实情况，并理解其背后的原理。通过评估获得的信息会指引你选择合适的练习和拉伸方法，这部分内容将于第9章讲解。

社交媒体越来越倾向于传播难度更大的练习与评估。虽然其中会有很多有用的内容，但是这有可能使人陷入专业上的陷阱，即在并未充分了解情况的前提下就把问题过度复杂化。本章内容有助于你融会贯通之前所学并结合情境理解这些知识。这部分内容旨在帮助大家更好地理解足部，而非死记硬背各个解剖结构和评估检查。接下来将介绍"为什么要进行评估""评估的是什么"及"如何评估"，这些内容都基于人类的进化史以及足部骨骼和软组织的功能。

评估以及后续会介绍的练习分别能起到测试和提升足部主要功能的作用。面面俱到的骨科评估应当由具有完备的诊断和治疗技术的专业人士操作，那些复杂且高端的技能也更适合在面授课程中手把手教学。本书中介绍的评估和练习适用于大多数足部，并且不会超出从业者的职能范畴。

接下来介绍的评估能够回答的问题是"该组织能否完成其应有的功能"。所以，下面简单复习一下足部应该具备的功能：缓冲和分散承受的力；灵活且能够适应；之后能重新成为一体并为推进下一步动作提供稳定的支点。

就像利伯曼指出的那样（见第2章），大多数有关足部的讨论都聚焦于它在行走中发挥的作用，但其实足能发挥的功能并不局限于行走，它还能帮助我们跑步、跳跃、缓冲、投掷、搏击、蹲起、站立、推与拉、变向、转体和跳舞。这些以及其他运动都对足部的适应能力施加了进化压力，迫使它一步步变为如今的形态。高效的行走虽然是足部进化的主要驱动力之一，但如果足部只能做这一件事情，那么人类不会取得今天这般成就。

足部的主要功能可以体现在如下4个方面：

1. 缓冲。
2. 运动幅度。
3. 形成排列良好的坚固杠杆。
4. 推进与力量输出。

■ 缓冲

足部的缓冲能力主要来源于两方面：一是粗壮的跟骨以及在下方提供部分保护的厚实脂肪垫；二是足部能通过旋前运动来解锁各关节，并将力分散至软组织。足旋前和受力分散相关的诸多动力学第5章已经讲过——组织产生的应变有助于提升肌肉的力量输出并且将弹性势能储存于胶原纤维组织中。

缓冲其实也可以被看作分散受力，功能正常的足部不会让单一组织结构或者部位承受全部的冲击力。不管是走路时脚跟先着地，还是跑、跳落地时前足或中足的一部分先着地，足部受力后的自然反应都会是发生旋前运动并使

自身解锁。也就是说，足部通过骨性结构、重力和地面反作用力（见第4章）间的相互作用，让软组织也参与到缓冲的控制过程中。

如果足部没能旋前，而是保持在僵硬、不灵活的旋后状态，那么承受的力就会主要由骨骼承担。这不仅会引起骨骼所受应力过大，还会减少身体接收的本体感觉信息。如果以得当的方式行走，足部就能正常发挥分散受力的作用，让软组织充分参与减震缓冲。当软组织合理受力时，其内部的力学感受器才会被刺激到。因此，受力就是信息来源，而足部则是将信息送到全身各处的主要传递者，以使整体的本体感觉和姿势控制功能正常运转。

富含力学感受器的足底以及足部、腿部和髋关节软组织内的感受器都能够接收本体感觉信息，这些信息中的大部分将向上传至中枢神经系统，但也有一部分对力学感受器的刺激会在局部处理。

局部处理信号能使身体更快地做出调整并准确控制组织的刚性水平（Sawicki et al., 2009）。依靠脊髓反射来调节对于足踝的需求来说太慢了，因为足踝必须持续且迅速地对外界做出反应。利用更快捷的路径来分散受力能提高身体调节组织张力的效率。关节与组织受限以及足部所处的环境改变等因素都可能导致力的分散受阻或使受力传导到其他组织中。

鞋子也应该被评估，因为它既可促进又可限制足部的功能，这具体要看鞋子的类型和足部自身的状况。第10章将探讨鞋子的相关内容，如果已经弄懂足部的力学原理，即使是粗略观察鞋子，你也能大概了解足部的情况。因此，检查鞋子以及让客户赤脚和穿鞋行走都属于评估的一部分，尤其是在赤足走路中并未发现问题时，应当着重关注所穿的鞋子。

虽然广告中通常宣传鞋子能让足部更加舒适并且能提供减震功能，但事实上无论是何种鞋子都会限制或妨碍足部发挥自身的缓冲功能。当然，这并不是说鞋子都是有害的，它们还是具有很多功能的，尤其对某些存在问题的足部来说是有帮助的。所以很多事情并非非黑即白——要么好处多多，要么一无是处，你应当结合具体情况并且在了解其效果和原理的前提下去评价。

▪ 运动幅度

根据我的个人经验，当患者在实际动作中所展示出的运动幅度与专门测试一个关节活动范围得出的结果不一致时，很多治疗师会感到困惑。所以我觉得有必要把长运动链和短运动链的动作区分开来，各种日常动作属于长运动链的复杂动作，需要很多关节和不同组织参与，而且很重要的一点是，运动链上的各部分都应做出其应有贡献。在评估的时候，仅观察一个长运动链动作无法确认究竟是哪一个具体部分出了问题，只有详细排查具体区域才能得出结论。

在所有的长运动链动作中，涉及的每一关节都得贡献相应的运动幅度，这样才能让身体从出发位置运动至动作目标位置。让手到达某个位置、用脚踢某一物体、从肩膀上看过去，这些动作中通常至少有一只脚会保持在地面上，因此这一侧足部的组织会对身体整体的运动幅度产生影响。

我通常会让客户做这个练习，即赤脚站在中立位，然后向右侧转体，幅度尽可能大，就如之前章节中介绍的那样。不过这次要留意的是，转体的幅度以及动作对足部的影响。如果转向右侧，那么左侧足部应该会旋前，右侧足部则会旋后。如果没发生这些运动，确认骨盆是否一同转向右侧了，如果骨盆确实向右侧旋转了，通常你会体会到下列评估中的有趣现象。

现在，重复这一练习，并保持左侧足部不旋前（能做到的话）。

这种情况下，旋转的幅度还和之前一样大吗？

如果仍然想要达到之前的幅度，你能否做到呢？

在这一过程中你感觉到了什么，有没有留意到哪个特定位置或者哪里产生了应变，又或者哪里出现不适感？

在第一次练习中，当足部不被刻意限制时其会参与到整个运动幅度中。如果你能再次尝试这一练习，也许能更好地感受到身体其余部位的动力链。事实上，从足部到头的几乎所有关节都会对整体的运动范围做出一定贡献。如果移除其中某一环节的运动（某一复杂的多关节动作中），例如左侧足部的旋前，那么整个动作的幅度便会减小。但是，通过让其他部位（往往是出现症状的位置）再多增加一些运动幅度，我们能够代偿足部活动度的损失。

在分析人体动作时，将其细分为动作幅度和运动幅度（译者注：也称为活动度）会很有帮助。我们日常所做的各种活动，如走路、打扫房间、做饭或进行体育运动，都需要长运动链来贡献动作幅度。我们会让手、鼻子、嘴巴或足部从某一位置运动至另一位置，来达到动作目标。但我们通常只关心动作能否完成，而不会在意这些动作是如何完成的。实际上，想要达到足够的动作幅度，每一部分都应当贡献出各自的运动幅度才行。

在实践中我观察到这样一个趋势，即很多治疗师仅会检查有症状或表现出病理的部位所包含关节的运动范围。然而，就像我们刚才在练习中看到的，限制足部旋前之后为了代偿而产生更多应变的部位并非问题根源所在，它们只是想要贡献更多的运动范围而已。因此，我们应当清楚一条动力链上包含的各部分的运动范围。因为很多动作中的足部固定在地面上，所以足部自身的运动幅度会对整体的动作幅度产生重要影响。足部诸多关节产生的运动不仅能发挥缓冲作用，也同样会参与贡献足部总体的动作幅度。

人体发生一系列的适应都有利于增大步长，尤其是在脚趾、脚跟、脊柱和骨盆位置的改变。在行走中，这些部位的运动幅度会相互影响。脚趾的伸展如果受限，要么会使步长减小，要么会引起足部旋转以代偿矢状面内的运动幅度不足。脚趾伸展受限还会改变传导至膝关节和髋关节的力的大小和方向，从而降低行走的效率。

评估疼痛的部位还是效率降低的部位

很重要的一点是，不要陷入生物力学决定论的陷阱中——坚信当患者某处存在力学上的缺陷，就一定会导致疼痛或功能紊乱。第3章和第5章已经探讨过，人体组织会因重复出现的应力而产生适应。无论是通过沃尔夫定律（适用于骨骼）还是通过大卫定律（适用于软组织），患者的身体组织完全有可能适应个体的独特差异。

评估应当聚焦于找出客户的身体不适背后是否有相关的生物力学因素，以及是否有某些部位表现出的效率比其应有的程度更低。然后我们便可把精力主要放在有针对性地提升动作效率上，这样做既可确保所做的处理不超出职业范畴，也能在提升动作效率的过程中让情绪和心理得到放松。

蹈趾、踝、膝和髋关节的运动幅度相互关联，如果一处活动受限便会影响到其他部位。运动幅度的减少会降低身体动量使组织产生应变的程度，进而导致肌肉的工作量增加（Sawicki et al., 2009; Whittington et al., 2008; Silder et al., 2007）。你自己也可以走一小段路来体会刻意限制脚趾伸展或踝关节伸展幅度所带来的代偿，最可能出现的代偿后果便是骨盆和髋关节周围的肌肉用更多的力。

髋关节也会影响足部。如果髋关节的活动受限，则会改变足部的力学。比如，髋关节伸展受限会改变走路时踝关节伸展和脚趾伸展的幅度。

■ 坚固的杠杆

之前两章中已经提到过，足部形成坚固杠杆的机制之一是脚趾伸展。如果没能充分伸展脚趾，那么内部与外部组织的刚性便会降低，从而使足部的整体刚性不足。

第3章中讲过，股骨通过其周围的肌肉提升张力来稳固自身，以此支持膝关节与髋关节间的运动。如果骨骼在受力较大时产生过大的弯曲，那么稳定性自然是不足的。另外，如果股骨过于坚硬且不能产生任何形变，那么在面对弯曲力时会变得脆弱易断。所以身体一直在探寻最佳的平衡，让骨骼在安全边界[1]内具有一定的活动度，但是当受力增加时能通过肌肉的平衡作用来保持稳定。

想象一下，如果股骨是由多块小骨骼而非一整块长骨组成，那么稳定这些骨骼将会多么

---

1 股骨的安全边界的意思是，它实际能够弯曲的程度会比日常受力时更高。人体平衡过程的一部分便是让身体在能完成目标的前提下尽可能节约材料，但同时又留有一定余地。

困难。但是，关节数量更多通常也能增加运动可能进行的方向以及活动度，只不过灵活性的提升往往会以稳定和效率降低为代价。然而，我们的足部通过进化能够满足这些彼此冲突的需求，并找到同时拥有较高水平的灵活适应能力以及在脚趾离地推进阶段保持稳定的解决方法。

能帮助足部骨骼聚拢成为一体的有3种机制。第一个机制是形成骨骼间的形闭合，就像第4章中讲到的那样。包裹在距骨上方的胫骨与腓骨的外踝和内踝在踝关节处产生了耦合运动机制，使小腿的旋转能传导到距骨。距骨的外旋带动足部前方的骨骼，使其相互锁定并提升了半穹顶形。达到这一形闭合的关键之一便是站立腿的外旋，通常可由另一侧向前摆动的腿带动产生。如果你想解决某一侧足部的生物力学问题，那么你可以关注一下另一侧腿部的足踝、膝和髋关节，看看它们向前的摆动是否

人类例外论

尽管有关足部奇妙的适应能力有太多可讲的内容，但事实上人类的足部并没有比其他动物的更加特殊。你能否想象把人类的手和足部安装到斑马的四肢后，它在近乎垂直的悬崖边腾跃或是在溪流两侧跳跃时会是怎样一种情景吗？其实每种哺乳动物的足部都针对其所在的"生态"发生了特殊适应，肉食动物进化出了更大且灵活的爪子，善于跑跳的山羊需要修长纤细且稳定的蹄子，而摇荡在树林中的狐猴则要依靠更加前伸的脚趾和能够做对掌运动的蹬趾。是人类例外论的倾向使我们误以为自己兼备灵活与稳定的足部相比于其他动物更加先进。

足以带动站立腿外旋。

第二个机制是由足踝外部软组织产生的力闭合效应。走路时，站立腿的踝背屈能够拉紧所有跖屈肌。第5章中讲到过，这些跨过踝关节后方的肌腱能够将各块骨骼拉到一起，并将足部带动至旋后的闭锁位。而足旋后运动主要由跨过距下关节内侧的肌肉产生，其中重要的肌肉包括比目鱼肌、胫骨后肌和蹬长屈肌。比目鱼肌附着在跟骨背侧靠内的位置，胫骨后肌附着在中足所有的骨骼，而蹬长屈肌则跨过内侧足纵弓并附着在蹬趾。这3块肌肉能使后足、中足和前足成为一体并为诸多关节提供稳定。

第三个能够支持足旋后的机制是内部小肌群。第6章探讨了这些短小的肌肉以及它们如何利用各种筋膜连结来使其胶原纤维组织预先拉紧。在脚跟抬起后足部进入脚趾伸展阶段时，内部小肌群便承担起让足部成为坚固杠杆的任务。比目鱼肌和腓肠肌能拉紧足底筋膜，以此支持内部小肌群（见图7.6）。站立期时足部轻微地散开也能辅助支持内部小肌群，因为骨骼间的分散以及脚趾伸展能预先拉紧包围在小肌群之外的足底筋膜。尽管小肌群较为短小，但是其所处位置以及预先拉紧的机制能够在脚趾摇杆阶段有效稳定足部。

不管患者有何种损伤或不舒服，都应当仔细评估这3类机制，尤其是遇到没有明确起因或逐渐产生的症状时。

1. 骨骼能进行足够程度的旋转吗？
2. 踝背屈的程度是否足以拉紧跖屈肌群？
3. 足部小肌群能否产生足部程度的预先拉紧？其肌肉力量是否足够？

理想的脚趾离地位置能使上文提到的组织储存弹性势能，并使跖屈肌和脚趾屈肌在足部离地并向前摆动时利用到这部分多余能量。脚

趾离地阶段的运动就类似投石车发射前的位置，动作中储存的弹性势能能用于腿部之后的前摆运动。然而，许多其他关节必须协调运动以进行这一过程，因为膝关节和髋关节都能影响足部。

只有各关节的排列正确且具有足够的运动幅度，足部才能承受理想的负荷并释放弹性势能。在第7章中我们看到，人类的足底筋膜排列方向非常贴近矢状面，而其他灵长类动物足底的力学传导则偏向内侧或外侧。在脚趾离地的最终阶段，第一、第二跖趾关节伸展的方向应当与膝关节和髋关节排列一致朝向前方。

这里有一个实验能展示在脚趾离地阶段，如果足部向外旋转会对髋关节造成什么影响。你可以尝试向前迈出弓箭步，当两脚平行朝前时，应当能感觉到后侧腿的小腿后方和髋前方有拉伸感。在这个姿势下将后侧腿的足部转向外，你会感觉到小腿后方的拉伸感减弱，而髋关节处的拉伸感更多转移到了大腿内侧。

相比于内侧，髋前方的组织更善于应对高应力。不过，髋关节产生应变的位置会受足部作为稳定支点的第一和第二跖趾关节处的排列所影响。尽管第二跖骨通常比第一跖骨更长，但是大多数情况下，第一跖趾关节下方存在的两块籽骨能够弥补这一长度差异。当然，在某些情况下，功能或结构上的差异会影响人体沿踇趾关节的力学传导方向，例如跖骨结构上长度的差异、足部旋后或旋前位置引发的功能上的区别或者第一跖列稳定不足等。

■ 推进与力量输出

进化过程中踇趾的对掌和抓握功能被保留，这意味着第一跖列相比第三和第四跖列稳定性更低。第一跖列的关节和韧带所提供的支持都比不上第二跖列，因而需要周围肌肉额外产生力闭合效应。稳定第一跖骨的主要肌肉为腓骨长肌，它同时也可使第一跖骨跖屈并以此增加跖趾关节处的背屈幅度。但是，由于腓骨长肌跨过踝关节的背侧，走路时需要产生足够的踝背屈才能拉紧其肌纤维，这也体现了运动幅度、力量输出与稳定性之间相互依存的关系。

抬起脚跟，以前足的跖骨头支撑时，足部不仅要稳定自身，还得正常发挥其他作用，例如减速和缓冲。跳跃、落地和跑步等动作会让足部承受数倍于体重的冲击，多数情况下足部会进入背屈位，以此来募集外部肌群。但也有不少动作要求足部在中立位保持稳定和产生力量，此时就更多依靠关节和局部小肌群来确保足部在兼具稳定与灵活的前提下发挥力量，因为强大的踝跖屈肌群在中立位无法充分地参与发力。

提升力量输出的常用策略是利用反向动作，通过让身体先朝相反方向移动来预先拉紧目标组织并储存弹性势能，接下来在另一方向的动作中利用这些能量以发挥更大的力量。例如，要提升跖屈肌群的力量输出可以先做背屈的反向动作，要提升内部小肌群的力量输出则可利用足部骨骼间的分散和脚趾背屈。

让足部轻微散开以及脚趾做背屈运动能提升相关筋膜组织的刚性并增加足部腔室的压力。组织刚性通常来说是个中性特征，如果能通过动作幅度与肌肉张力来恰当利用这一特征，便能使力量输出最大化。不过，关节活动范围、肌肉力量以及组织刚性之间也存在着相互作用：关节的活动范围必须足够大才能让组织吸收负荷；肌肉必须足够强壮才能控制反向动作并重新产生另一方向的运动；筋膜组织必须足够强韧才能承受相关的力。其中任何一方面如果不足，便会影响整个系统的功能或者让其他部位承担更大的负荷。

足够且不要过多

想达到适度的平衡并非易事，4种动力学中（缓冲、运动幅度、坚固的杠杆和力量输出）的每一个都需要身体的协调工作以及足够的力量和灵活性。这些都是能被评估和改进的方面，因此在训练方案中也都应予以重视。实际上，没有哪个练习应当被完全摒弃，也不存在面面俱到的完美练习。

但是，存在没有被正确解释或者被错误执行的练习。对此的解决方法是，弄清楚各个动作背后的原理和实施目的。这个练习对人体的要求是什么？身体需要什么？回答了这两个问题后，你便距离制定完美的个性化方案更近了一步。

找到量身定做的方案的关键是良好的评估与观察技巧。

读到现在，你应该已经清楚力学传导、解剖特征以及所讲的评估和练习背后的原理了。之前的内容解释的是"为什么"——为什么我们要做这些评估动作？为什么要做这一评估？为什么足部指着那一方向？

接下来，你将了解有关"怎么做"的内容。

评估

1.缓冲

缓冲需要足部旋前，而这一运动需要多个关节和诸多软组织协作。对行走而言，我们关心的主要问题是距下关节能否外翻，对跑步[2]和落地来说，缓冲需要足踝进行更多的背屈。有很多种方式能评估足部的旋前能力，在开始

讲如何利用主动和被动运动来评估之前，先介绍一些视觉评估方法。

（1）视觉评估

经过详细问询之后，下一步便是观察患者的足部。有关静态评估应当放在步态分析之前还是之后，文献中的说法不一。我个人认为可以灵活操作，没有固定遵守的准则。尽管步态评估十分有用，但是相应的难度也较大，所以不妨先从更容易操作的静态评估开始，移除部分变量并创造一个更可控的环境。不过，静态评估或骨科检查能够揭示的患者身上的问题相对有限，而观察其行走往往能发现更多动作中的隐藏问题。

评估的目的是后续制定有针对性的计划，不管是训练方案还是治疗手法。你应花足够的时间来弄清患者问题背后的根源，不要漏掉任何区域——多花些精力进行彻底的评估并得出可靠结论远比草草检查就急于开始实施方案要稳妥得多。

评估并不需要按照特定的顺序进行，书中介绍的顺序仅供参考，尤其是在尚未熟练的初学阶段，照着固定顺序操作是可以的。但是并未理解其含义，只是机械地照搬一本书中列举的评估次序的做法，不适合用于身体情况复杂的患者。

在任何一节治疗课中，不管是否在评估阶段，我都会监测关节和组织的功能状况以及它们在何种结构下运转。如果我看见一位患者的足弓较高，那么我知道的仅是其足部会在一个

---

2 有关哪种跑步方式是合理的仍然存在着许多争论。我个人的倾向（仅代表我个人）是，只要足部能在髋关节下方着地且与地面有相对充分的接触，以确保小腿后群能使踝关节的背屈减速，就算是良好的跑步方式了。想获取更多的信息，我推荐Benzie，2020 & Michaud，2021。

相对旋后的位置工作，有关其功能的其他信息尚不清楚。有可能旋后运动完全不受限，有可能具备一定的旋后活动度，也有可能足部是僵硬受限的。

足弓较低的足部既有可能兼具旋前和旋后的能力，也可能仅能做其中一种运动或两者均受限。视觉评估不能作为诊断，它只是了解足部的起始点，但是和步态评估相比却更容易掌握，毕竟它没有那么多令人困惑的变量。

评估中应当关注的第一点是足部旋前与旋后的程度如何？可观察的地方有很多，主要如下（见图8.1）。

- 跟骨的排列是竖直、向内侧倾斜还是向外侧倾斜？评估跟骨是因为其载距突负责维持距骨的位置，而距骨又是足旋前与旋后的关键。这一观察有时也被称为评估放松状态的跟骨

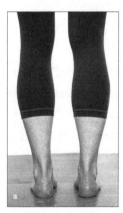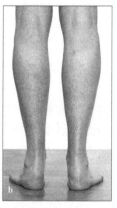

图8.1　（a）穿过跟骨后方的直线应当近乎垂直。（b）向内侧倾斜说明可能存在旋前的足部类型（如上图所示），向外侧倾斜（图中未展示）则可说明足部是旋后的类型。如果跟骨朝某一方向倾斜，那么跟腱由于上段与比目鱼肌和腓肠肌方向保持一致，通常会发生弯曲，如图（b）所示。从后方观察前足露出的程度，过度旋前的足部往往能看到更多脚趾［可在（a）和（b）间的对比中看出］。从内侧观察则更容易看到足舟骨的位置，也可利用下面介绍的足舟骨下降和足舟骨平移测试

位置，如果跟骨向内偏离垂直方向4°以上，那么就意味着有可能存在旋前的足部类型。

- 跟腱的形状是否是弯曲的？如果跟骨是向内倾斜的，通常跟腱会因上部和胫骨保持方向一致而出现弯曲。

- 从后方观察，能否看到更多脚趾？因为旋前会伴随有足部的旋转，所以相比于中立位，从后方可能看到更多脚趾。（译者注：除足旋前外，如果腿部更加外旋，同样可从后方观察到更多脚趾）

- 舟骨结节距地面的高度（后面会讲具体评估方法）。

（2）找到距下关节的中立位

找到距下关节的中立位很有用处。尽管通过刚才列举的观察点也能看出距骨的位置，但是要想准确找到距骨位置以及观察到距下关节处于中立位时足部发生的位置变化，还需要进行其他检查。

具体操作：先在内踝、外踝内侧的空隙进行触诊以找到距骨头（见图8.2），然后在固定足部的前提下让客户旋转小腿，直到距骨与腓骨、胫骨之间的空隙大小相等。如果需要外旋小腿才能找到中立位，说明足部是旋前的类型。如果要向内旋转小腿才能到达中立位，那么很可能足部原本处于旋后的位置。

（3）舟骨下降测试（navicular drop）

静态评估足部只能为接下来该检查何处提供部分线索，其结果不能直接用来说明足部的功能状况。测量足部在负重时的变化常用的一个方法，即测量足舟骨从不负重至负重状态下降的距离。

舟骨结节是非常有用的标志点，因为它既可用肉眼观察到，同时也位于内侧足纵弓的最高点（译者注：观察内侧足纵弓的高度经常用

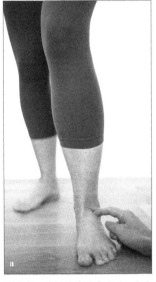 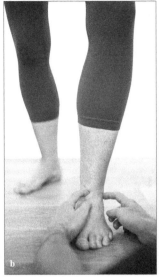 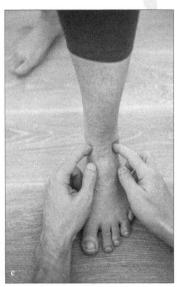

图8.2　距下关节的中立位。(a)将足部摆放至最大旋前位,以找到距骨外侧的空隙,如有必要可用笔标记。(b)将足部摆放至最大旋后位,以找到距骨内侧空隙。(c)把双手拇指和食指分别放在距骨两侧的空隙,然后让客户旋转小腿至两侧空隙大小均等

到舟骨结节,但实际上位于内侧足纵弓顶点的是距骨)。当足部旋前时,跟骨的载距突会向内侧倾斜并带动距骨一同向内,此时跟骨与足舟骨之间的缝隙会变大并使弹簧韧带产生应变,之后足舟骨会跟随距骨一起向下运动。因此,在足旋前过程中能够测量到舟骨结节的运动(见图8.3)。

- 让客户坐下或站立时将重心移至另一条腿,把足踝摆放至距骨中立位(之前已描述过),触诊并标记出舟骨结节,测出结节与地面间的距离,以此作为评估的基准点。
- 让客户站起来或者将重心移回两腿中间,再测量舟骨结节与地面之间的距离。
- 简单的方法是使用卡片或纸板,因为单张纸过于柔软,很难在准确测量时控制其位置。
- 由于骨骼能够在皮肤之下移动,所以一定要在第一次测量之后拿开纸板,待足部负重后再重复所有测量步骤。

移动距离小于5毫米可能说明足部活动是受限的,正常范围是5~9毫米,移动距离大于9毫米则表明可能存在过度旋前(Navicular Drop Test, 2020)。此外,还需考虑的因素包括体重、年龄、总体肌力和软组织健康状态。对于组织较为脆弱的年长者来说,足舟骨下降6毫米可能会导致出现问题,但是肌力更强的年轻人也许能够轻松应对。

（4）舟骨平移测试（navicular drift）

足舟骨平移测试能作为足舟骨下降测试的补充成分,便是利用纸板来测量足舟骨在负重过程中从中立位向内侧平移了多少距离(见图8.4)。

可以将足舟骨下降和足舟骨平移这两个测试的结果进行比较,正常情况下二者应该相当接近。足舟骨下降测试衡量的是足舟骨在竖直方向上的运动,而足舟骨平移测试则测量的是骨骼在水平面上的旋转运动。在这两个平面中的运动应当是平衡的。

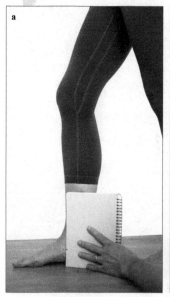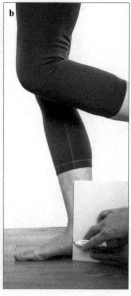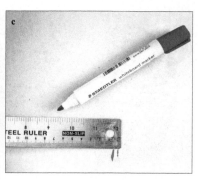

图8.3　舟骨下降测试。(a) 让客户的足部处于非负重状态并将距骨调整至中立位，将一纸板贴在足舟骨内侧并标记出舟骨结节的高度。(b) 让客户的足部负重站立，并再度测量，标出足舟骨新的位置。(c) 拿开纸板并测量前后两个标记之间的距离

这两个测试在目的上存在细微的差别，并且人们对其有效性持有不同观点。由于能测试出组织在负重缓冲时在哪个方向上运动得更多，我们通过这两个测试便可选择更合适的练习。尽管足舟骨的运动会使弹簧韧带产生应变，但由于足舟骨主要出现的运动方向不同，会有其他组织被用到。

举例来说，如果足舟骨平移测试（水平面）的结果数值比足舟骨下降测试的更大（矢状面），那么我们应当安排包含旋转运动的练习来增强控制和减速距骨内旋的能力。假如足舟骨下降测试的结果数值更大，则应考虑强化内部小肌群以及跨过载距突和足舟骨下方的肌肉（蹬长屈肌和胫骨后肌）。

评估结果表明，足部有增大的旋前趋势则意味着可能存在获得性扁平足。如果是这种情况，我们应当考虑强化胫骨后肌和其他相关的蹬屈肌，使用第9章中介绍的强化练习。如果旋前程度降低与足舟骨运动减少，则应当考虑提升灵活性的练习。

2. 运动幅度

评估关节运动幅度的方式有3种：主动、被动和辅助。这几个术语描述的是如何将关节活动至相应位置。如果客户自己完成动作，例如跟随指引"能否将脚趾从地面上抬起"，那么这一运动就是由自身肌肉产生的，因此属于主动运动。

如果客户身体的动作是由治疗师完成的，比如治疗师用自己的手指将客户的脚趾从地板上抬起来，那么这就属于被动运动。

如果客户在治疗师的协助下完成动作但同时自己也会发力，那么就属于辅助运动。

每个类型的运动都提供了不同信息。主动

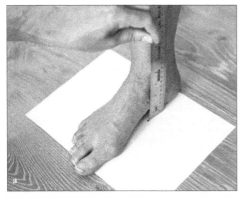

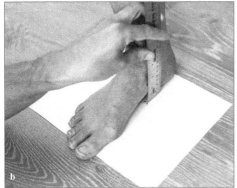

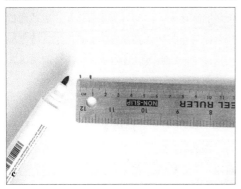

图8.4 足舟骨平移测试。(a)让客户坐下,将其足部摆放至距骨中立位。将一纸板贴在跟骨内侧。沿舟骨结节垂直向下画一条线,并标记出该直线到达纸板的位置。(b)让客户站起,在足部负重条件下重复上述测量过程,在纸板上画出足舟骨新的位置。(c)将纸板拿开,测量两个标记之间的距离

运动幅度反映了客户利用肌肉主动收缩来产生、控制和完成相应动作的能力。无法完成幅

度足够大的主动运动可能表明关节受限、肌肉薄弱或动作控制能力减弱等。如果是这样,那么有必要检查被动运动。

实施被动运动检查能移除各种与客户力量和协调能力相关的变量。评估主动运动检查的是肌肉的力量和收缩能力,而通过被动运动则能评估关节和组织允许的活动范围。

如果被动测试中表现出正常的运动幅度,但是主动测试却幅度不足,那么可以继续评估辅助运动。辅助动作能为患者和治疗师双方提供信息,因为患者的身体会接收由治疗师引导的本体感觉输入,这有利于患者重新激活该区域的动作控制能力。

检查关节运动幅度的好处并不仅限于获知关节的运动范围,由于各关节的软组织和骨骼结构特点各不相同,当关节到达其自然的活动范围极限时出现的受阻感也有差异。这种关节在运动幅度终末位置出现的阻力感被称为关节的"终末感"(end feel)。

终末感可以通过检查被动运动来评估,治疗师会将关节组织摆放至运动幅度的终末位置处。不同类型的组织在限制关节运动时会产生不同的终末感,尽管对此有不同的分类方法,但基本来讲可以区分成5种主要的终末感:骨性、弹性、结实、柔软和空无。

- **骨性终末感**产生于两块或更多骨骼在运动幅度末端相互接触时,这种感觉可被描述为清晰、坚硬、绝对。例如,膝关节和肘关节伸展以及距下关节外翻产生的终末感便属于此类。(译者注:通常物理治疗将膝关节伸展归入结实的终末感一类,而非骨性终末感,因为限制运动幅度的为韧带。)

- **弹性终末感**通常代表肌腱组织被牵拉至运动范围终末,表现为有弹力、弹性的感觉。具

有正常弹性终末感的动作包括腕关节伸展、肩关节复合体的水平外展、踝关节背屈和脚趾伸展。

- 结实的终末感出现于韧带或关节囊这类被动软组织被牵拉至运动幅度极限时。腕关节的桡偏和尺偏以及距下关节内翻产生的终末感便属于此类。结实的终末感与骨性终末感具有相似的"清晰"的感觉，因而有时难以区分。但是二者间的细微差别经过学习是能区别的，可以比较肘关节伸展（骨性）和距下关节内翻（结实）的终末感。

- 柔软的终末感意味着关节运动幅度的极限由于其他组织的阻挡未能达到。例如肘关节以及膝关节屈曲，在两种情况中手臂的肱二头肌以及小腿后侧的肌肉会在动作中挤压在一起，从而使关节无法到达最大的运动幅度。

- 空无的终末感通常是不好的现象，它意味着并没有实际结构限制关节的运动。空无的终末感常见于韧带断裂，尤其是膝关节的十字韧带损伤，属于关节内部支持结构撕裂或断裂的诊断指标之一。（译者注：出现空无的终末感是因为存在结构损伤时，身体为了避免疼痛而产生肌肉的保护性痉挛，所以在关节到达实际运动幅度终末之前便会受阻。）

正常情况下每个关节都具有天然的限制因素，如软组织、骨骼、韧带或组织相互靠近，所以出现不同的终末感意味着关节发生了某种类型的改变。举例来说，如果一个关节本应具有骨性或结实的终末感，但是触诊后却发现是弹性的终末感，那么很可能关节相关的软组织出于某种原因变得张力过高了。如果关节终末感原本应该是弹性的，但是评估的结果却是骨骼相互靠近产生的结实的终末感，则很可能意味着软组织的结构已被破坏并且关节发生了骨性改变。

对大多数读者来说，除了正常的软组织终末感之外的其他异常类型也许都超出了实践所及的范围。如果出现异常情况，应当将患者转介至专业人士并接受全面的评估。异常的骨性、结实、柔软或空无的终末感可能意味着存在关节病变、软组织撕裂、炎症或其他关节结构损伤。每种异常现象都应当在专业指导下进行干预。

如果未出现疼痛、肿胀或者任何损伤，而是仅有异常的弹性终末感，那么可以利用适当的关节松动术与拉伸来改善。

（1）踝关节背屈

在各类跳跃的落地阶段中，胫骨在距骨上向前运动是缓冲中的重要一环。当踝关节运动至背屈位时，外部肌群会被拉紧并且募集到强壮的比目鱼肌和跟腱。尽管踝背屈肌的幅度并不大（膝关节伸直时大约10°，屈膝时大约20°），但是它在诸多方面都具有重要作用，包括通过拉紧比目鱼肌和背侧深层腔室肌肉来支持足旋后运动、上抬脚跟以及使更宽的距骨前部进入内外踝之间来为使足部更稳定。

在行走中，当胫骨与腓骨沿距骨上方（距骨滑车/穹顶形）向前运动时，它们也会被另外一侧前摆的腿带动并产生外旋。在前足摇杆阶段，内外踝和更宽的距骨之间会吻合得更好，跖屈肌也会被拉紧，这有利于足踝的形闭合与力闭合。

踝关节背屈幅度很容易通过弓箭步姿势测试出来，操作时需要让被测试的一侧腿在后且将膝关节伸直（见图8.5）。治疗师通常会让客户面对墙壁并用手支撑，以此提高身体的稳定性。

当前侧腿的膝关节屈曲时，被评估的后侧腿的踝关节应当发生10°~15°的背屈。

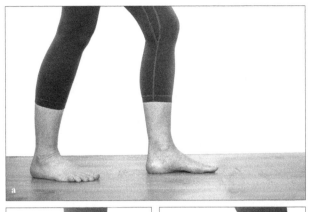

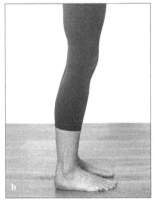 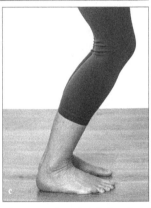

图8.5　踝关节背屈。(a)客户呈弓箭步姿势，前腿距墙大约0.5米以辅助平衡。客户缓慢地弯曲前侧膝关节，同时治疗师引导客户在保持距下关节中立的前提下进行相应的足踝运动，或者向客户发出口令，让其胫骨结节朝第二跖骨的方向移动。可以利用关节量角器、粗略的视觉判断或者姿势评估的App来测量踝背屈角度（大约10°）。注意后侧足部应当指向正前方，并与前侧足部平行——出现图中所示的轻微外旋意味着可能有来自跖屈肌的限制因素。(b)客户回到中立位站姿，然后屈曲膝关节，(c)让腿部朝着第二跖骨的方向移动。屈膝会减少对腓肠肌的牵拉，因而使踝背屈角度增加至大约20°

通过该评估，我们还能了解膝关节与髋关节伸展的运动范围以及后足的稳定性，客户的膝关节应当有能力完全伸直且髋关节能达到10°~15°的伸展幅度。这两个关节中的任何一个活动受限，都会改变步态中组织的受力方式并降低动作效率[3]。

当客户进行测试时，治疗师可以评估其足部是否有能力保持距下关节的中立位。如果踝背屈受限，那么距下关节或者跗中关节通常会代偿，以提供更多矢状面内的运动幅度。如果距下关节参与了代偿，那么由于距骨与跟骨之间存在的偏距，足部通常发生旋前运动。在跗中关节产生背屈则导致该区域结构垮塌。这些适应改变都会使跨过相应关节的被动组织承受更大的应力[4]。

如果后侧腿的膝关节伸直，那么腓肠肌会

3 更多详细信息请阅读《天生就会跑》。

4 更多详细信息请阅读《天生就会跑》。

被更多地拉长，这也是评估中的步骤之一。如果此时测试是阳性的（即踝背屈表现为受限），我们并不知道跖屈肌中的哪块是限制因素，因为有可能是后侧腔室3块肌肉中的任意组合。让后侧腿膝关节屈曲，然后再重复检查踝背屈，便能排除跨双关节的腓肠肌。

如果此时测试结果是阴性的（即踝背屈不再受限），那么我们便可确定腓肠肌应该是被拉伸的肌肉。如果膝关节屈曲之后测试结果没有改变，那么意味着腓肠肌不太可能是限制因素，我们应该把拉伸放松的重心更多放在其他跖屈肌上，并在屈膝位下进行。

此外，该测试可以让客户坐在或躺在治疗床上，由治疗师来操作，这种方法也被称作Silfverskiöld测试——根据发明它的瑞典外科医生来命名的。具体操作：客户屈曲膝关节，治疗师握住其足部并将踝关节被动摆放至背屈位，然而再让客户伸直膝关节并重新操作。利用这一测试虽然能获取有关客户足部总体功能的信息，但是研究发现，该测试的可靠性较低。

（2）距下关节内翻/外翻

重温一点——踝关节发生的跖屈和背屈运动指的是胫骨（以及参与程度较低的腓骨）和距骨之间的位置关系改变。距下关节的运动则是距骨与跟骨之间沿关节轴线所做的内翻与外翻。虽然距下关节产生的运动跨过了3个解剖平面，但是在矢状面中的运动幅度是最小的（当踝背屈受限时可参与代偿，以贡献一定运动幅度），在冠状面的运动幅度是最大的。

在行走时的脚跟触地阶段，跟骨会产生向内侧的倾斜（外翻），之后距下关节又能重新回到中立位，帮助足部在旋后运动中锁定。虽然在长运动链动作中我们能观察到距下关节的运动，但是通过单独评估能更好地测试出它在

冠状面的运动幅度。让客户仰卧，屈膝大约135°（见图8.6），治疗师环握客户的跟骨并将其向内侧（外翻）和外侧（内翻）倾斜。之前描述过关节终末感，其中距下关节内翻应当具有结实的韧带性限制感，外翻则应表现出坚固的骨性终末感，因为跟骨会与外踝相互接触。尽管足外翻是旋前复合运动中必要的一部分，但是其幅度却只有内翻的一半，部分原因可能是外踝比内踝的位置更靠下方造成的骨性限制（Yates, 2012）。

（3）脚趾伸展

脚趾伸展对形成站立期最后的关键位置至关重要，能为足部、膝关节和髋关节在后续的腿部前摆过程中释放能量做好准备。第一跖趾关节是最常出问题的部位，如果在此处未能达到足够的伸展幅度，便会影响整个动力链上的其他部分，包括力线和能量利用方面。

视觉评估通常能发现拇趾关节受限的一些线索，例如拇趾位置更加内收、远端趾节指向身体外侧或拇趾外侧出现茧子（见图8.7）。拇囊炎通常与拇趾伸展受限相关，两者相互影响。如果脚趾伸展幅度减小，那么足部可能会以外旋的方式来代偿，这会改变跖趾关节处的受力。如果产生拇囊炎且拇趾更内收，那么跖趾关节的结构完整性便会受到影响并且伸展幅度会受限。

练习或行走中出现脚趾伸展幅度的减小是很容易发现的，因为它可导致脚跟提起时足部旋向外侧，或者足部被髋关节肌群上提以避免其在脚趾关节上"滚"过。第一跖趾关节会承受较大的应力且很容易出现问题，但同时它也和动力链上的其他关节有着密切的关系。因此，检查脚趾伸展的被动运动幅度（见图8.8）应当是患者评估中必要的一环。

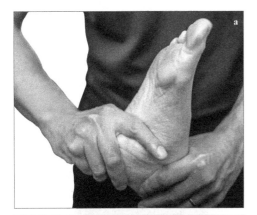

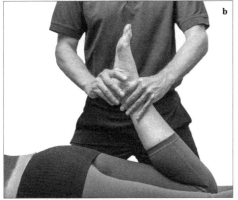

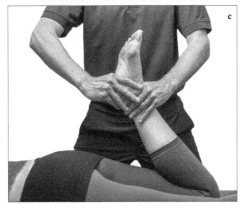

图8.6 距下关节外翻/内翻。（a）评估距下关节在冠状面内运动的方式之一是让客户仰卧，屈膝135°。（b）治疗师环握跟骨并将其向内倾斜至足外翻位，正常范围大致为10°。（c）向外倾斜跟骨可评估距下关节内翻，正常幅度大约为20°

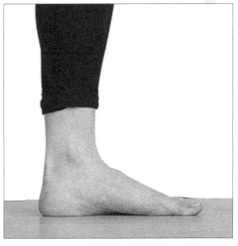

图8.7 第一跖趾关节伸展受限通常会伴随出现一定程度的踇外翻。如果跖趾关节的伸展幅度不足，那么趾间关节便可能发生更多伸展运动。我们能观察到近端和远端趾因为代偿而出现错误的脚趾伸展（处于伸展位），也就是说，伸展运动产生于错误的关节。第一跖趾关节受限还可能会使足部沿内侧进行"滚动"，这将导致该区域的皮肤承受更多应力，从而生长出茧子来保护自身

从功能角度来说，跖趾关节跖屈的重要性更低，而且很少受到影响。但是为了全面评估，也可以检查一下第一跖趾关节的跖屈幅度，正常范围大致是20°。

遇到脚趾伸展受限的情况时，也许很多人会想要立即实施脚趾伸展的练习与拉伸。但是请大家切记，在着手处理之前应当排除关节与骨骼上的结构性问题。运动幅度受限也可能由关节周围的骨质增生引起，这种情况就不适合实施改善脚趾伸展的松动技术。如果骨疣（见图4.40d）已经在关节周边出现，那么强迫关节伸展只会进一步刺激异常的骨骼生长。

有一个简单易行的被动运动幅度测试能帮我们筛查脚趾伸展练习是否适合客户。让客户

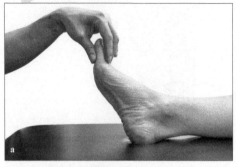

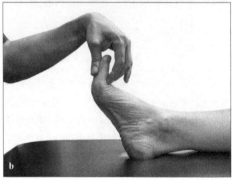

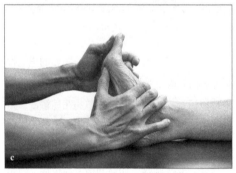

图8.8　被动脚趾伸展测试。（a）客户的足部处于非负重条件下，治疗师用食指和拇指握住跗趾近端趾节并将其向上拉至伸展位。（b）跗趾关节应当达到55°~65°的被动伸展幅度，如果运动受限，可以通过终末感提供的信息来找出受限的原因。（c）在被动测试中，达到充分的伸展幅度时往往伴随着第一跖骨的跖屈，因而有必要检查客户的功能运动幅度

保持放松，然后用手将其跗趾关节被动拉到伸展位，在此过程中去评估终末感——如果幅度受限且为骨性终末感，就不要制定包含拉伸和放松的治疗方案；如果运动受限但是终末感

是有弹性的，那么实施练习和拉伸没有问题。

第一跗趾关节理想的伸展幅度是55°~65°，在进行上述被动评估时会发现很多人似乎能达到这一幅度，但这有可能是由第一跖骨下降（见图8.8a和c）引起的错误结果。尽管被动测试不能模拟走路时真实的关节力学，但它仍能帮助我们获取与骨骼关节相关的重要信息。

功能性测试操作也很简便。让客户站立，需测试的一侧足部在前且膝关节屈曲（见图8.9）。前侧足部应当承担部分体重，客户在测试过程中可以手扶椅子或墙壁来维持平衡。接下来，治疗师把拇指或食指放到客户的远节趾骨下方，并将其拉向上方至伸展位。

在站立位测试脚趾伸展的方式被称为Jack或Hubscher测试，通过测试能得出几种不同结果。把食指或拇指放到远端趾节之下来测试趾间关节伸展情况时，即使有运动幅度也会是很轻微的（见图8.10）。被动伸展跗趾关节时，脚趾长、短屈肌和足底筋膜会被拉紧，从而产生能够辅助足旋后的绞盘机制。

治疗师通过测试能获知跗趾关节和趾间关节是否结构完好，感受到伸展时出现的阻力大小、关节终末感的类型以及绞盘机制产生的时机。

3. 形成排列良好的坚固杠杆

外八字步态或者脚趾离地时支撑推进力不足说明足部未能旋后。之前测试所关注的各个幅度都与促进足部旋后相关，如果某个运动幅度受限就会影响诸多组织的刚性，包括足底筋膜、后侧浅层和深层腔室肌群、内部小肌群。在脚趾摇杆阶段，足部各关节和组织的排列必须贴近矢状面，以使其充分发挥各自的支持作用并为脚趾离地时释放能量提供稳定的支点。

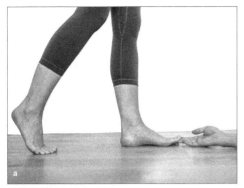

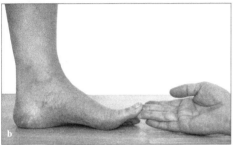

图8.9 Jack（或Hubscher）测试。在负重与非负重条件下评估第一趾趾关节，通过未负重的被动测试可发现蹬趾僵硬受限的病理状况，即骨性改变已经发生且伸展幅度严重减小。如果非负重情况下测试处的被动运动幅度正常，说明可能存在功能性受限，接下来便可在站立位继续评估。Jack测试中伸展幅度减小表明蹬趾存在功能受限，适合实施练习与拉伸。（a）让客户站立，要测试的一侧足部位于身体前方。若有必要，客户可手扶支撑物来维持平衡。（b）治疗师将一根手指或拇指放到客户远端趾节下方，并向上方拉至背屈位。跖趾关节伸展达到正常的55°~65°才能利用绞盘机制上提内侧足纵弓。穿高跟鞋的人甚至需要跖趾关节伸展90°。测试远端趾节能发现在趾间关节处是否存在代偿性的伸展（见图8.7）

脚趾伸展受限会导致外八字步态，但也存在其他成因，因此需要全面评估。人类距骨头形成的弧线与其他灵长类动物的不同，且更有利于人体朝正前方行进的走路方式，如图4.36所示。不过，在不同个体中也会存在跖骨长度的差异。平均来说，第二跖骨会比第一跖骨更

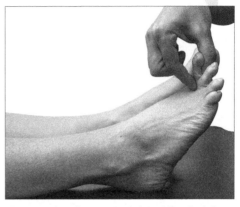

图8.10 其他脚趾运动幅度受限的情况相对少见，但同样需要评估以排查异常。远端趾间关节应当达到60°跖屈且无背屈幅度，近端趾间关节应达到35°跖屈和30°背屈。操作时用拇指和食指捏住各脚趾来独立评估相应的关节

长，第二至第五跖骨长度依次递减。

（1）莫顿足

第一和第二跖骨长度间的关系最为重要，因为第一、第二跖骨头是在脚趾摇杆阶段与地面最后的两个接触点。如果二者中的一个较另一个更长，便可能导致足部在脚趾伸展时发生自身的扭转（见图8.11）。下面会讲到，足底茧子的分布规律可用来辅助检查这两个跖趾关节的相对位置，因为骨骼长度上的不平衡会导致皮肤受压不均衡。

莫顿于1935年首次正式记载了跖骨长度差异引发的后果，并在他的两本书中颇费笔墨地介绍了莫顿足的机制与评估方法。其他资料将第二脚趾更长的足部称为莫顿足，但这偏离了莫顿著作表达的本意。第二脚趾更长与第二跖骨更长在对步态力学的影响上无法相提并论，莫顿足的定义重要的是跖趾关节所在的位置，与脚趾的长度没有关系。

不过，第二脚趾更长对买鞋来说可能是个问题。大多数人试鞋码的时候都关注蹬趾到鞋

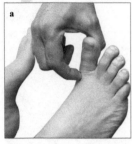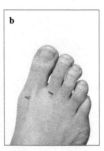

图8.11 要检查是否存在莫顿足，需要让客户放松足部，以检查第一、第二跖骨长度差异的相关表现，接下来，（a）背屈关节以找到跖骨头的位置。通常两块骨骼长度会存在1~2毫米的差异，并且第一跖骨稍短的长度会被关节下方的两块籽骨弥补。这两块表面的小骨骼能为第一跖骨头提供止点。（b）图为莫顿足。缓解相关功能紊乱的保守治疗方法是所谓的"莫顿伸展垫"，通常会由足部治疗师定制。也就是说，在第一跖趾关节下方放置小的垫片以轻微增加第一跖骨的伸展，以此弥补第一跖骨长度上的不足，让相邻关节间在力学上更为均衡

子前缘的距离，很少去检查第二脚趾前方是否还有足够空间。长期穿不合适的鞋子会使远端脚趾受力异常，尤其是在下坡这类情况中，足部会在鞋子前方受到挤压，这可能导致第二脚趾的关节变形。解决方法并不难——买鞋时确保第二脚趾前方的空间合适即可。

（2）第一跖列的灵活性

在前一章中讲过，第一、第二跖列间的跖骨深横韧带固定效果与其他跖列不同。第一跖列更容易出现不稳和过度灵活的现象，以及出现和莫顿足相似的症状，这两个问题常常同时出现。

各跖趾关节彼此之间的灵活性存在一定规律，这可以通过固定相邻关节并前后移动其中一个来评估。第五与第四跖趾关节之间的灵活性较高，第四和第三跖趾关节之间会更低，第三与第二跖趾关节之间最低，第一与第二跖趾

关节之间最高，不过活动范围相差只有几度。只有触诊过许多人的足部之后，才能熟知正常足部所具备的大致灵活性是怎样的感觉，并能够区分正常的跖列与过度灵活的跖列。在此之前建议大家还是按图8.11和图8.12介绍的测试那样按部就班地评估，以获得准确结果。

（3）茧子的形成

足部经过几百万年的进化才拥有了如今高效的力学传导能力，它通过在软组织和关节排列等方面产生的诸多适应使得人体能完成各种不同的运动。就像本书中一贯强调的那样，身体会适应其受力，所以当受力异常时，足部便会启动防御机制。第一道，也是最常见的防御便是形成茧子——当皮肤受到更大应力时产生的硬化（见图8.13）。

在经常穿的鞋子上也能观察到类似的规律。看上去，专家在分析磨损规律时就像在品鉴茶叶一样，但实际上磨损规律背后是有其逻辑和道理的。莫顿足相关的茧子是很容易解释的，因为第二跖骨比第一跖骨更长，所以脚趾摇杆阶段中第二跖骨头下方会承受更大的力。如果足部还是沿直线朝前"滚动"，那么茧子会形成一列；如果足部发生旋转，那么便会形成圆圈形的茧子。

跗趾侧面容易出现挤压型茧子，其通常位于趾间关节缝处且和脚趾伸展受限相关。如果足部因脚趾伸展受限没有发生朝前方的"滚动"，而是经由脚趾侧面"滚动"，便会造成该处皮肤的挤压。

通过茧子，我们能判断走路时力是如何反复通过足部的，因为皮肤总是会适应受力模式。尽管我们无法仅通过茧子确定问题背后的确切原因，但至少能知道力作用的位置。

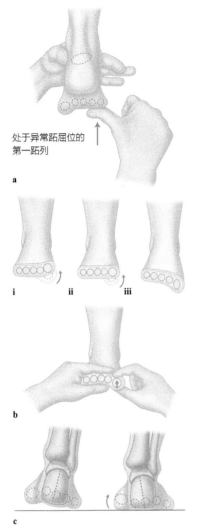

处于异常跖屈位的
第一跖列

a

i　　ii　　iii

b

c

图8.12 第一跖列的灵活性。（a）如果足部处于中立位，但第一跖列比其他跖列位置更靠下，那么就有必要检查其灵活性。（b）如果存在过度灵活现象且上抬至高于其他跖列（i~iii），便可能引起第一跖列不稳并导致足旋前。如果非常僵硬，那么导致的后果刚好相反（c），足部会被迫倾斜向外侧并进入旋后位。如果处于部分受限的半灵活状态，即第一跖列被抬高至与其他跖列同一水平位，那么冲击力会被传导至第一跖骨下方的籽骨，过度受力引发的炎症可能导致跛行等步态代偿。相关的解决方法包括处理腓骨长肌以及关节松动手法（如果关节存在受限）（修改自Michaud，2011）

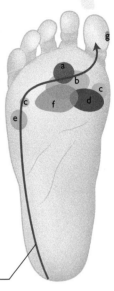

a：第二跖骨头下方（线状或圆圈状）——表明可能存在莫顿足
b：跨过整个前足——检查是否存在第一跖列过度灵活
c：第一和第五跖骨头下方——检查是否存在僵硬受限和/或处于跖屈位的第一跖列
d：第一和第二跖骨头下方——检查是否存在第一跖列部分受限
e：第五跖骨头下方——检查是否有第五跖列跖屈
f：跨过整个前足——检查是否有踮脚走路的习惯、踝背屈受限或跖屈肌紧张
g：踇趾外侧缘（挤压型茧子）——检查是否存在踇趾伸展受限

站立期压力在足底的移动轨迹（从脚跟着地至脚趾离地）

图8.13 茧子的形成。（a）莫顿足会导致第二跖骨头下方形成线状或圆圈状的茧子。（b）第一跖列不稳会使第二跖骨头或整个前足承受更大的应力。脚趾伸展幅度受限可导致踇趾外侧形成挤压型茧子（见图8.7）。（c）第一和第五跖骨头下方出现茧子说明第一跖骨处于僵硬受限的跖屈位。（d）前足和第一跖骨头下方形成的茧子可由第一跖列部分受限引起。（e）处于跖屈位的第五跖列可导致第五跖骨头下方形成茧子。（f）踮脚走路或跖屈肌过度紧张可使整个前足受到更大的压力。（g）若长期伸展受限，踇趾外侧缘会因挤压形成茧子

4. 推进与力量输出

在人体的运动中，骨骼、筋膜和肌肉系统会发生相互作用并且对各种力做出反应，神经系统则会协调各个过程。脚趾离地期间足部若想形成坚固的杠杆，则需要借助这些系统间的协作。

如果韧带和关节能够确保行走方向主要位于矢状面，那么足部便能经由第一和第二跖骨头"滚动"并形成所谓的"高档位"脚趾离地，使足部所有的屈肌筋膜、膝关节和髋关节都能被充分调用以产生向前的推进力。但如果

"滚动"方向偏离至外侧距骨头，那么便会形成"低挡位"脚趾离地，利用到的肌筋膜单元会更少，并且募集效率也更低。

依次通过足部的各个摇杆能发挥多种作用，包括足部的锁定、组织的拉紧以及脚趾离地阶段的能量释放。当然，要想发挥这些作用，身体必须拥有足够的力量来在不同阶段中控制足部。站立期中会有不同的肌群参与，先是足的外部肌群，之后是内部小肌群。

一个评估总体力量和控制能力的简单方法便是让客户做双腿和单腿的提踵动作（见图8.14）。这个简单测试能评估肌肉力量和关节运动轨迹，同时也让客户获得了对自身力量的即时反馈。

在评估提踵动作中的跟骨倾斜时，别忘了第5章所讲的不同肌肉跨过距下关节的位置。位于后侧深层腔室的胫骨后肌在距下关节内侧跨过，并且能上抬载距突产生足内翻；腓骨肌群则跨过距下关节外侧并具有足外翻的作用。在脚跟抬起的过程中我们希望能观察到足内翻，因为这是胫骨后肌、蹈长屈肌和趾长屈肌强壮有力的表现。

旋转——足旋后与旋前

有一种可能情况是虽然足部具备提踵的力量，但是韧带长度却会阻碍足旋后和形成坚固杠杆。在第2章中我们看到，在足部进化到如今的半穹顶形态的过程中，其外侧长度增加了。在足旋前运动中，由于关节间隙打开和软组织参与缓冲，足部内侧会延长，而足部外侧则会缩短，尤其是跟骨和第五跖骨茎突间的距离。如果想要重新产生足内翻，那么关节、韧带和肌腱必须让足部外侧能够延长。

足部外侧受限的情况很常见，我们可以通

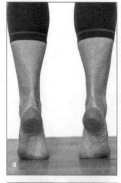
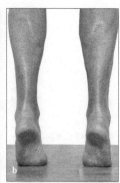
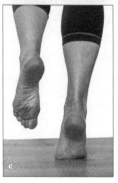
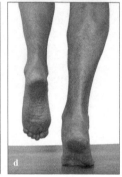

图8.14 提踵动作。要评估跖屈肌的力量，可以让客户踮起脚跟，通过前足的跖骨头来平衡与支撑身体。肌肉的相对力量可通过完成动作的重复次数来评估，前提是动作外观良好（也见第9章）。（a）从后面能观察到脚跟的倾斜方向、上抬的高度和脚趾伸展的方向。（b）在图中我们能看到，两侧脚跟都向外倾斜了，这意味着足部有能力旋后，但是同时也应当注意到，两侧足部在脚趾伸展过程中沿着第二至第五跖骨头向外侧滚动。（c）也可进行单腿提踵评估。（d）足踝感到很费力，说明跖屈肌可能是薄弱的（译者注：相比于图c中良好的动作外观，图d中出现了足外翻，并且脚跟上抬程度不足）

过一个旋转动作来评估（见图8.15）。从中立位站姿开始，向某一方向旋转身体会引起一侧足部旋前和另一侧足部旋后。因为动作是以中立位为起点的，各肌腱并未处于拉长状态，所以该动作主要测试骨骼与韧带的适应能力。

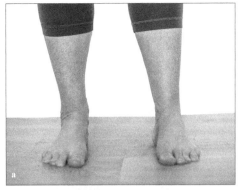
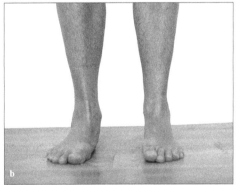

图8.15 利用旋转动作来评估足旋前与旋后。以中立位站姿为起始点，然后向左旋转身体，这一过程会引起右侧足部旋前和左侧足旋后，因为骨盆的旋转会带动左侧小腿外旋和右侧小腿内旋。之前讲过，由于内外踝与距骨之间的榫卯形态，腓骨和胫骨的运动会与距骨之间发生耦合并将运动传导至足部。通过这种方法，我们能评估出两侧足部的旋前和旋后能力，尤其应注意观察旋后一侧足部的外侧是否能打开。足底筋膜外侧带和腓骨短肌跨过了跟骨和第五跖骨茎突之间的空隙，如果这一部位活动受限，可以做第9章中的膝关节绕环练习来改善。通过比较图a和图b中的足部我们能看到，尽管两个人的右脚都能旋前，但是明显图b中的足内侧下降更多，之前提到的足舟骨下降测试能被用作评估后续练习效果的基准。在图a和图b中，左侧足的旋后使跟骨和第五跖骨茎突的间距增大并上提了内侧足纵弓。图a中的右侧足部旋前能力较差，图b中的左侧足部的旋后程度明显更高，蹬趾都离开了地面。总体来说，此处展示的两个例子中，图a中的人可能更需要改善灵活性，而图b中的人则更需要提升稳定性

总结

详细了解患者足部的状况有助于制定有针对性的治疗计划。在每次治疗开始时，我们应当弄清哪些关节是受限的、哪些适用于拉伸和放松而哪些不适合，以及哪些肌肉适合额外的强化训练。

理解评估的总体原则、熟知评估的操作方法以及了解从不同动作和关节终末感中可以获取哪些信息对于治疗师而言极为重要，这能为实践中分析组织的受限和运动轨迹异常打好坚实的基础。除了本章介绍的评估方法，大家还需要拓展学习其他内容。毕竟足部是非常复杂的部位，想要彻底理解它也许需要花费一生的时间。不过，熟练掌握原则会比死记硬背每个骨科检查的操作更有助于加深对人体实际运动的理解。

建议大家在读完本章后再回头重读至少一遍，这样做的目的并非学习评估的所有细节，而是为了理解其背后的原理，即懂得为何评估动作要以特定的方式操作以及身体组织——骨骼、韧带和肌肉——会如何反应。我们学到的知识并非什么神秘的法则，它们仅是解剖学中的常识。掌握有关解剖与功能的常识之后，进一步学习其他评估手段也会变得更加容易。

第9章

足部练习与放松方法

本章作者为露西·温特尔，她的个人介绍见第234页。

> 翅膀就像梦想一样。每次
> 起飞之前，鸟儿都会怀着坚信
> 翅膀能使其飞翔的梦想，纵身一跃，
> 飞向空中。然而，这起飞前的一跃
> 离不开坚若磐石的双足。
>
> ——J.R. 里姆（J.R. Rim）

> 很多临床医师和研究者都忽略了
> 足部小肌群，所以在康复方案中
> 也并未给予其足够的重视。人们通常
> 更倾向于借助外部支持辅具来干预
> 足部相关的问题，而非通过训练
> 足部肌群来改善其功能。
>
> ——麦肯等人（2014）

我们中有多少人曾忽视了自己的双脚？多年来，我们一直忙于训练更加紧实的臀部、塑造优美的腰部曲线和改善自己的体态，但是又有多少人关心足部，了解它在日常各种负重练习中发挥的重要作用呢？本书已经读到这里，想必大家都会同意让足部被忽略这一状况得到改变。虽然我们并不想让足部像磐石那般坚硬，但肯定还是希望它足够强壮且灵活，以应对运动中产生的各种应力与应变。

当我看到社交媒体上充斥着各种"挑战更高难度"的练习时，不禁常常自我思量："如果人们尚不能在日常简单的站立、行走和平衡这类简单任务中表现良好，那么做那些高难度的动作意义何在呢？"

平时一直注重改善足部的模式最终会带来显著的不同，不仅对足部有利，也惠及身体的其他部位。感受到自身的变化也许需要一定时间，但只要长期坚持，便会得到回报。这些益处会体现在踝、膝和髋关节力量、腰椎骨盆稳定性以及平衡能力的提升上。

本章中介绍的这些练习并不复杂，它们能为你提供一个指引正确方向的框架，并促使你不断深入学习。

通过阅读第8章介绍的评估方法，现在你应该更清楚自己的足部类型以及训练前的初始状态了。每只脚都有自己的故事，骨折、扭伤、鞋型、重复运动以及环境等因素都会改变足部所在的"生态"。不要忘了,每个人都是独特的,他人足部能够轻松应对的情况也许对你来说就是重负。

我把本章的练习分成了两个基本类别——足部强化和足部放松练习,其中一些练习会兼具两种功能。

与第一次尝试其他练习时一样,一定要关注自己身体的排列状态、倾听身体并且避免带着疼痛训练。书中建议的重复次数仅供参考,初学者也许适合更少的训练量。永远保持谨慎,当心理与力量都变得更强之后,再逐渐增加练习次数。把两三个练习真正做到位,远比对所有练习都浅尝辄止要有意义得多。

下面是完成所有练习所需的器材列表。

1. 一个壁球大小(直径约4cm)的软球。
2. 一个网球或近似大小的球(译者注:例如筋膜球)。
3. 一条弹力带。
4. 一块瑜伽砖或者厚度大约8cm的书。
5. 如果你有明显的旋前或旋后类型的足部,那么练习中可能需要小的楔形物体,类似用来把门抵住的止门器。不过此项并非必需品。

现在,希望你已经准备妥当,开始探索足部的旅程吧!

■ 足部稳定练习

1. 全方位唤醒足部

全方位唤醒足部练习的目的是刺激位于足底皮肤内的力学感受器并让足部为接下来的练习做好准备。通过这一练习也许你能体会到不一样的感觉——可能感觉到身体其他部分变得更轻松。是否骨盆或下背部也有不一样的感觉了?练习后的感受没有对错之分,体会那些好

的感觉即可。

拿一个壁球大小(直径约4cm)的小球,软硬均可。在较硬的地面上练习效果会更好(见图9.1a)。

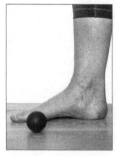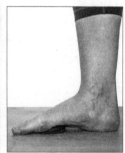

图9.1a 将自己身体的重量压在球上,选择合适的压力

- 向下压球以放松每个脚趾底部(跖骨头的位置),从蹞趾开始直至第五脚趾,或者反过来。然后用足弓踩在球上继续放松,从外侧到中间再到内侧依次放松足横弓的不同部位。重复以上过程数次。

- 向下踩球并让球在足底各处随意滚动,在感觉需要放松的部位停留。尽量让动作缓慢而有控制,尽可能覆盖足底更多的位置,不要忘了足底外侧比内侧的软组织更少。

完成一侧的练习之后,短暂体会站立时是否身体两侧的感觉会有不同。足底被刺激后的那一侧是否感觉更稳定?是否脚趾能更好地感知地面且分开和伸展脚趾变得更轻松了?

- 下一步将球放在足背上,找一个舒适的姿势来用手控制球的运动,比如单膝跪姿,让练习的一侧足部在前。轻柔地将球压在距骨之间的位置,并从踝关节处开始朝脚趾方向滚动(见图9.1b),每只脚重复2~3次。

经过练习,你应该体会到足部更加稳定、更易打开且更为放松了,在站立时能更好地感

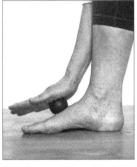
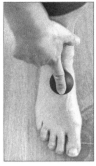

图9.1b　沿着各跖骨之间的缝隙滚动小球以轻柔地放松其间的软组织

知地面并给身体反馈。

2. 足部时钟、8字练习和足三点平衡支撑

通过在足部上方移动重心这一简单动作，你能更好地找到足部中立或中央的位置。将身体重量压在足部的不同位置，尝试体会用哪些部位支撑身体会比较困难，而哪些部位相对熟悉和容易。

（1）足部时钟

起始位为中立位站姿：双脚与髋同宽，双腿伸直但不要完全锁住膝关节，躯干位于腿部正上方。尽量不要让身体出现任何侧屈或侧移。

- 将身体重心右移，你的右侧距下关节应该会内翻，而左侧距下关节会外翻。当然，这些运动的幅度都很小。让脚趾和跖骨头保持接触地面，这样更能促进距下关节的运动。
- 将重心前移，让双脚的脚趾和跖骨头更多地支撑身体——整个身体会向前移动，踝关节会轻微背屈（见图9.2a）。
- 将重心移向左侧，现在左侧足开始旋后，右侧足开始旋前（见图9.2b）。
- 将重心向后方移动，让脚跟承受更多重量。

比较向前和向后摇摆时动作幅度和支撑感方面的区别——人体比后足更长的前足能使

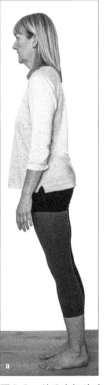
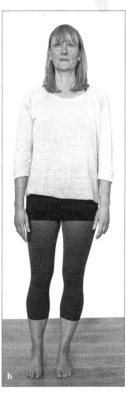

图9.2　利用地板的反馈来感受重心移动时，骨盆位置的改变

身体向前移动的幅度比向后大。

重复以上画圈运动，每个方向4次。

（2）8字练习和足三点平衡支撑

- 和上一练习一样，进行小幅度的移动，画出一个横放的8字（∞）。一只脚先向外（同侧）、向前移动，接着向后移动，然后向另一只脚的脚跟移动，最后向对侧重复上述动作，画出8字。

重复以上画8字运动，每个方向4次。

这些动作的幅度都很小（就像高尔夫球直径的大小那样），在画8字的时候，尝试去感受重心移动如何改变骨盆的位置，并记得保持脚趾和跖骨头与地面接触。

在做完足部时钟和8字练习后，尝试找到

一个重量均衡分布在脚跟、第一跖骨头和第五跖骨头之间的平衡点，感受右侧足部和左侧足部是如何分别支撑两侧身体的。在足底的这种重量分布方式被称为足三点支撑，在这一位置你应当无须费力便能轻松保持足部的中立位。

3. 脚趾伸展练习——向前过渡

器械准备——软的小球或楔形物体

如果第一跖趾关节存在关节或骨骼上的受限，那么应避免这一练习（见第8章）。

第一跖趾关节的伸展能力对足部的诸多功能至关重要，这一练习中的动作能帮你评估第一跖趾关节的运动幅度与质量，并且有助于了解后续足部练习中的生物力学。

双脚一前一后站立，左右间距与髋同宽。

- 要想伸展右侧的脚趾，就从右脚在前方的位置开始，然后左脚向前迈步，使右脚在后方并且过渡到脚趾支撑的位置（见图9.3a）。尝试保持第一跖骨头接触地面以产生蹬趾在跖趾关节处的伸展。

重复数次，然后换到另一侧。

- 如果你感觉第一跖趾关节拥有更大的幅度，可以采用进阶方法，把额外的垫置物放在蹬趾下方（不是第一跖骨头），见图9.3b。垫置的物体可以是小软球或楔形物，只要能放到脚趾下方并指向第一跖趾关节即可。脚趾下方垫高能使练习动作产生更大的伸展幅度。重复以上练习，确保第一跖骨头下方与地面接触。

每侧足部重复6次。

4. 伸膝位双侧提踵

直腿提踵能训练腓肠肌、趾长屈肌和趾短屈肌。在提起和放下脚跟的整个过程中都需要

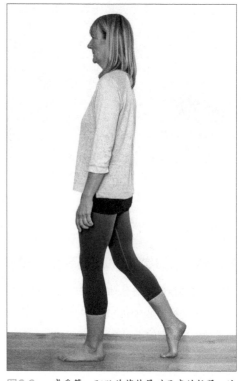

图9.3a 感受第一跖趾关节伸展对足底的拉紧，这能辅助绞盘机制

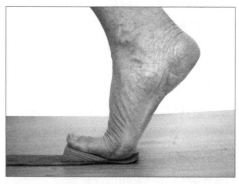

图9.3b 在蹬趾下额外垫置的楔形物能使蹬趾关节产生更大的伸展幅度

保持脚趾与地面稳定接触。

- 找到足三点平衡支撑身体的位置。
- 延展脚趾，确保它们没有用力抓握或朝地面弯曲。

- 可以用一只手轻轻扶墙或其他与肩同高的物体，然而不许通过手扶物体借力来做提踵。
- 抬高脚跟，用跖骨头和脚趾支撑身体，保持2秒（见图9.4a）。
- 缓慢放下脚跟，保持脚趾与地面接触。

重复8次。

注意，手扶物体更有利于完成充分的提踵动作，否则为了平衡身体可能影响动作质量。

为了能更好地让全身参与此练习，可以在起动动作时主动下压脚趾并且让盆底肌与深层腹肌轻微用力。这样做会让你感觉身体是从内部上提的，也会让练习更轻松。你可以比较有无盆底肌/腹肌参与的区别，以决定是否采纳这一建议。

完成缩足练习后，你便能感受到盆底肌在练习中的适合以及如何将足部作为动作的起动点。有关盆底肌可以写一本书来介绍，但本章我们所关注的只是如何利用这一肌群的精细参与来辅助保持练习过程中所需的平衡、上抬身体以及对腰椎骨盆区域进行控制。

5. 屈膝位双侧提踵

重复上一个练习，不过这次把膝关节稍微弯曲。屈膝会更多练习到比目鱼肌，而不是跨过双关节的腓肠肌。这个练习尤其适合有旋前和不稳类型足部的人，因为目标肌群是比目鱼肌，而比目鱼肌由于其附着位置能从内侧给予跟骨支持。

- 站立并找到足三点平衡支撑的位置。
- 屈膝并提踵至跖骨头支撑身体，在动作过程中不要伸直膝关节（见图9.5）。

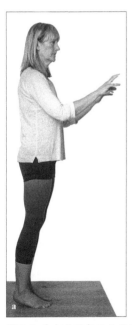
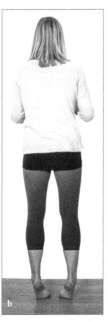

图9.4 （a）你的起始位置是怎样的？如果在自然情况下重心就更接近脚跟，你会感觉提踵会更费力。如果重心原本就更靠前，那么提踵时会更容易轻微前倾。如果做不了提踵，可以手扶物体支撑。（b）如果像图中那样产生了足旋后，可以尝试把身体重量更多放到第一跖趾关节和足内侧

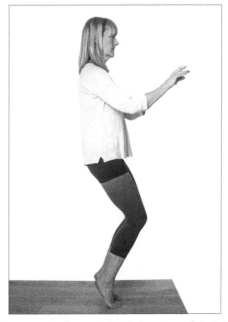

图9.5 你能在轻微屈膝的条件下缓慢而有控制地做提踵吗

- 缓慢地下放脚跟至地面，仍然保持膝关节弯曲。

　重复8次。

　在动作中要留意自己身体的排列，保持胫骨结节和第二脚趾指向同一方向，以防止足部出现旋前或旋后，保持踝关节处在中立的位置。

6. 缩足练习——提升足部拱形

　缩足练习最早是由弗拉基米尔·扬达（Vladimir Janda）提出的。在练习中足部整体的拱形会提高并使足部长度缩短，因而该练习得名"缩足"。缩足练习有助于强化内部小肌群的力量和提升足弓（Hutchinson, 2018; McKeon et al., 2014）。图9.6展示了身体中的一系列穹顶形结构。

　在第7章中我们看到，提升足底内部肌群的张力能使内侧足纵弓和足舟骨的位置提高。足弓变得更强有利于其承受日常生活和运动中的负荷。

　在以前，我们非常注重训练盆底肌和深层腹肌以提升腰椎骨盆稳定能力。现在，要想让足弓获得其需要且应该具备的稳定能力，我们就得训练足部的小肌群。

　下列练习都需要精确操作，有助于孤立训练足内部小肌群四层中最表浅的一层——蹬展肌、趾短屈肌和足底方肌。相似的练习包括用脚趾捡起物品或抓毛巾，但是这些练习更针对训练蹬长屈肌和趾长屈肌等外部肌群。缩足练习更偏重刺激内部小肌群，且需要更细微的控制。

　初步熟悉这一练习之后，你应该能感觉到足内部小肌群在动作中的参与，接下来在专注强化内侧足纵弓的练习中也可以继续保持这一要领。在缩足练习中将足部小肌群、盆底肌与

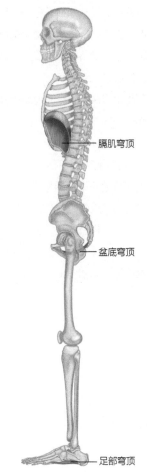

图9.6　身体包含了一系列穹顶形结构——足部、盆底和膈肌穹顶

膈肌将得到"融合"。

缩足练习起始位

阶段1——足部拱形

- 找到足三点平衡支撑的位置（见图9.7a）。
- 将脚趾朝地板的方向轻柔下压，让脚跟和距骨头彼此拉近，感受足弓位置的软组织有轻微上提（见图9.7b），然后放松并让足弓下降。注意不要让脚趾弯曲或锁定膝关节，如果难以感受到足部参与，可以在做动作时想象足部拱形上提的画面。

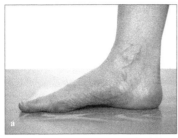

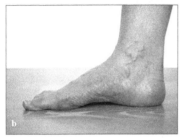

图9.7 （a）从放松的起始位开始，（b）内侧足纵弓会随着小肌群参与发力而轻微上提

重复4次。

阶段2——盆底拱形

- 轻柔下压脚趾和上提足弓的同时，向上收紧盆底肌群。想象跨过耻骨和尾骨以及两个坐骨之间的肌肉链在提高且向上拱起。当盆底肌参与时，有时能感觉到身体内部的融合与上提。

重复4次。

阶段3——膈肌拱形

- 在轻柔下压脚趾、上提足弓和盆底肌的同时呼气，排空肺部的所有空气，并感受膈肌轻轻地向上拱起。这会使躯干形成的圆柱体轻微缩小，因为肺部的气体被呼出去了。在呼气结束时，3个拱形都处于最高的位置。
- 吸气并放松，使3个拱形下降。

这个练习成功的关键就是不要太用力。最开始可能很难以同步和融合的方式完成3个阶段的动作，除非你之前便经常做身体"内核心"的训练。即使如此，缩足练习和通常的核心训练也有区别，因为动作的起动是从足部开始的。

最开始可以只单独做缩足练习，但在你能更好地同步激活盆底肌和深层腹肌之后，便可把这一练习作为其他练习的基础，尤其是需要平衡或爆发力的练习。比如，本章后续会介绍对平衡挑战更大的单腿支撑练习，在站立一侧的足部便可让小肌群参与发力，就像缩足练习中这样。

训练者能体会到，任何单腿平衡的动作（例如瑜伽中的树式）都将获益于缩足练习，需要身体轴向延长的动作以及诸如深蹲和箭步蹲等需要爆发力的练习也都将从中受益。注重足部的训练必将获得回报。

缩足练习也有利于我们感知身体姿势。例如，在站立时如果骨盆或胸廓发生偏移，那么这种错误的排列便会影响身体各拱形的融合。所以，缩足练习对感受身体良好排列时的内部连结很有帮助。

7. 伸膝位双侧提踵且跟骨内侧夹球

下面的练习针对训练胫骨后肌以及足部小肌群，这两者对维持足弓的高度和强度都极为重要。

- 把网球大小的球放在地面上，位于双脚脚跟之间（见图9.8a）。
- 找到足三点平衡支撑的位置。
- 放松延展脚趾，确保脚趾没有弯曲或抓地。
- 可以选择单手扶墙或其他与肩同高的物体来维持平衡，但是不要通过手扶的物体来辅助提踵。

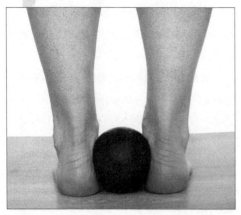

图9.8a 双脚平行站立,将球置于两侧跟骨之间并向中间挤压

- 提起脚跟,用前足的距骨头支撑身体,在此过程中两侧脚跟向中间挤压小球,使跟骨产生向外侧的倾斜,借此促进足旋后并形成坚固的杠杆(见图9.8b)。

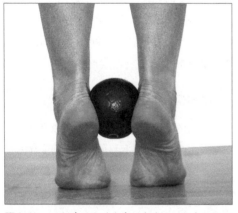

图9.8b 两侧脚跟主动向中间夹球,以形成旋后位的坚固杠杆

- 缓慢下放脚跟,松开小球,并让跟骨回到最初的中立位置。找到足三点平衡支撑时,脚趾不应处于伸展状态。

重复12次。

8. 单腿站立——重心转移到一侧足部

单腿站立是行走中的必要环节,能适应单腿站立时的重心转移和更高的负荷不仅对足部很关键,对髋关节和腰部肌群的强化也十分重要。

我们会探索两种不同的平衡策略——动态和静态的,二者同等重要。一开始做单腿平衡练习可能感觉足部非常不稳而且会摇晃得很厉害,但这都是正常现象,也是强化肌力和本体感觉再训练过程中的必经阶段。虽然练习目标是让足部更稳定,但是这同样离不开上方其他身体部位的稳定能力。作为身体与地面的唯一接触部位,足部能提供很多本体感觉输入并且会对身体重心的改变做出持续反应。平衡训练能强化足内部小肌群的精细控制能力,并使足部变得更强且更灵活。

阶段1

- 起始位:站立,双脚间距比髋略窄,双手自然下垂贴在体侧,或者可以放在髂嵴上以获取更多来自骨盆位置的反馈。
- 找到足三点平衡支撑的位置。
- 右脚抬离地面,左脚与髋关节承受更多重量。利用缩足练习的要领来帮助左脚提升稳定与平衡能力,然后缓慢地用右脚的跗趾轻点地面(使右侧屈膝和屈髋)(见图9.9a)。

进行下一阶段之前,评估当前的身体位置。自己能否保持中立的腰椎骨盆位置?左脚是如何适应单腿支撑带来的更大负重的?足部有没有发生旋前并因此导致内侧纵弓塌陷?如果发生了这种塌陷情况,那么足舟骨的高度必然已经下降,你可以通过第8章中介绍的足舟骨下降与足舟骨平移测试来评估。另外,出现这种情况也意味着你在进行下一阶段之前,

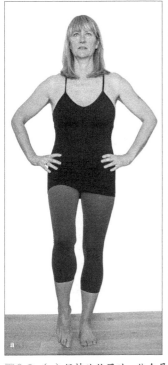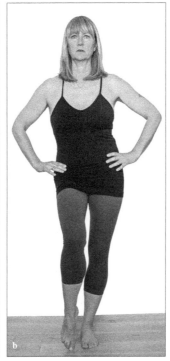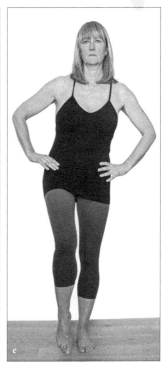

图9.9　（a）保持此位置时，体会骨盆是如何保持平衡的。（b和c）髋关节可以发生多种代偿，导致骨盆侧移或侧倾过多

应当更多注重足部的力量与稳定训练。

　　阶段2

● 右脚踇趾轻轻点地的同时，缓慢上抬右侧膝关节，使右腿屈髋和屈膝的程度更高（见图9.10a）。如果你仍能成功维持平衡和左侧足弓高度，接下来可以增加难度，缓慢上抬和下降右腿，用踇趾轻轻拍打地面。加入这一动作能使该练习对力量和动作控制的刺激更大。

　　如果你在冠状面内难以控制足部且跟骨出现过度向内侧的倾斜（足旋前），可以把小物件垫在脚跟内侧下方，比如一小块折叠的布或者类似止门器的楔形物（见图9.10b），这样有助于足部保持在更稳定的位置。继续做这个练习，重新评估足部的稳定能力和骨盆的平衡能力。利用垫置物是否使你能更好地调用臀中肌并且改善了骨盆的排列？

　　如果跟骨出现过度向外侧的倾斜（足旋后），那么就需要把垫置物放在脚跟外侧下方（见图9.10c），这样能使足底更多区域接触地面，并且通过踇趾让髋内侧获得更多反馈。

9. 单侧提踵

　　进一步增大挑战难度，让支撑腿一侧提踵。这是强化跖屈肌和足内部小肌群以及改善平衡的有效方式之一，而且实际难度会比看上去更大。开始练习的时候可以手扶其他物体来辅助保持平衡。

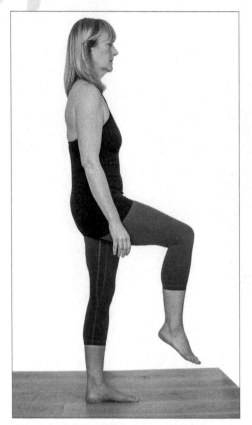

图9.10a 把辅助保持稳定的脚趾从地板上拿开会使支撑腿负重增加，所以可以利用足弓练习来提升站立侧足部的控制与稳定能力

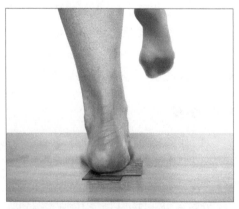

图9.10b 负重更大可能引起足部旋前，足弓下降则会影响膝关节和髋关节的排列。恰当地利用垫置物能爱上足部、膝关节和髋关节的排列

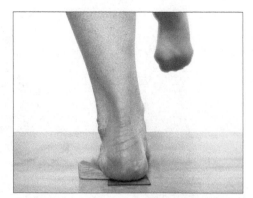

图9.10c 通过垫置物，你能否用足部内侧承受更大的负荷了

- 找到足三点平衡支撑的位置。
- 放松延展脚趾，确保脚趾没有抓地或弯曲。
- 可以手轻扶其他物体以辅助保持平衡，但不要尝试借力。
- 将右脚抬离地面并伸到身体后方（也就是说，屈膝但不要屈髋）。
- 左脚提踵，以前足的跖骨头支撑身体，并让足部进入旋后的坚固杠杆位置（见图9.11）。
- 有控制、缓慢地下放脚跟，保持脚趾与地面有接触。

重复6次。

对足部不稳定且跖屈肌力量薄弱的人来说，这个练习可能相当困难，所以根据自身状况可以适当调整重复次数。有运动习惯的人群，比如跑步爱好者，则应当逐渐增加到每侧足部至少3组、每组15次的训练量（Michaud，2021）。

10. 单侧提踵结合外侧或内侧抗阻

所需器械——弹力带

可以根据不同足部类型来匹配下列练习的不同变式。力量较为薄弱且容易产生旋前的足部更适合训练后侧深层腔室的肌群（变式1），更为旋后的足部或者有第一跖列不稳的情

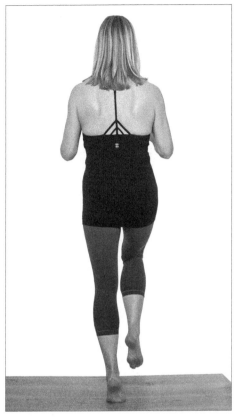

图9.11 在形成坚固杠杆的位置，跟骨是向外侧倾斜的

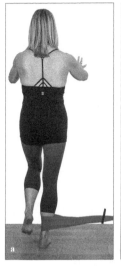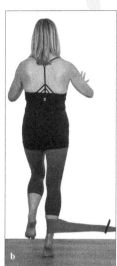

图9.12 （a）将弹力带绕过腿部并调整弹力带或自己的起始位，以增加或减少弹力带的阻力。（b）开始练习时，可以选择较小的阻力并观察自己提踵和下放的动作，之后再逐步增加阻力

况，则更适合强化外侧腔室的肌群（变式2）。

可以将椅子摆在面前，并用手轻轻扶住。

把弹力带绑在稳定或不可移动的物体上，将其打结并形成环形（足以套在腿上），使用更长的弹力带会方便一些。在图中我使用了口袋夹来调节长度，这也是种简便的方式。

变式1

- 右脚套进弹力带中，让弹力带位于踝关节上方。
- 向侧方跨步来增加弹力带的阻力，以产生向外的拉力（见图9.12）。

- 用右脚平衡身体并提踵，保持足踝稳定——抵抗弹力带向外的拉力。这个练习有利于强化后侧深层腔室内的胫骨后肌、踇长屈肌和趾长屈肌。额外的平衡调整也会刺激到足内部的小肌群。
- 作为治疗师，可以在练习中辅助和引导患者的跟骨进行相应运动。

  重复6~8次，再继续到变式2，不要换脚。

  变式2

- 弹力带还是套在右腿上，现在将身体转向后方，这样拉力就变成了朝内侧（见图9.13）。
- 右侧提踵并平衡身体，抵抗弹力带向内侧的牵拉。这次强化的是外侧腔室内的腓骨肌群，对腓骨长肌产生的额外负荷有利于其在脚趾摇杆阶段中稳定和跖屈第一跖列。

  重复6~8次。

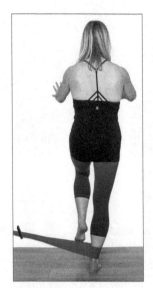

图9.13　把弹力带绕过腿部以产生向内侧的拉力

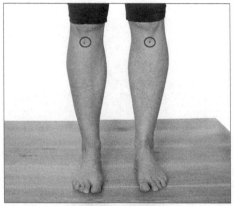

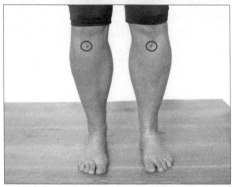

图9.14a　胫骨结节这个骨性标志很好找到，也很常用。它位于髌骨下方，是小的圆形凸起，也是髌腱的附着位置。在镜子前做屈膝有助于提供额外且即时的反馈

11. 小幅度屈膝

所需器械——楔形物

在很多练习课中经常会将物体放在膝关节之间来纠正腿部的排列。如果我们把膝关节视作"漂浮在"胫骨之上且位于股骨底部的关节，那么便会更容易理解为何从足部（由下及上）或骨盆（由上及下）入手纠正会更有帮助。同样重要的是，要记得每个人的足部类型都不同。比如，如果某个人的骨盆是旋转向一侧的，那么可能其中一侧足部会是旋后的，而另一侧则处于旋前位。我们能利用楔形垫置物来改善这一状况。

- 站立，双脚间距与髋同宽，找到足三点平衡支撑的位置。
- 屈曲膝关节，保持背部挺直且延展。感受膝关节朝着脚趾的方向前移，且在这一过程中踝关节运动至背屈位。做几次这个动作，并感受踝关节的运动以及小腿后方肌肉的拉长。
- 再次屈膝，并评估胫骨结节（见图9.14a）的

移动轨迹（可能需要一面镜子以便更好地检查）。胫骨结节是朝第二跖骨的方向移动（中立），还是向内侧朝着𧿹趾方向（旋前）或向外朝着第三脚趾（旋后）方向移动？两侧腿部是否一致？

重复6次。

对很多人来说，这个练习的难度较大。这并不是因为胫骨结节的位置，而是由于踝关节的运动幅度受限。如果外侧和后侧腔室肌肉紧张，就会限制踝背屈的活动范围。本章后续的足部放松练习中会关注此问题。

- 如果胫骨结节向内朝着𧿹趾的方向移动，就

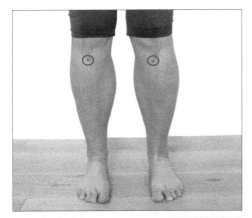

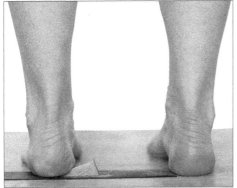

图9.14b　将楔形物垫在旋前类型足部的跟骨内侧下方，这有助于膝关节的轨迹回到足部正上方

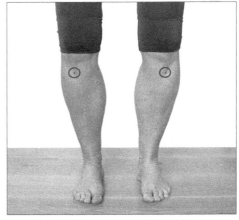

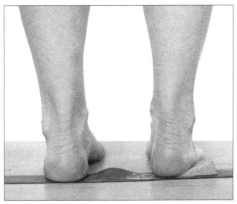

图9.14c　将楔形物放在旋后足部的跟骨外侧下方，这有利于解锁足部并纠正膝关节运动轨迹

把楔形物垫在后足内侧下方，这样能把跟骨垫到内倾程度更低或者更中立的位置（见图9.14b）。再次重复这一练习并且在踝背屈的同时监测胫骨结节的位置，它是否发生了变化？现在胫骨结节是否能与第二跖骨保持方向一致而且足部能维持在更中立的位置？

重复6次。

- 如果胫骨结节向外侧朝着第三脚趾的方向移动，就把楔形物垫在后足外侧下方，以使跟骨从向外倾斜的位置移至更为中立的位置（见图9.14c）。再次进行屈膝，并观察胫骨结节的位置是否被纠正了。

重复6次。

12. 跨展肌——针对跨趾的训练

（1）所需器械——短尺子

你必须坚持练习才能逐渐提升跨展肌的控制力，开始时用手指去放松能起到刺激感觉输入的作用。很多患者问如何才能防止跨囊炎（译者注：跨外翻相关的常见症状）恶化，答案很简单，从缩足练习开始，然后结合下面的练习。可以每天坚持做这两个练习，然后看看会有何改变。

开始本练习之前，可以先评估跨趾主动和被动的运动幅度。可以参考第8章中有关被动测试和关节终末感的内容。

对于足部力量很薄弱且踇囊炎已经发展到相当程度的人来说，这个练习难度较大，但是对其他人来说是值得练习的。强化踇展肌的练习有助于纠正偏向足部中间的踇趾并防止踇外翻进一步恶化到限制足部稳定的阶段。

阶段1

● 从右脚开始，将一把短尺子（或一片木头）放在足部内侧。

● 这一测量能让你明显看出第一跖骨头的位置偏移，踇趾是否远离尺子并偏向了右侧（见图9.15a）。若是，可能意味着存在踇囊炎。

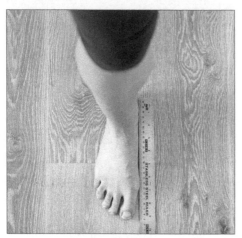

图9.15a　图为踇囊炎相关的踇趾排列异常，这可能表明踇展肌的力量是薄弱的

● 利用足内部小肌群，尝试将踇趾移向身体内侧，去贴近尺子（见图9.15b）。保持5秒，然后放松。在这一动作中足部可能会出现多种代偿，保持第一跖骨头接触地面且不要让足部旋后。

重复6~8次。

如果踇趾没法产生较大幅度的运动，那么把尺子留在原地，单膝下跪使右脚在前方，用右手的手指轻轻地把踇趾从第二脚趾旁移开（见图9.15c）。保持5秒，然后放松，让脚趾回到原本的位置。

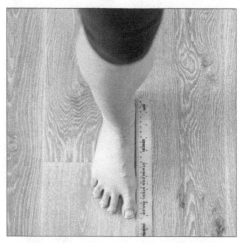

图9.15b　踇趾下压地板有助于踇展肌更好地发挥作用

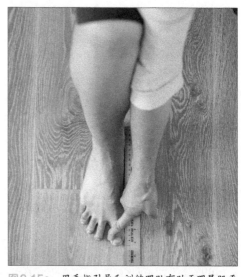

图9.15c　用手指引导和训练踇趾有助于踇展肌更好地发挥作用

阶段2

如果能使踇趾独立地朝尺子运动，而且足部不产生其他代偿，可以尝试进入下一阶段。

- 姆趾外展之后轻轻下压地板，尝试让第二到第五脚趾向外侧展开（保持姆趾不动）（见图9.15d）。应该感觉姆趾就像卡在了原地，而其他脚趾在移动和向外展开，在这一过程中前足会变宽。

重复4~8次。

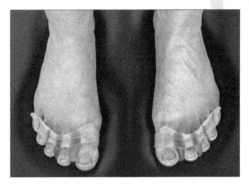

图9.15e　把脚趾矫正器塞入各脚趾之间能让你感受到脚趾的分离与稳定

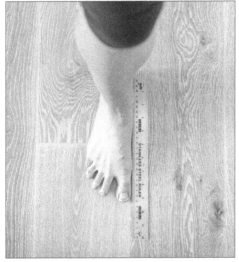

图9.15d　你是否已经将姆趾控制在原位，同时向外展开其他脚趾

开始练习时，主动将姆趾保持在原地的同时向外展开其他脚趾是有一定难度的。当你尝试外展脚趾时，各脚趾是否彼此远离并分散，还是聚拢成了锤子或爪子的形状？

（2）脚趾矫正器

现在市面上有很多可选的矫正器产品能帮你把脚趾带回更中立的位置。脚趾可能出于多种原因变得排列异常，从而影响足部正常的功能与稳定。爪形趾、锤状趾和姆囊炎（姆外翻）都是脚趾的排列异常，使用脚趾矫正器能得到一定改善（见图9.15e）。开始脚趾练习时，如果脚趾一直并在一起难以分开，那么可以试试通过矫正器来改善。

足部的放松练习

只有足踝足够强壮且灵活，身体才能利用软组织的弹性。之前介绍的练习针对改善的是力量薄弱情况，现在我们要开始关注足踝的主要关节是否具备足够的运动幅度。

我们通常认为足弓高是件好事，但是如果足部无法解除旋后位并处于更加打开的位置，那么软组织就不能吸收冲击力且足部很难与地面保持良好接触。处于过度旋后位或者闭锁的足部会是紧张僵硬的，这意味着其灵活性和适应性会降低。此外，高足弓的人在下压足弓时，相关肌肉可能会有牵拉感（见图9.16a）。

设想你要从一个台阶上跳下，当你落地时会希望足部富有弹性且冲击力能够传导至小腿、大腿、骨盆以及更上方部位的大肌群与筋膜。身体的张拉整体在面对冲击时要依靠足部启动身体有序反应的能力。下面介绍有关提升灵活性和动作流畅度的练习。

13. 全方位放松足部

重复全方位唤醒足部练习，发现足底需要放松的位置后，可以用球更加细致地按摩这些地方。图9.16b展示了足部常见的扳机点位置。

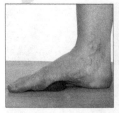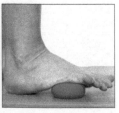

图9.16a 高足弓的人在下压足弓时会感受到胫骨后肌、蹈长屈肌和蹈短屈肌附着处的牵拉感

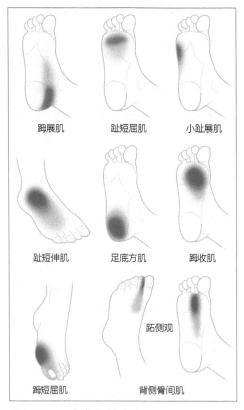

蹈展肌　趾短屈肌　小趾展肌

趾短伸肌　足底方肌　蹈收肌

蹈短屈肌　背侧骨间肌

跖侧观

图9.16b 足部常见的扳机点位置

14. 踝关节放松——自我足部放松

做踝关节放松练习时，尝试去评估动作的质量。你感觉动作是紧张还是放松的？当你做画圈动作时，骨骼、韧带、肌肉和结缔组织的感觉是怎样的？骨骼是处于僵硬和被挤压的状态，还是如同漂浮在弹力网之中？你感到受限

的动作是什么？能否区分骨骼上的限制感和软组织受限？

把右脚放在左腿上，将左手手指放到脚趾之间。将小指塞到第四和第五脚趾间，然后依次交叉至蹈趾（见图9.17）。拇指从第一跖趾关节处绕过来。

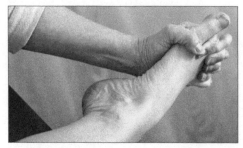

图9.17 在放松足踝时，将手指交叉在脚趾之间以起到打开空间的作用

- 用足部做画圈的动作，先顺时针转动，让足踝驱动整个动作，而手保持被动放松。尝试画出规则的圆形。

  重复6次，然后逆时针转动。
- 足踝保持放松，用手来带动整个动作。

  每只脚在每个方向重复6次。

15. 足部拧转（外翻与内翻）——自我足部放松

足部拧转练习能帮你体会前足和后足之间的反向运动，并能测试整体灵活性（是否存在活动受限）。是否某一个方向比另一个方向更轻松？是否在某个方向上存在盲点或者感觉运动记忆缺失[1]？

从坐位开始，将一条腿交叉放于另一条腿

---

1 感觉运动记忆缺失（sensory motor amnesia, SMA）指忘记如何感知和控制某个特定肌群。因为它发生于中枢神经系统，我们并不会意识到，但是这一问题对身体的影响却是极大的（Hannah, 2004）。

上。在本例中，先将右腿放在左侧大腿上。

- 轻柔地把跟骨转向地面的方向，同时把中足和前足转向你自己的方向。然后再将足部朝相反方向拧转，把跟骨转向你身体的方向，把中足和前足转向地板（见图9.18b）。

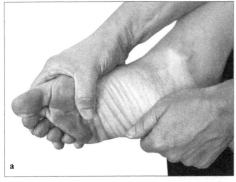
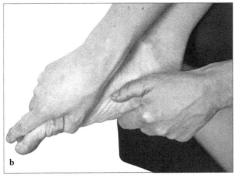

图9.18　让右脚尽量放松。用右手引导前足和中足，用左手控制后足的运动。然后变换双手用力的方向，让整个足部充分得到放松。注意，应当用手环握住跟骨

- 交换两腿的位置。现在用左手控制前足和中足的运动，右手则握住脚跟。重复上述步骤。两侧足部重复交替进行拧转动作。

移动足部时要轻柔，就好像在用手抚摸骨骼一般，让动作变得越来越流畅和轻松。不要用蛮力掰动足部，并注意避免刺激足内侧的神经，最后用手掌根控制跟骨的运动而不是用拇指捏住。

16. 脚趾伸肌的延展与前侧腔室肌肉的放松

小腿前侧腔室包含踝背屈肌群，它们具有阻止跖屈的作用。在从小腿向下附着至足部的过程中，它们的位置会被支持带固定（见第6章）。踝关节运动受限的部分原因可涉及这组肌群和相关的支持带，而本练习可以改善这些肌肉的延展性并促进其在支持带下方的滑动。

面对墙壁（以辅助平衡），双脚一前一后站立，且右脚在后方，跖屈并将脚趾弯曲向后方（见图9.19a）。

阶段1

- 以骨盆和肋骨起动动作，将重心前移，感觉仿佛要把右脚留在后方。右脚保持在原位，你应当感觉右侧小腿前部腔室有拉伸感。想要充分拉伸整个右侧小腿前部，可以在重心前移的同时让骨盆轻微后倾。

- 保持重心前移的位置4秒，然后放松还原。重复4次，然后返回原位。

- 换到左腿进行练习，然后进行阶段2和阶段3。

阶段2

- 和之前描述的站位一样，右侧脚趾处于跖屈位，缓慢屈曲左侧膝关节，并找到将右脚向前拉的感觉（见图9.19b）。保持背部竖直并后倾骨盆，这也能起到强化拉伸的效果。如有必要可手扶墙壁保持平衡。

- 换另一侧脚进行练习，然后过渡至阶段3。

阶段3

左腿站直，将右侧脚抬离地面并用手环握前足（见图9.19c），感受胫骨前方和足部之间的空间打开。用手拉住足部，同时足部抵抗这一动作，以此将等长收缩后放松[2]加入拉伸过程中。

---

2 等长收缩后放松发生于持续保持的肌肉等长收缩之后，是可以用于高张力区域的拉伸技术。

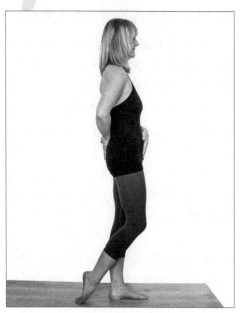

图9.19a 不要直接朝地板下压右侧脚趾，尝试仅让右脚轻轻点地。把右手背到骨盆后面有助于提醒自己由骨盆来起动动作，同时让骨盆轻微后倾

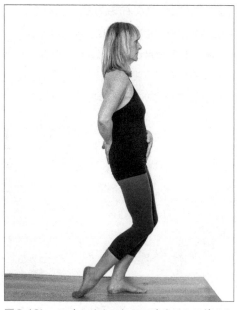

图9.19b 让前方的左腿轻微屈膝能增加保持平衡的难度，这也是额外进行缩足练习的机会。在屈膝时记得保持骨盆后倾

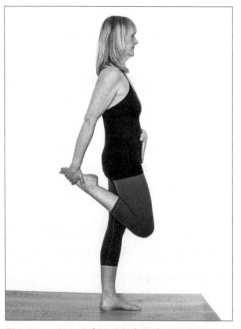

图9.19c 拉住右脚时（想象尾骨的重量向下垂）保持骨盆后倾

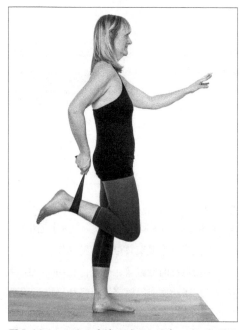

图9.19d 如果用手够不到后方的脚，可以把弹力带套在小腿上来辅助拉伸

- 现在拉伸到的便是整个右侧前部腔室了。
- 保持8秒，然后放松并进行被动拉伸。

  换另一侧脚进行练习。

17. 跪姿踝背屈与跖屈

单腿跪姿，右腿在前，左腿在后。如果必要，可在后侧膝盖下方垫置物体以增加舒适度。

确保右膝位于踝关节正上方，以使胫骨处在距骨中心上方（见图9.20a）。可以把手放在身体两侧的地板上或者瑜伽砖上，以辅助平衡（见图9.20b）。

- 前移重心，使踝关节进入背屈位。保证在脚跟不抬离地面的前提下，尽可能向前移动（见图9.21a）。这一动作会拉紧足底筋膜和跟腱，并产生足部的力闭合效应。

有过度灵活状况的人不要移动到膝关节与踝关节骨性的极限幅度，而灵活性较差的人则需要在前移时保持脚跟接触地面。

- 后移骨盆并将右腿伸展，踝关节会进入跖屈位（见图9.21b）。后移时保持脚趾不离开地面能够激活足内部小肌群，并再度产生足部的力闭合效应（来自踝背屈肌群以外的组织）。
- 缓慢重复向前和向后的两个动作，留意胫骨结节在踝关节上方运动的轨迹（见图9.21c）。

有旋前类型足部的人在重心前移时，胫骨结节很可能会朝身体内侧移动（即朝拇趾的方向移动）。但如果足部是旋后的类型，身体前移时更有可能会带动胫骨结节朝外侧，即朝第三到第五脚趾的方向移动。

利用垫置物来干预

旋前的足部类型

- 将小物体（楔形物或卷起的小块布料）垫在跟骨内侧下方，重复向前和向后的移动，观

察胫骨结节现在是否能朝第二脚趾的方向移动了（见图9.21d）。

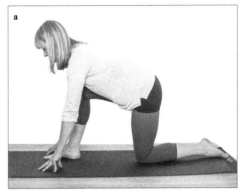

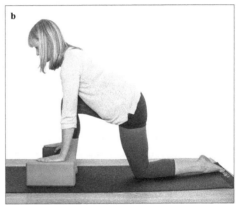

图9.20 （a）以90/90单膝跪姿为起始位，右腿在前，左腿在后，双手在两侧支撑。（b）为防止双手朝地板过度下伸而引起胸廓丧失良好排列，可将手放在瑜伽砖上

旋后的足部类型

如果拇趾被带动离开地面，就在跟骨或者中足外侧下方垫置物体，以此来让足部骨骼的空间打开更多。重复向前和向后的移动，并观察足部在踝关节处的运动是否更加灵活。

我们已经在小幅度屈膝练习中做过类似的动作，但是这一练习中的变位会让胫骨向前和向后的运动幅度进一步增大。观察踝关节背屈和跖屈时足部如何发生适应是很有好处的。

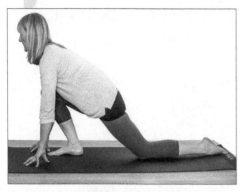

图9.21a　右膝前移的同时脚跟下压地板，如果感觉脚跟不得不抬起来，说明向前移动的幅度过大

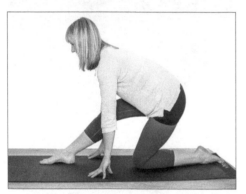

图9.21b　骨盆后移和前侧腿伸展时下压脚趾，如果脚趾抬起说明向后移动的幅度过大

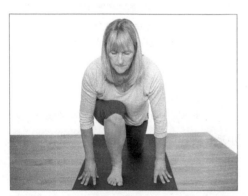

图9.21c　在踝关节朝背屈位运动时，留意胫骨结节的位置——是否处于中立位并朝着第二脚趾的方向移动

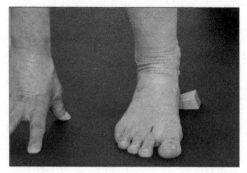

图9.21d　把跟骨内侧垫高之后，身体的排列是否有改善

18. 在瑜伽砖上延展身体

在瑜伽砖上延展身体练习对足踝的强化与放松都很有帮助。如果足踝力量较为薄弱，那么上提和下放过程都要注意，可以在动作中更强调向中间夹球。需要改善组织延展性的人则有必要在动作下降至底部的阶段多停留些时间。

瑜伽砖有不同的尺寸。本书图片中模特使用的瑜伽砖的厚度约为8cm。

站在瑜伽砖上，两侧脚跟之间夹一小球。

- 一开始体会自身平衡时可以先用手扶住墙壁，然后缓慢朝地板下放脚跟，保持脚趾延展并和瑜伽砖有良好接触（见图9.22a和b）。保持膝关节伸直会侧重拉伸后侧腔室的腓肠肌，保持5秒。
- 上抬脚跟，用前足和脚趾支撑身体，在此过程中保持向中间夹球（见图9.23）。这与之前的提踵练习的要领是一样的。下落时停止夹球。
- 脚跟下放至地板时，轻微屈膝以放松腓肠肌，并更多拉伸比目鱼肌（见图9.24）。保持5秒然后再提踵。

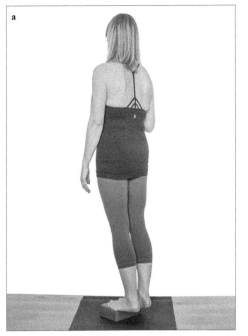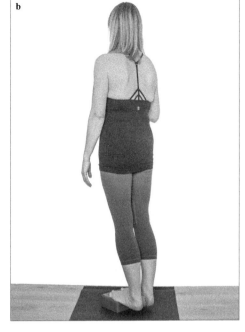

图9.22　拉伸腓肠肌时，保持脚趾与瑜伽砖接触良好

- 每次下放脚跟时在直腿（针对腓肠肌）和屈膝（针对比目鱼肌）间切换。

  重复8次。

19. 膝关节时钟——放松距下关节

　　所需器械——柔软的小球

- 站立，右脚在前，将球放在距下关节正下方（见图9.25）。
- 向下看，用右侧膝关节围绕踝关节逆时针画圈。当膝关节移到3点钟方向时，距下关节会内翻。转到12点钟方向时，踝关节会背屈。在9点钟方向时，距下关节会外翻，最后转到6点钟方向时，踝关节会跖屈。缓慢有控制地做动作，感受小球对距下关节的按摩放松。

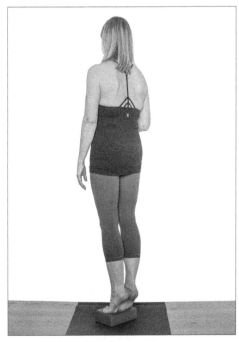

图9.23　提踵过程中脚跟向中间夹球

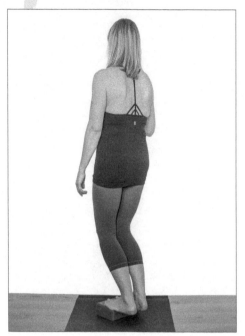

图9.24 屈膝并更多拉伸比目鱼肌

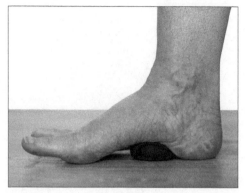

图9.25 把球放在距下关节下方的位置（见第6章和第8章中的评估）。小球可以成为位于各轴线之间的支点，在其上方能自由进行跖屈和背屈以及内翻和外翻

重复4次，然后变换方向至顺时针。在继续练习之前，感受足部发生的变化。

换到另一侧操作，左脚在前，并把球放在距下关节正下方。

- 用左侧膝关节逆时针画圈，先向外移向9点钟方向，此时距下关节会内翻。在12点钟方向踝关节会背屈，朝内向3点钟方向时，距下关节进入外翻位，最后到6点钟方向时，踝关节会跖屈。

重复4次顺时针和4次逆时针画圈动作。

以上介绍的所有练习都是为初学者设计的，现在你已经了解了自己足部的能力和受限的方面。具备了这些知识，你将能更充分地探索这些对你和自身的足部类型有益的练习。坚持练习以及对足部进行保养是非常重要的，并且也能通过诸多微小的改变影响到整个身体的骨骼结构。

下面是3个简短的练习组合排序，一个针对整体足部健康，另外两个分别针对两种足部类型。括号中的练习编号与书中前面内容是一致的。

这些练习组合需要训练10~15分钟，有规律地训练将使你的足部获得更好的结构平衡。

针对整体足部健康的练习

1. 全方位唤醒足部（1）。
2. 足部时钟、8字练习和足三点平衡支撑（2）。
3. 脚趾伸展练习——向前过渡（3）。
4. 缩足练习（提升足部拱形）（6）。
5. 伸膝位双侧提踵且跟骨内侧夹球（7）。
6. 单腿站立——重心转移至一侧足部（8）。
7. 在瑜伽砖上延展身体（18）。

需要强化的足部适合的练习

1. 全方位唤醒足部（1）。
2. 足部时钟、8字练习和足三点平衡支撑（2）。
3. 脚趾伸展练习——向前过渡（3）。
4. 屈膝位双侧提踵（5）。
5. 缩足练习（提升足部拱形）（6）。
6. 伸膝位双侧提踵练习（7）。

7. 单侧提踵（9）。

8. 结合弹力带外侧阻力的单侧提踵（10）。

9. 踇展肌——针对踇趾的训练（12）。

10. 小幅度屈膝（11）。

11. 跪姿踝背屈和跖屈（17），结合垫置物。

12. 在瑜伽砖上延展身体（18），直腿拉伸。

需要放松的足部适合的练习

1. 全方位唤醒足部（1）。

2. 足部时钟、8字练习和足三点平衡支撑（2）。

3. 脚趾伸展练习——向前过渡（3）。

4. 脚趾伸肌的延展和前侧腔室肌肉的放松（16）。

5. 足部时钟——按摩距下关节（2）。

6. 踝关节放松（14）。

7. 足部拧转（15）。

8. 伸膝位双侧提踵（4）。

9. 结合弹力带内侧阻力的单侧提踵（10）。

10. 在瑜伽砖上延展身体（注重拉伸）（18）。

11. 跪姿踝背屈和跖屈（将足部垫至旋前位）（17）。

第10章

为生活而设计

> 美好的一天从完美的鞋开始。
>
> ——佚名

■ 引言

如果穿的鞋子很完美，生活的确会更舒心。但是我们该如何定义完美的鞋呢？尺寸正确，颜色和款式称心如意，鞋跟高度合适，还是穿起来很舒服？

其实这是一个更多与感性相关的问题，答案会受到很多因素影响，如年龄、成长背景、所处时代、穿鞋出席的场合……

著名的高跟鞋设计大师——克里斯蒂安·鲁布托（Christian Louboutin）曾说："鞋子传达了你的身体语言和态度。它们不仅能提升你身体的高度，也能使你心潮澎湃。"不过，不舒适的鞋子会让人心情低落。相信很多人都体会过不舒适的鞋所带来的身体上的折磨，或者因鞋子不得体而十分尴尬、内心饱受煎熬。图10.1展示了鞋子的典型、正常的磨损规律。

鞋子的功能主要有两个：作为时尚风格的符号来传达不同的社交信号，保护我们的双脚。

不幸的是，这两个功能通常是彼此冲突的。为了时尚外观而设计的鞋子，有可能会改变足部的形态，从足部健康角度来讲弊大于利。我们很难找到符合足部形状的鞋子，受时尚潮流的影响，足部被迫适应鞋子形状的情况更为多见（见图10.2）。

有些品牌和样式的鞋子适合我们的双脚，但也有些会导致对足部的挤压并引起变形。这一章会探讨鞋子的结构以及鞋子会如何配合或违背足部的自然节律。大多数制造商早已不把符合理想的人体力学当作设计鞋子的主要目标了，这一点想必众所周知。所以，了解一些有关鞋子设计的知识有助于我们在选购时做出更好的决定。

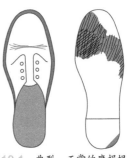

图10.1　典型、正常的磨损规律

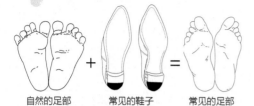

自然的足部　　常见的鞋子　　常见的足部

长期穿着的鞋子会改变足部的形状。

图10.2　自然状态下脚趾的跨度较宽，但是大多数外观时尚的鞋子却会向把脚趾挤向中间并改变足部的形状。图片由Vivobarefoot公司提供

鞋子合脚的重要性

> 他让灰姑娘坐下，然后把水晶鞋穿在了她小小的脚上，这一过程是如此轻松，鞋就如同照着脚的模子做出来的。
>
> ——夏尔·佩罗（Charles Perrault）

大多数时尚的鞋子或多或少需要足部被迫适应。大多数情况下，我们宁可把足部硬挤进鞋里，也不愿去换一双更合适的鞋子。尽管我们并没有夸张到像灰姑娘的姐姐那样为了穿进鞋子而削掉脚上的肉，但是为了鞋子的外观，我们还是选择了让足部适应鞋子，并牺牲了足部的部分功能。

> 如果鞋子不合适，我们是否必须要把脚换掉？
>
> ——格洛丽亚·斯泰纳姆（Gloria Steinem）

长期穿鞋会使足部适应鞋子的形状。幸好现在生产极简跑鞋的公司越来越多，并且它们在快速扩张市场并开发新技术，以提供环保、可再生且非动物真皮制造的鞋子。这些品牌生产的鞋子更符合足部的形状，并且在设计上更多考虑了足部的自然功能。

不过，极简跑鞋在整个鞋子市场中所占的份额仍然很小，而且不得不与仅在2018年就生产了6630万双鞋的全球品牌巨头[1]争夺造鞋材料。这么多鞋子会用到大量皮革、胶水、塑料和模具，也蕴含着巨额利益和市场前景。

和其他的时尚行业一样，鞋子的贸易中也充斥着环境污染、工业废料等。作为消费者，我们的决定能够对经济产生影响。我们应当选择那些支持我们的品牌——那些不污染环境、不使用有毒物质的品牌。

> 我们的收入就像鞋子一样，
> 如果太小，我们便会感到窘迫，
> 如果太大，就会成为累赘和牵绊。
>
> ——约翰·洛克（John Locke）

但是，鞋子的选择并没有那么简单，会有环境和伦理上的考虑，也会有生物力学的因素，还会有情感方面的原因。例如，一篇文献综述发现，尽管已知高跟鞋对足部的生物力学有显著影响，并且更有可能导致骨骼肌肉系统的问题，但是很多女性仍然会穿它（Barnish et al., 2017）。研究者留意到，"暗示或明示"都发挥了一定作用——女性可以自愿或者在他人鼓励下选择穿高跟鞋。其中的主要动力就是觉得穿高跟鞋会改善自己在他人眼中的形象。研究者谨慎地指出，不应有任何人违背自己的意愿而被迫穿高跟鞋。

自愿有时并没有看起来那么简单，我们在做选择时会受到很多因素的影响。2016年英国一项针对成人的观察研究发现，身高更低和

1　数据来自霍斯金斯（Hoskins, 2020）。

BMI［译者注：身体质量指数，体重（千克）除以身高（米）的平方得出的数据］更高的人对应的社会经济地位更低（Tyrrell et al., 2016）。其传达的信息很明确——如果你想在生活中保持"领先"，那么就得更高、更瘦。穿高跟鞋无疑会让人产生这两方面都有提升的错觉，所以，在这个相比于生物力学更重视身高和外表的世界中，人们做选择时能不受限制和不被批判是很重要的。

■ 鞋子的结构

> 大多数鞋子的形状让脚看起来
> 是为鞋子定做的。
> ——莫可可马·莫寇诺阿那
> （Mokokoma Mokhonoana）

鞋子是足部与地面之间的媒介，因而鞋子的特性会影响到足部反应的方式。据估计，鞋子最早出现在4万年前（Trinkaus and Shang, 2008），最初的作用更可能是保护足部，而不是出于任何时尚方面的原因。不过，有趣的是，研究者做出推论是基于当时脚趾长度变短这一事实。是因为脚趾使用得更少导致了脚趾的粗壮程度降低，还是因为脚趾被挤在了鞋子中，谁知道呢？

当代人身上出现了很多"不匹配导致的紊乱"——即数百万年来发展形成的人体解剖与生理和文化上的改变之间渐行渐远。从农业社会兴起，到工业革命，再到个人计算机和通信设备的异军突起，每个改变都影响着我们使用和对待身体的方式。为了适应新的食物类型，人体的消化系统发生了改变，为了适应工作，人要改变，现在我们又需要让身体适应周围的各种通信设备。然而，将脚挤进鞋子里并不是个新问题。

探讨鞋子结构的旅途将带我们贯穿脚跟触地至脚趾离地的整个过程，也会再次复习之前提到过的4个摇杆。尽管本书不会讲到所有类型的鞋，但各类鞋子的优缺点其实大致相似。没有哪种鞋是完美的，即使是极简跑鞋也有其缺点，所以我们应当了解足部的能力，好为其选择合适的鞋子。这里说的合适不仅指大小，也指鞋子的特性与足部的能力相配。

脚跟着地时产生的冲击力必须被吸收，之前提到过，冲击力会朝不同的方向传导。鞋子会影响人体对这些力的反应，最初的冲击能被鞋跟缓冲，接下来足部如何接受震荡则取决于鞋跟的角度和形状。图10.3所示鞋子的鞋跟较高且有着直上直下的边缘，这会使足部在脚跟触地时比正常情况下跖屈得更快，胫骨前肌也必须发更多力才能使足部的下放速度减慢（见图5.2）。所以，这种类型的鞋跟可能会引起小腿前方疼痛，在临床检查时应当将这一因素考虑在内。

脚跟触地后，足部开始承担体重，跟骨发生倾斜。大多数鞋子会如同杯状环绕跟骨，鞋帮适合脚跟的程度各有不同。如果鞋帮太紧，便会阻止跟骨外翻（足旋前的关键运动）；如果太松软，便可能让脚跟不受控地倾斜，并导致皮肤与坚固的鞋帮之间产生摩擦，从而引起刺激征。所以，鞋帮内层一圈磨损得更多表明跟骨很可能不稳。尽管鞋帮能有效帮助稳定脚跟，但是给予多少支持又不至于妨碍足旋前依然是个难以界定的标准。

一定程度的足旋前对提升行走效率是必要的，足部也需要借此吸收一部分冲击力。因为足旋前才能让足部各骨骼之间的空间打开，以此来吸收冲击。讲到这里，下面就介绍鞋腰、

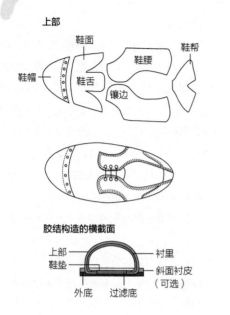

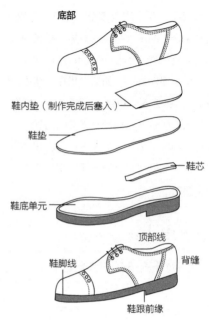

图10.3 某品牌鞋子的大致外观

镶边和鞋面的部分。鞋腰和镶边环绕着中足，而且这些部分可以通过改变系鞋带的方式来匹配不同的足部类型（见图10.4）。鞋面构成了鞋头的上部并容纳了跖骨头和脚趾——足旋前过程中分散程度最高的地方，沿着跖趾关节线。

磨损已经很厉害的鞋子（见图10.1）上的折痕代表了跖趾关节折叠的位置，这条折痕应当位于鞋子最宽的部分，也是侧面看时鞋子的前掌部位（见图10.5）。穿着鞋的时候，鞋前掌的位置应当正好对应前足摇杆的部位。足部的前足和鞋的前掌部位应当都位于鞋面这一柔软部分的下方，因为正是鞋面能够折叠并允许脚趾沿着跖趾关节线伸展。

"正常"和"自然"之间是有区别的，我们的足部在自然状态下的脚趾部位是更宽的。然而，鞋子却并没有适应足部的这一特点，脚背被挤在限制活动的鞋子中。久而久之，足部的形状和功能便会改变。如果没有足够的空间，

跖骨头之间就不能散开以拉紧其横向绑带，足纵弓也不能下降，足部也不能通过扭转来使足底组织产生应变。

行走中的一部分工作可由鞋子完成，它能起到稳定作用，并且其材料能用于缓冲地面反作用力。尤其是运动鞋，先进的材料能为足部提供更好的保护并提升运动效率。这使得有关鞋子的讨论又增加了新的方面。在速度与效率方面，运动鞋允许足部发挥其自然的功能或者能强化个人的运动表现。因此，我们不应陷入诉诸自然谬论[2]中，认为"自然的"必定就是更好的。

不过，就容纳脚趾的鞋头部位和鞋面来说，其不自然的尺寸和形状看起来似乎确实不利于足部健康或运动表现。鞋子的挤压会引起脚趾，尤其是蹬趾，向中间内收，并导致关节排列异

2 诉诸自然谬论是指认为任何自然的东西都比人发明的、非自然的备选物更好。

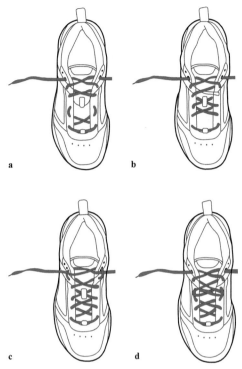

图10.4　不同的系鞋带方式适用于不同类型的足部。(a)足弓较高、旋后类型的足部适合鞋带在中间交叉时留有较大空隙，这样能减少足背的压力。(b)前足较宽的人适合鞋子前方部位留更多的空隙，这样能给脚趾留出更多空间。(c)脚跟较窄的人的足部更容易从鞋子中滑出，因而在踝关节处需要更多支持。(d)旋前类型的足部则可通过鞋带在中部的加强来获取额外支持（修改自Shoe Locker品牌的信息图表）

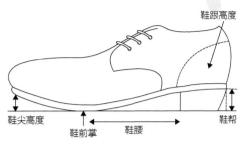

图10.5　标准鞋子的特征

常。在我们年轻时，个体发育的可塑性允许我们把脚挤在新款的鞋子里，而这引起的健康和灵活性上的损伤会在老年阶段体现出来。

一项新的研究表明，85%的老年男性和93%的老年女性的行走速度会显著降低，以至于过马路都不再安全（Asher et al., 2012）。尽管这项调查是在英国进行的，但是其结果与在爱尔兰、南非、西班牙和美国等地所做研究的结果是一致的。这一结果与其他的统计数字之间存在着

明显的关联，比如有研究显示85%的人没有穿着合适的鞋子（Tyrrell, in Yates, 2012），87%的老年人患有某种足部功能障碍（Franklin et al., 2015），50岁以上的人中，每40个人中便有一个跖趾僵硬受限，且多达74%的人有跖外翻（Rodríguez-Sanz et al., 2018）。

在足部的功能紊乱方面，女性比男性的情况更为严重。女性的鞋子不像男性的鞋子那样更贴近足部的形状，这一点我想多数人都会赞同。女式鞋子的鞋跟通常都更高，这会使距骨头承受更大的压力，让踝关节处于更大的跖屈位。长此以往，腓肠肌会缩短且跟腱会变得更紧张（Franklin et al., 2015）。

排列异常和运动幅度受限都会影响骨骼与软组织的功能，就如在第5章中看到的，在人体自然的动作中将胶原纤维组织拉紧能带来诸多好处，并且关节和软组织排列方向一致更有利于整个运动系统流畅地运作。脚趾的方向发生改变或者人为减少脚趾关节的运动范围，都会耗损系统的动量并削弱软组织预先拉紧所发挥的力量强化作用。

鞋子的设计能从多方面影响足底组织的预先拉紧效果，最显著的一个就是鞋尖高度，也就是鞋底最前面的部位向上翘起的弧度，制造商通常会利用它来减小鞋底硬度较大带来的影响。如果鞋底所使用的材料较为坚硬且不易弯

曲，便会阻止跖趾关节伸展，所以鞋子制造商把鞋底设计成在鞋尖处翘起来弥补这一点。

鞋尖上翘会减少脚趾正常的伸展运动（译者注：穿进鞋子，脚趾便已经处于伸展位，行走中实际发生的伸展运动会减少），因而会减少屈肌的参与。由此，鞋子便减少了足部的工作量，使相关肌群因不再发挥减速与控制的功能而变得薄弱。有研究发现，上翘的鞋尖能减少内侧足纵弓的负荷并降低其刚性，长此以往，足内部小肌群由于未被经常使用而力量越发薄弱（Sichting et al., 2020）。

但是，我们仍需保持警惕，不要让自己落入诉诸自然论的谬误。阅读科研文献时带着辩证的眼光才能从中汲取对临床有帮助的经验。西什丁等人的研究发现鞋尖上翘能使鞋子替代发挥原本由足底组织发挥的作用，这对健康的足部来说自然是有害的。但是如果足部本身已经存在缺陷，那么鞋子起到的作用也许就完全不同了。对脚跟下方疼痛、足底筋膜炎或者跖骨疼痛等情况而言，鞋尖上翘在临床上是有帮助的，因为它能减少相关组织承担的负荷并使其得到愈合的机会，同时患者又无须完全静养，可以继续行走。

一个全面的文献综述表明，与习惯赤脚行走的人群相比，穿鞋者的足部通常更为薄弱且内侧足纵弓也更低（Holowka and Lieberman, 2018）。文献研究还发现，穿极简跑鞋能显著增加跨展肌的横截面积，同时也能使小趾展肌和趾短屈肌的横截面积有所增加。足部在极简跑鞋中能更多地分散且脚趾能够正常伸展，所以相关的肌肉也由于需要行使正常功能而工作得更多。在第 1 章中提到过，足内部的小肌群也被称为"足部的核心系统"（Mc-Keon et al., 2014），就像躯干的核心肌群一样，足部肌群

也会受益于训练。通常情况下，我们并不需要去健身房训练足部，只要我们穿着合适的鞋子，在行走中的每一步就能锻炼到它们。

极简跑鞋柔软轻薄的鞋底不仅能让足底组织充分参与到动作中，也能促进感觉输入的刺激。也就是说，足部能更清晰地感知地面，并且足底的力学感受器也能通过拉紧的软组织接收有关压力、剪切力和拉力的信息，这些都是穿着坚硬和狭小的鞋子无法实现的。但是对于存在病理状况的足部来说，现代的鞋子还是能起到一定辅助作用的。尤其是患有某些严重疾病的人，也许更需要鞋子对足部的保护功能。外周血管或神经系统疾患可能会增加神经的敏感度，但也可能会导致更加危险的感觉减退，严重到让人甚至无法感受到组织的受损。比如糖尿病患者常受困于足部损伤导致的并发症，甚至有时不得不截肢。所以，良好的医疗照护服务应当确保特殊人群穿着合适的鞋子。

其他一些没那么严重的情况，比如足底筋膜炎，则可借助缓冲良好的鞋底来暂时减少组织的受力并促进其恢复。事实上，各种软组织过度负荷的问题都能从鞋子的支持作用中获益，以得到休息和恢复。例如，脂肪垫退化变薄便可通过缓冲性较高的鞋跟来补偿，穿极简跑鞋时跟骨下的脂肪垫会发生高达 60% 的变形，而传统跑鞋则可使之降至 35%。

■ 找到合适的大小

> 鞋子太紧也不是没有任何好处，
> 至少它能让你忘却其他烦恼。
> ——乔希·比林斯（Josh Billings）

合适的鞋子大小非常关键，下面列出了一

些能帮助你选到合适鞋子的简单方法。

- 在下午去商店里试鞋。因为在一天中，足部的体积可增大3%，如果做了剧烈运动，甚至能增加8%（Yates, 2012）。所以，要注意买鞋的时机。

- 大多数人都存在一只脚比另一只脚稍长的情况，所以买鞋时要以更长的一只脚为准。更短的一只脚可以通过垫鞋垫或者脚跟垫来填补鞋中多余的空间。

- 确保你试鞋时穿的袜子与之后穿鞋时的袜子一样。不要在试鞋时穿着轻薄的尼龙袜，然后把鞋买回家后便穿上厚厚的棉袜子。

- 鞋子最前方距离最长的那根脚趾应该留有10~12毫米——最长的可能是第二脚趾，而不是踇趾。

- 踇趾关节排列而成的线应当位于鞋子最宽的部分。此处还应当柔软，不要有材料的拼接或者其他会导致脚趾离地阶段中让鞋面挤在一起的设计。

- 如果因为足部比较宽而想要买更大号的鞋，那么要谨慎。尽管每个人的足部在正常情况下形态各异，但是很多制造商并没有把鞋子按不同的宽度来设计，所以人们想要找到宽度合适的鞋子通常会买大一号的。但是鞋子长度增加之后，足部踇趾关节线相对于鞋前掌的位置也会改变。通常在鞋底中会内嵌一块坚硬的板叫作鞋芯，它通常由塑料、钢或木头制成（见图10.3，在高跟鞋的内垫中通常能看出它的轮廓）。鞋芯的作用是保护鞋腰，但如果你穿了一双比平常更大的鞋，那么鞋芯可能会挤压到踇趾关节部位。足部踇趾关节线和鞋前掌折叠处能够相匹配是非常关键的，在这种情况下踇趾关节应当超过鞋芯的边缘（见图10.6）。

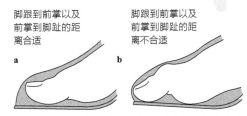

脚跟到前掌以及前掌到脚趾的距离合适　　　脚跟到前掌以及前掌到脚趾的距离不合适

a　　　　　　　　b

图10.6　大小合适的鞋子（a）的前掌弯折处会和踇趾关节线匹配。如果鞋子太短（b），则会使足部踇趾关节线和鞋子折叠处位置不一致，并使得脚趾被挤压

- 鞋子前部的宽度应当与脚趾的宽度匹配或者更宽才行。此外，鞋面材料易于形变的程度也会产生影响，如果材料非常柔软，那么即使是稍窄的鞋子也会觉得是合脚的。鞋子狭窄和材料坚硬这两者不能出现。

- 如果鞋子有后帮，其应当与足部的需求相符。你的足部是否需要更多支撑？鞋帮是否过软或过硬？鞋帮的高度也各有不同，如果鞋帮高度相对跟骨过高可能引起刺激，这一点要注意。

- 鞋子的高度差是鞋跟高度与前掌高度之间的差值。高度差越大，踇骨头处承受的压力越大，静态的伸展幅度也更大。穿高跟鞋会同时改变踝关节和踇趾关节处的角度，也会改变走路时足部提升刚性的能力。虽然踝关节在更加跖屈的位置更有利于其完成更大幅度的背屈运动（因为踝关节要先从跖屈位运动至中立位，再运动到背屈位），但是由于脚趾已经处在了伸展位，踝关节实际上不太可能到达最大的背屈位置以自然拉紧跖屈肌的肌腱。改变鞋子的高度差影响足外部和内部肌群的力学，可能引起髋关节和背部的代偿。

　　鞋子也可配合矫形鞋垫（不管是经处方开具的还是能在柜台直接买到的）一并使用。鞋子应当与矫形鞋垫的大小、形状相符，并且在放入鞋垫后仍为足部留有足够的空间，以确保正常行走。想找到合适的矫形鞋垫通常需要咨询专业人士，有不少人觉得在商店里直接能买到的鞋垫带来的缓解效果和价格高昂的定制鞋垫相比差不多，所以认为购买便宜的鞋垫是性价比更高的选择。不过，选择矫形鞋垫应当和选鞋子一样谨慎，就像穿僵硬且不合适的鞋子一样，矫形鞋垫往往会减少足部承受的应力和产生的应变，长此以往足部会形成对矫形鞋垫的依赖并使足部力量越发薄弱。矫形鞋垫更适合作为减轻组织负担的临时措施，之后还是要靠合适的拉伸与练习来强化足部。

鞋子前部的形状和角度也会影响脚趾离地阶段的动作方向，就如同在第8章中针对莫顿足的讨论，关节的排列异常会改变继续向身体

上方传导的动量方向。鞋子被设计成具有不同的扩大部分（见图10.7）——从鞋中线到最靠内和靠外部位的距离不同。中线就是将鞋跟部位均等划分为两部分的直线，制造商可选择增加鞋内侧或外侧到中线的距离，或者让两侧距离对等。内侧扩大型就是鞋子在中线内侧占据的面积更大，外侧扩大型即鞋子在中线外侧的面积更大。这些差异可以分别适应旋后或旋前类型足部的需求，也可防止足部皮肤与鞋子之间产生过度接触而导致炎症。

结语

> 鞋子就如同朋友，它们能给你支持，
> 也能把你打倒。
> ——佚名

如果我们关心足部并选择合适的鞋子，那么足部和鞋子便可以成为最好的朋友。我们可以偶尔赤脚在沙滩上跑步，或者穿鞋底柔软且符合脚形的极简跑鞋。我们应当确保鞋子能起到其应有的作用，以此来确保足部能在之后发挥应有的功能。否则，行走的速度缓慢、效率低下且偶有疼痛，将会限制我们充分体验和参与到这个世界中。

神经科学研究者沙恩·奥马哈（Shane O' Mara）教授在其2019年的著作中对步态做了精彩的阐述，他列举了行走能带给我们的诸多心理和生理上的好处。走路这一简单的动作能帮助我们维持肌肉的力量和张力、减弱肌肉衰老的效应、让情感变得更加积极。奥马哈教授提醒我们，每天出去散散步有利于"减少情绪低落并使人更加开朗、外向"。但是他说，最大的好处是从借助我们的延展去探索自然世界

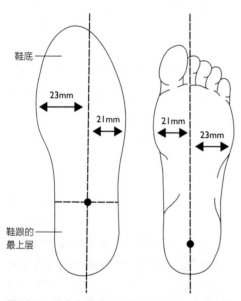

图10.7　鞋底中线到两侧最宽位置的距离应当大于足中线至足部两边最宽处的距离。如果鞋子内侧部分更宽，则称为内侧扩大型；如果外侧部分更宽，那么就属于外侧扩大型；如果内侧与外侧等距，那么鞋子就是中立型

的过程中获得的。尽管奥马哈教授没有明确指出"延展"一词的含义，但我认为它就是我们在行走中脚趾离地之前那一刻身体所处的延展位置。在这一位置中，我们是打开的，且身体前方被拉长。

让足部保持灵活适应的能力，足部也会馈赠给我们同样的礼物。

我们需要走出去并延展自己，要想达到这个目标，就要有能力去伸展自己的身体，尤其是蹈趾。关注你的足部、让它们保持强壮与灵活并选择合适的鞋子，这些都将支持你大步向前——使你能充分利用身体的运动幅度、确保你能安全地穿过马路并快乐地走向人生之后的岁月。

让莫顿博士来总结陈词："人体足部的规律在本质上不存在任何无序之物。"（Human Locomotion and Form, 1963，p28）

足部的每一部分、每一块组织、每一条韧带以及跨过骨性凹沟的每一条肌腱进化至如今的模样均有其原因。人类这令人赞叹的足部能平衡诸多冲突的要求，可谓完全的生物复合体，值得我们去关注并花时间分析与理解。

不管是面对偏见问题，还是对肌肉功能的过度简化，通常都是僵化的二元思维占据了主导地位。我希望我们都能把自己从这种思维中解脱出来，能够让思维拓展和发散。

寥寥几句不足以表达全部心声，希望本书值得大家回味与重读。

参考文献

Abdalbary, S., E. Elshaarawy, and B. Khalid. 2016. "Tensile Properties of the Deep Transverse Metatarsal Ligament in Hallux Valgus." *Medicine* 95(8): 2843.

Abitbol, M. 1988. "Effect of Posture and Locomotion on Energy Expenditure." *American Journal of Physical Anthropology* 77(2): 191–199.

Adstrum, S., G. Hedley, R. Schleip, C. Stecco, and C. Yucesoy. 2017. "Defining the Fascial System." *Journal of Bodywork and Movement Therapies* 21(1): 173–177.

Aiello, L., C. Dean, and J. Cameron. 2002. *An Introduction to Human Evolutionary Anatomy*. 1st edn. London: Academic Press.

Aiello, L., and J. Wells. 2002. "Energetics and the Evolution of the Genus HOMO." *Annual Review of Anthropology* 31: 323–338.

Asher, L., M. Aresu, E. Falaschetti, and J. Mindell. 2012. "Most Older Pedestrians are Unable to Cross the Road in Time: A Cross-sectional Study." *Age and Ageing* 41(5): 690–694.

Barak, M., D. Lieberman, and J. Hublin. 2011. "A Wolff in Sheep's Clothing: Trabecular Bone Adaptation in Response to Changes in Joint Loading Orientation." *Bone* 49(6): 1141–1151.

Barnish, M., H. Morgan, and J. Barnish. 2017. "The 2016 HIGh Heels: Health effects And psychosexual BenefITS (HIGH HABITS) study: Systematic Review of Reviews and Additional Primary Studies." *BMC Public Health* 18: 37.

Batson, E., G. Reilly, J. Currey, and D. Balderson. 2010. "Postexercise and Positional Variation in Mechanical Properties of the Radius in Young Horses." *Equine Veterinary Journal* 32(2): 95–100.

Benzie, S. 2020. *Lost Art of Running*. London: Bloomsbury Sport.

Biel, A., and R. Dorn. 2015. *Trail Guide to the Body*. 5th edn. Boulder: Books of Discovery.

Bramble, D., and D. Lieberman. 2004. "Endurance Running and the Evolution of Homo." *Nature* 432(7015): 345–352.

Brockett, C., and G. Chapman. 2016. "Biomechanics of the Ankle." *Orthopaedics and Trauma* 30(3): 232–238.

Carter, D., and G. Beaupré. 2001. *Skeletal Function and Form*. Cambridge: Cambridge University Press.

Chen, C., and D. Ingber. 1999. "Tensegrity and Mechanoregulation: From Skeleton to Cytoskeleton." *Osteoarthritis and Cartilage* 7(1): 81–94.

Clarke, R., and P. Tobias. 1995. "Sterkfontein Member 2 Foot Bones of the Oldest South African Hominid." *Science* 269(5223): 521–524.

Cowgill, L., A. Warrener, H. Pontzer, and C. Ocobock. 2010. "Waddling and Toddling: The Biomechanical Effects of an Immature Gait." *American Journal of Physical Anthropology* 143(1): 52–61.

Coyne, J. 2014. *Why Evolution Is True*. New York: Penguin Books.

Crompton, R., E. Vereecke, and S. Thorpe. 2008. "Locomotion and Posture from the Common Hominoid Ancestor to Fully Modern Hominins, with Special Reference to the Last Ccommon Panin/Hominin Ancestor." *Journal of Anatomy* 212(4): 501–543.

Currey, J. 2013. *Bones*. Princeton: Princeton University Press.

Dalmau-Pastor, M., B. Fargues-Polo, D. Casanova-Martínez, J. Vega, and P. Golanó. 2014. "Anatomy of the Triceps Surae." *Foot and Ankle Clinics* 19(4): 603–635.

Darwin, C. 1872. *The Origin of Species By Means of Natural Selection*. 6th edn. London: John Murray.

DeSilva, J., E. McNutt, J. Benoit, and B. Zipfel. 2018.

"One Small Step: A Review of Plio-Pleistocene Hominin Foot Evolution." *American Journal of Physical Anthropology* 168(S67): 63–140.

Duda, G., M. Heller, J. Albinger, O. Schulz, E. Schneider, and L. Claes. 1998. "Influence of Muscle Forces on Femoral Strain Distribution." *Journal of Biomechanics* 31(9): 841–846.

Earls, J. 2020. *Born to Walk*. Nutbourne: Lotus Publishing.

Ellis, T. 1889. *The Human Foot—Its Form and Structure, Functions and Clothing*. 1st edn. London: Churchill.

Farris, D., and B. Raiteri. 2017a. "Elastic Ankle Muscle—Tendon Interactions are Adjusted to Produce Acceleration During Walking in Humans." *The Journal of Experimental Biology* 220(22): 4252–4260.

Farris, D., and B. Raiteri. 2017b. "Modulation of Leg Joint Function to Produce Emulated Acceleration During Walking and Running in Humans." *Royal Society Open Science* 4(3): 160901.

Farris, D., J. Birch, and L. Kelly. 2020. "Foot Stiffening During the Push-off Phase of Human Walking is Linked to Active Muscle Contraction, and not the Windlass Mechanism." *Journal of The Royal Society Interface* 17(168): 20200208.

Fede, C., C. Pirri, C. Fan, G. Albertin, A. Porzionato, V. Macchi, R. De Caro, and C. Stecco. 2019. "Sensitivity of the Fasciae to Sex Hormone Levels: Modulation of Collagen-I, Collagen-III and Fibrillin Production." *PLOS ONE* 14 (9): e0223195.

Fleagle, J. 2013. *Primate Adaptation and Evolution*. 3rd edn. Edinburgh: Elsevier.

Foster, A., D. Raichlen, and H. Pontzer. 2013. "Muscle Force Production During Bent-Knee, Bent-Hip Walking in Humans." *Journal of Human Evolution* 65(3): 294–302.

Franklin, S., M. Grey, N. Heneghan, L. Bowen, and F-X. Li. 2015. "Barefoot vs Common Footwear: A Systematic Review of the Kinematic, Kinetic and Muscle Activity Differences During Walking." *Gait & Posture* 42 (3): 230 – 239.

Fukunaga, T., K. Kubo, Y. Kawakami, S. Fukashiro, H. Kanehisa, and C. Maganaris. 2001. "In Vivo Behaviour of Human Muscle Tendon During Walking." *Proceedings of the Royal Society of London Series B: Biological Sciences* 268(1464): 229–233.

Galway-Witham, J., and C. Stringer. 2018. "How did Homo Sapiens Evolve?" *Science* 360(6395): 1296–1298.

Garfin, S., C. Tipton, S. Mubarak, S. Woo, A. Hargens, and W. Akeson. 1981. "Role of Fascia in Maintenance of Muscle Tension and Pressure." *Journal of Applied Physiology* 51(2): 317–320.

Gosman, J., Z. Hubbell, C. Shaw, and T. Ryan. 2013. "Development of Cortical Bone Geometry in the Human Femoral and Tibial Diaphysis." *The Anatomical Record* 296(5): 774–787.

Grant, R., and Grant, P. 1993. "Evolution of Darwin's finches caused by a rare climatic event. Proceedings of the Royal Society of London." *Series B: Biological Sciences* 251(1331): 111–117.

Grant, P., and B. Grant, B. 2008. *How and Why Species Multiply*. 1st edn. Princeton: Princeton University Press.

Hallinan, J., W. Wang, M. Pathria, E. Smitaman, and B. Huang. 2019. "The Peroneus Longus Muscle and Tendon: a Review of its Anatomy and Pathology." *Skeletal Radiology* 48(9): 1329–1344.

Hanna, T. 2004. Somatics. Cambridge, Mass.: Da Capo.

Hicks, J. 1955. "The Foot as a Support." *Cells Tissues Organs* 25(1): 34–45.

Hicks, J. 1956. "The Mechanics of the Foot, IV." *Cells Tissues Organs* 27(3): 180–192.

Holowka, N., and D. Lieberman. 2018. "Rethinking the Evolution of the Human Foot: Insights from Experimental Research." *The Journal of Experimental Biology* 221(17): jeb174425.

Holowka, N., I. Wallace, and D. Lieberman. 2018. "Foot Strength and Stiffness are Related to Footwear Use in a Comparison of Minimally- vs. Conventionally-Shod Populations." *Scientific Reports* 8(1): 3679.

Holowka, N., Wynands, B., Drechsel, T., Yegian, A., Tobolsky, V., Okutoyi, P., Mang'eni Ojiambo, R., Haile, D., Sigei, T., Zippenfennig, C., Milani, T. and Lieberman, D. 2019. Foot Callus Thickness Does Not Trade Off Protection for Tactile Sensitivity During Walking. *Nature*, 571(7764): 261–264.

Hoskins, T. 2020. *Footwork: What Your Shoes Are Doing to the World*. 1st ed. London: Weidenfield & Nicolson.

Huijing, P., H. Maas, and G. Baan. 2003. "Compartmental Fasciotomy and Isolating a Muscle from Neighboring Muscles Interfere with Myofascial Force Transmission within the Rat Anterior Crural Compartment." *Journal of Morphology* 256(3): 306–321.

Hutchison, M. 2018. "Can Foot Exercises and Barefoot Weight Bearing Improve Foot Function in Participants with Flat Feet?" *Orthopedic Research Online Journal* 3(4): 000567.

Ishikawa, M., J. Pakaslahti, and P. Komi. 2007. "Medial

Gastrocnemius Muscle Behavior During Human Running and Walking." *Gait & Posture* 25(3): 380–384.

Jones, F. 1944. *Structure and Function as Seen in the Foot*. 1st edn. Baltimore: Williams & Wilkins.

Kapandji, I., L. Honoré, and R. Tubiana. 2019. *The Physiology of the Joints*. 7th edn. Edinburgh: Handspring.

Kidd, R., P. O' Higgins, and C. Oxnard. 1996. "The OH8 Foot: A Reappraisal of the Functional Morphology of the Hindfoot Utilizing a Multivariate Analysis." *Journal of Human Evolution* 31(3): 269–291.

Kim, P., Richey, J., Wissman, L. and Steinberg, J. 2010. The Variability of the Achilles Tendon Insertion: A Cadaveric Examination. *The Journal of Foot and Ankle Surgery*, 49(5): 417–420.

Kurihara, T., J. Yamauchi, M. Otsuka, N. Tottori, T. Hashimoto, and T. Isaka. 2014. "Maximum Toe Flexor Muscle Strength and Quantitative Analysis of Human Plantar Intrinsic and Extrinsic Muscles by a Magnetic Resonance Imaging Technique." *Journal of Foot and Ankle Research* 7(1): 26.

Lai, A., A. Schache, N. Brown, and M. Pandy. 2016. "Human Ankle Plantar Flexor Muscle–Tendon Mechanics and Energetics During Maximum Acceleration Sprinting." *Journal of The Royal Society Interface* 13(121): 20160391.

Lewis, O. 1989. *Functional Morphology of the Evolving Hand and Foot*. Oxford: Clarendon VIII.

Lidstone, D., H. van Werkhoven, A. Needle, P. Rice, and J. McBride. 2018. "Gastrocnemius Fascicle and Achilles Tendon Length at the End of the Eccentric Phase in a Single and Multiple Countermovement Hop." *Journal of Electromyography and Kinesiology* 38: 175–181.

Lieber, R., and S. Ward. 2011. "Skeletal Muscle Design to Meet Functional Demands." *Philosophical Transactions of the Royal Society B: Biological Sciences* 366(1570): 1466–1476.

Lieberman, D. 1997. "Making Behavioral and Phylogenetic Inferences from Hominid Fossils: Considering the Developmental Influence of Mechanical Forces." *Annual Review of Anthropology* 26(1): 185–210.

Lieberman, D. 2014. *The Story of the Human Body*. 1st edn. Vintage.

Lutz, F., R. Mastel, M. Runge, F. Stief, A. Schmidt, A. Meurer, and H. Witte. 2016. "Calculation of Muscle Forces During Normal Gait Under Consideration of Femoral Bending Moments." *Medical Engineering & Physics* 38(9): 1008–1015.

McDougall, C. 2009. *Born to Run*. New York: Random House.

McKenzie, J. 1955. "The Foot as a Half-Dome." *British Medical Journal* 1(4921): 1068–1069.

McKeon, P., J. Hertel, D. Bramble, and I. Davis, I. 2014. "The Foot Core System: A New Paradigm for Understanding Intrinsic Foot Muscle Function." *British Journal of Sports Medicine* 49(5): 290–290.

Medical Massage Therapy. 2020. *Range of Motion*.

Michaud, T. 2021. *Injury-Free Running: Your Illustrated Guide to Biomechanics, Gait Analysis, and Injury Prevention*. Chichester: Lotus Publishing.

Mickle, K., C. Nester, G. Crofts, and J. Steele. 2012. "Reliability of Ultrasound to Measure Morphology of the Toe Flexor Muscles." *Journal of Foot and Ankle Research* 5(S1).

Miller, E., Whitcome, K., Lieberman, D., Norton, H. and Dyer, R. 2014. "The Effect of Minimal Shoes On Arch Structure and Intrinsic Foot Muscle Strength." *Journal of Sport and Health Science* 3(2): 74–85.

Morton, D., and D. Fuller. 1952. Human Locomotion and Body Form. Baltimore: Williams & Wilkins. Morton, D. 1922. "Evolution of the Human Foot." *American Journal of Physical Anthropology* 5(4): 305–336.

Morton, D. 1935. *The Human Foot*. New York: Columbia University Press.

Nash, L., M. Phillips, H. Nicholson, R. Barnett, and M. Zhang. 2004. "Skin Ligaments: Regional Distribution and Variation in Morphology." *Clinical Anatomy* 17(4): 287–293.

Navarrete, A., C. van Schaik, and K. Isler. 2011. "Energetics and the Evolution of Human Brain size." *Nature* 480(7375): 91–93.

Nigg, B. 2010. *Biomechanics of Sport Shoes*. Calgary, Alta: University of Calgary.

Olewnik, Ł. 2019. "A proposal for a new classification for the tendon of insertion of tibialis posterior." *Clinical Anatomy* 32(4): 557–565.

Olewnik, Ł., M. Podgórski, M. Polguj, and M. Topol. 2019. "A Cadaveric and Sonographic Study of the Morphology of the Tibialis Anterior Tendon—a Proposal for a New Classification." *Journal of Foot and Ankle Research* 12(9).

Olson, M., T. Lockhart, and A. Lieberman. 2019. "Motor Learning Deficits in Parkinson's Disease (PD) and Their Effect on Training Response in Gait and Balance: A Narrative Review." *Frontiers in Neurology* 10: 62.

O'Mara, S. 2019. *In Praise of Walking*. London: Bodley Head.

Pablos, A. 2015. "The Foot in the Homo Fossil Record." *Mitteilungen derGesellschaft für Urgeschichte* 24(11): 11-28.

Page, P., C. Frank, and R. Lardner. 2014. *Assessment and Treatment of Muscle Imbalance*. Champaign, IL: Human Kinetics.

Perry, J., and J. Burnfield. 2010. *Gait Analysis*. Canada: Trafford.

Physiopedia. 2020. *Navicular Drop Test*.

Pontzer, H. 2017. "Economy and Endurance in Human Evolution." *Current Biology* 27(12): R613-R621.

Pretterklieber, B. 2018. "Morphological Characteristics and Variations of the Human Quadratus Plantae Muscle." *Annals of Anatomy: Anatomischer Anzeiger* 216: 9-22.

Rajakulasingam, R., J. Murphy, H. Panchal, S. James, and R. Botchu. 2019. "Master Knot of Henry Revisited: a Radiologist's Perspective on MRI." *Clinical Radiology* 74(12): 972.e1-972.e8.

Reach, J., K. Amrami, J. Felmlee, D. Stanley, J. Alcorn, and N. Turner. 2007. "The Compartments of the Foot: A 3-Tesla Magnetic Resonance Imaging Study with Clinical Correlates for Needle Pressure Testing." *Foot & Ankle International* 28(5): 584-594.

Rios Nascimento, S., R. Watanabe Costa, C. Ruiz, and N. Wafae. 2012. "Analysis on the Incidence of the Fibularis Quartus Muscle Using Magnetic Resonance Imaging." *Anatomy Research International* 2012: 485149.

Robbins, S., E. Waked, and J. McClaran. 1995. "Proprioception and Stability: Foot Position Awareness as a Function of Age and Footware." *Age and Ageing* 24(1): 67-72.

Roberts, T., and E. Azizi. 2011. "Flexible Mechanisms: The Diverse Roles of Biological Springs in Vertebrate Movement." *Journal of Experimental Biology* 214(3): 353-361.

Rodríguez-Sanz, D., N. Tovaruela-Carrión, D. López-López, P. Palomo-López, C. Romero-Morales, E. Navarro-Flores, and C. Calvo-Lobo. 2018. "Foot Disorders in the Elderly: A Mini-Review." *Disease-a-Month* 64(3): 64-91.

Rolian, C., D. Lieberman, J. Hamill, J. Scott, and W. Werbel. 2009. "Walking, Running and the Evolution of Short Toes in Humans." *Journal of Experimental Biology* 212(5): 713-721.

Rubenson, J., N. Pires, H. Loi, G. Pinniger, and D.

Shannon. 2012. "On the Ascent: The Soleus Operating Length is Conserved to the Ascending Limb of the Force-Length Curve Across Gait Mechanics in Humans." *Journal of Experimental Biology* 215(20): 3539-3551.

Ruff, C., B. Holt, and E. Trinkaus. 2006. "Who's Afraid of the Big Bad Wolff?: "Wolff's law" and Bone Functional Adaptation." *American Journal of Physical Anthropology* 129(4): 484-498.

Sawicki, G., C, Lewis, and D. Ferris. 2009. "It Pays to Have a Spring in Your Step." *Exercise and Sport Sciences Reviews* 37(3): 130-138.

Shubin, N. 2014. *Your Inner Fish*. New York: Vintage Books.

Shubin, N. 2021. *Some Assembly Required*. London: Oneworld Publications.

Shubin, N., E. Daeschler, and F. Jenkins. 2014. "Pelvic Girdle and Fin of Tiktaalik Roseae." *Proceedings of the National Academy of Sciences* 111(3): 893-899.

Sichting, F., N. Holowka, F. Ebrecht, and D. Lieberman. 2020. "Evolutionary Anatomy of the Plantar Aponeurosis in Primates, Including Humans." *Journal of Anatomy* 237(1): 85-104.

Silder, A., B. Whittington, B. Heiderscheit, and D. Thelen. 2007. "Identification of Passive Elastic Joint Moment-Angle Relationships in the Lower Extremity." *Journal of Biomechanics* 40(12): 2628-2635.

Singh, A., Zwirner, J., Templer, F., Kieser, D., Klima, S. and Hammer, N. 2021. On the Morphological Relations of the Achilles Tendon and Plantar Fascia via the Calcaneus: a Cadaveric Study. *Scientific Reports*, 11(1).

Snow, S., Bohne, W., DiCarlo, E. and Chang, V. 1995. Anatomy of the Achilles Tendon and Plantar Fascia in Relation to the Calcaneus in Various Age Groups. *Foot & Ankle International*, 16(7): 418-421.

Solórzano, S. 2020. *Everything Moves*. 1st edn. Edinburgh: Handspring.

Sorrentino, R., K. Carlson, E. Bortolini, C. Minghetti, F. Feletti, L. Fiorenza, S. Frost, T. Jashashvili, W. Parr, C. Shaw, A. Su, K. Turley, S. Wroe, T. Ryan, M. Belcastro, and S. Benazzi, 2020. "Morphometric Analysis of the Hominin Talus: Evolutionary and Functional Implications." *Journal of Human Evolution* 142: 102747.

Stainsby, G. 1997. "Pathological Anatomy and Dynamic Effect of the Displaced Plantar Plate and the Iimportance of the Integrity of the Plantar Plate-Deep Transverse Metatarsal Ligament Tie-Bar." *Annals of The Royal College of Surgeons of England* 79(1): 58-68.

Standring, S. 2008. *Gray's Anatomy*. Edinburgh: Elsevier Health Sciences UK.

Stecco, C. 2015. *Functional Atlas of the Human Fascial System*. 1st edn. Edinburgh: Elsevier.

Stecco, C., V. Macchi, A. Porzionato, A. Morra, A. Parenti, A. Stecco, V. Delmas, and R. De Caro. 2010. "The Ankle Retinacula: Morphological Evidence of the Proprioceptive Role of the Fascial System." *Cells Tissues Organs* 192(3): 200–210.

Taleb, N. 2013. *Anti-Fragile*. London: Allen Lane.

Tamer, P., and S. Simpson. 2017. "Evolutionary Medicine: Why do Humans get Bunions?" *Evolution, Medicine, and Public Health* 2017(1): 48–49.

Thompson, D. 1968. *On Growth and Form*. Cambridge: Cambridge University Press.

Thorpe, S., R. Holder, and R. Crompton. 2007. "Origin of Human Bipedalism as an Adaptation for Locomotion on Flexible Branches." *Science* 316(5829): 1328–1331.

Trinkaus, E., and H. Shang. 2008. "Anatomical Evidence for the Antiquity of Human Footwear: Tianyuan and Sunghir." *Journal of Archaeological Science* 35(7): 1928–1933.

Tyrrell, J., S. Jones, R. Beaumont, C. Astley, R. Lovell, H. Yaghootkar, M. Tuke, K. Ruth, R. Freathy, J. Hirschhorn, A. Wood, A. Murray, M. Weedon, and T. Frayling. 2016. "Height, Body Mass Index, and Socioeconomic Status: Mendelian Randomisation Study in UK Biobank." *British Medical Journal* 352: i582.

van der Wal, J. 2009. "The Architecture of the Connective Tissue in the Musculoskeletal System—An Often Overlooked Functional Parameter as to Proprioception in the Locomotor Apparatus." *International Journal of Therapeutic Massage & Bodywork* 2(4): 9–23.

van Wingerden, J., A. Vleeming, C. Snijders, and R. Stoeckart. 1993. "A Functional-Anatomical Approach to the Spine-Pelvis Mechanism: Interaction Between The Biceps Femoris Muscle and the Sacrotuberous Ligament." *European Spine Journal* 2(3):140–144.

Venkadesan, M., A. Yawar, C. Eng, M. Dias, D. Singh, S. Tommasini, A. Haims, M. Bandi, and S. Mandre. 2020. "Stiffness of the Human Foot and Evolution of the Transverse Arch." *Nature* 579(7797): 97–100.

Viseux, F. 2020. "The Sensory Role of the Sole of the Foot: Review and Update on Clinical Perspectives." *Neurophysiologie Clinique* 50(1): 55–68.

Webber, J., and D, Raichlen. 2016. "The role of Plantigrady and Heel-Strike in the Mechanics and Energetics of Human Walking with Implications for the Evolution of the Human Foot." *The Journal of Experimental Biology* 219(23): 3729–3737.

Whittington, B., A. Silder, B. Heiderscheit, and D. Thelen. 2008. "The Contribution of Passive-Elastic Mechanisms to Lower Extremity Joint Kinetics During Human Walking." *Gait & Posture* 27 (4): 628–634.

Wilson, A., and G. Lichtwark. 2011. "The Anatomical Arrangement of Muscle and Tendon Enhances Limb Versatility and Locomotor Performance." *Philosophical Transactions of the Royal Society B: Biological Sciences* 366(1570): 1540–1553.

Wood Jones, F. 1944. Structure and Function as Seen in the Foot. 1st edn. Baltimore: Williams and Wilkins.

Yamauchi, J., and K. Koyama. 2019. "Force—Generating Capacity of the Toe Flexor Muscles and Dynamic Function of the Foot Arch in Upright Standing." *Journal of Anatomy* 234(4): 515–522.

Yates, B., and L. Merriman. 2009. *Merriman's Assessment of the Lower Limb*. Edinburgh: Churchill Livingstone.

Yates, B. 2012. *Merriman's Assessment of the Lower Limb*. Edinburgh: Churchill Livingstone.

Yi, T., G. Lee, I. Seo, W. Huh, T. Yoon, and B. Kim. 2011. "Clinical Characteristics of the Causes of Plantar Heel Pain." *Annals of Rehabilitation Medicine* 35(4): 507–513.

Young, N., T. Capellini, N. Roach, and Z. Alemseged. 2015. "Fossil Hominin Shoulders Support an African Ape-Like Last Common Ancestor of Humans and Chimpanzees." *Proceedings of the National Academy of Sciences* 112(38): 11829–11834.

Zelik, K., V. La Scaleia, Y. Ivanenko, and F. Lacquaniti. 2014. "Coordination of Intrinsic and Extrinsic Foot Muscles During Walking." *European Journal of Applied Physiology* 115(4): 691–701.

Zügel, M., C. Maganaris, J. Wilke, K. Jurkat-Rott, W. Klingler, S. Wearing, T. Findley, M. Barbe, J. Steinacker, A. Vleeming, W. Bloch, R. Schleip, and P. Hodges. 2018. "Fascial Tissue Research in Sports Medicine: From Molecules to Tissue Adaptation, Injury and Diagnostics: Consensus Statement." *British Journal of Sports Medicine* 52(23): 1497.

Zwirner, J., Zhang, M., Ondruschka, B., Akita, K. and Hammer, N. 2020. An Ossifying Bridge—on the Structural Continuity Between the Achilles Tendon and the Plantar Fascia. *Scientific Reports*, 10(1).

作者

詹姆斯·厄尔斯（James Earls）拥有理学硕士学位，是一名作家、演讲者和身体治疗师。他聚焦功能动作和结构整合领域，主管 Born to Move 这一旨在帮助手法治疗师和运动治疗师学习实用解剖学知识的教育平台，并且经常在世界各地出席会议和开展培训。厄尔斯不仅写作了《行走的天性》和《筋膜释放技术》，还经常为专业杂志和期刊撰写文章。

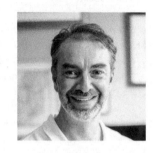

贡献者

露西·温特尔（Lucy Wintle）从事人体运动领域相关工作已经超过20年。她最初在 Body Control Pilates 受训成为一名普拉提导师，后来在英国肯特郡的坎特伯雷市创立了一家大型工作室，教授垫上和结合器械的练习。

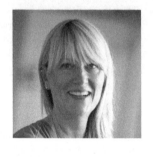

想要深入理解功能解剖学的欲望促使露西开始研究结构整合，并在此期间遇到了詹姆斯·厄尔斯。现在她坚信，为了提升客户的运动表现、帮助其更好地康复和改善衰老相关的姿势问题，应该给予骨骼结构基础足够的重视。足部功能、平衡能力和姿势排列都是她的实践教学中的重要方面。忠实的客户则将她视为教育家、导师和榜样的集合体，并称赞她的课程为自己带来了持久改变。

露西后来也创立了个人品牌——Hexology，旨在帮助客户获得对健康更宏观的认识，并且鼓励大家享受当下。Hexology 的理念集合了未来健康的六个关键要素：普拉提、心血管耐力、肌肉力量、骨骼强健、平衡训练以及一般体能。

译者

王昊毕业于北京体育大学运动康复专业，2012年赴德国留学，后取得了德国法兰克福大学运动康复（MTT）硕士学位，现就职于德国斯图加特大学并攻读运动康复博士学位。王昊自2014年致力于体态康复理念与技术的传播和推广，并已开展超过百场线下培训。此外，王昊现任德国 Novotergum 康复中心治疗师及讲师、电视节目《挑战不可能》的幕后技术专家、随心瑜伽平台官方合作导师、龙脊康医疗特邀导师及邱源瑜伽理疗学校特邀导师。

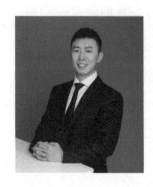